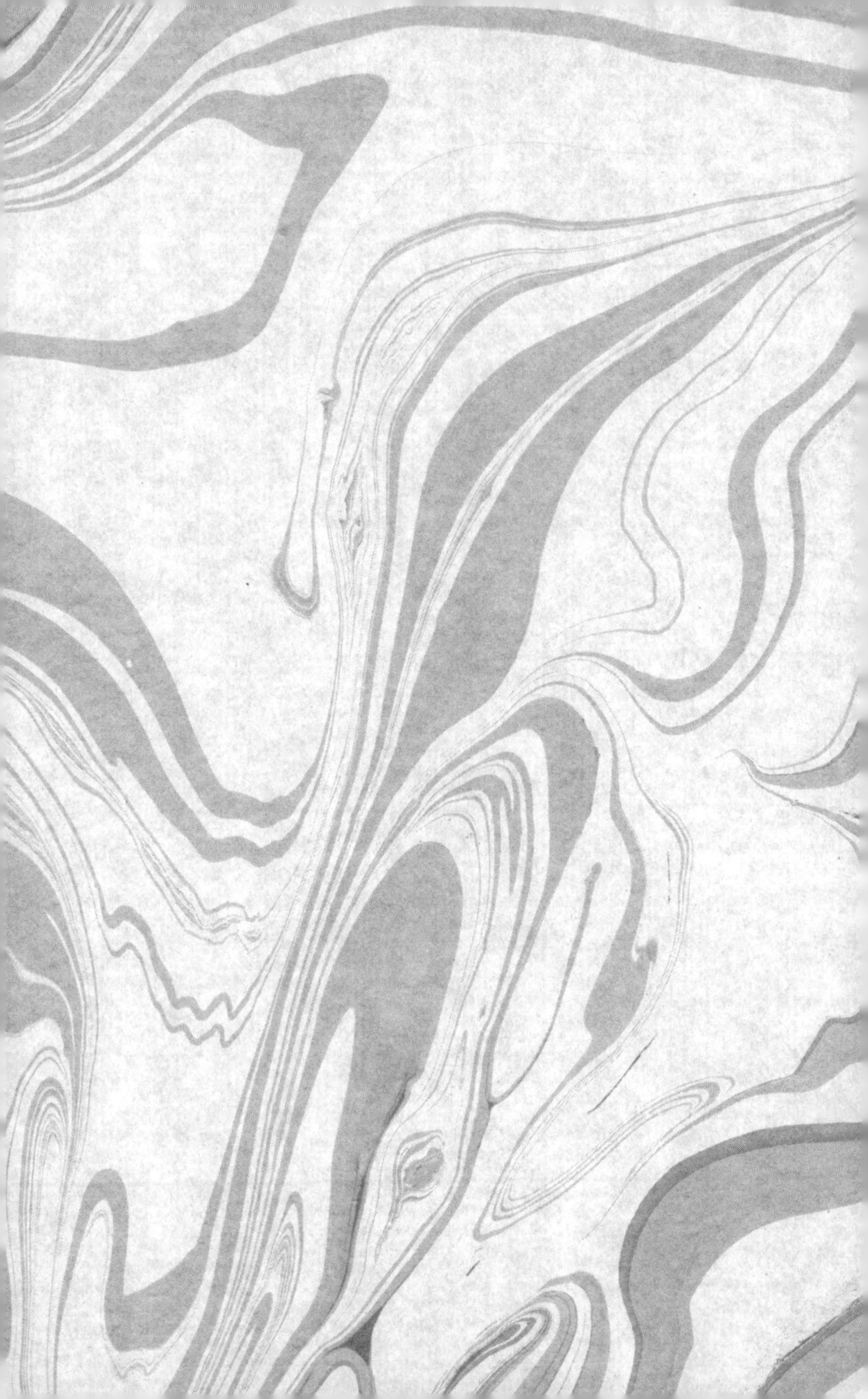

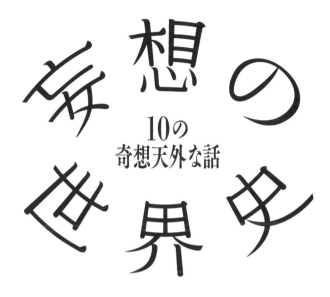

# 妄想の世界史

## 10の奇想天外な話

# A History of Delusions

## The Glass King, a Substitute Husband and a Walking Corpse

ビクトリア・シェパード
柿沼瑛子訳

日経ナショナル ジオグラフィック

モヒットとキット、
そしてわたしの両親、アンとジャックへ

そして彼女は毎回同じ娘というわけではなく、同時にまったく違う娘でもない。

――ポール・ベルレーヌ『よく見る夢』、１８６６年

妄想のなかでは、人が願ったり恐れたりするすべてのことが別の次元で表現される。また我々の現在の知識の状態から判断できる他の多くのこと――経験したり考えたりするすべてのことについても同様である。

――オイゲン・ブロイラー、１９１１年

Contents

※本文中の［　］は訳注を、文章脇の数字は巻末に原注があることを示す。

A HISTORY OF DELUSIONS
THE GLASS KING, A SUBSTITUTE HUSBAND AND A WALKING CORPSE
By Victoria Shepherd


Illustration credits:
Postcards of Atelier Stockman, Atelier 28 Henrion
and Le secours de guerre from author's collection.
Map of faux Paris © *Illustrated London News*/Mary Evans Picture Library.
Air Loom from *Illustrations of Madness* courtesy of the Wellcome Collection.
Incurable patient register © Bethlem Museum of the Mind.
James Tilly baptism record reproduced courtesy of Staffordshire Record Office.
Marriage bond of James Tilly Matthews © London Metropolitan Archives, City of London.
Mesmer's baquet © Archivah/Alamy Stock Photo.
Robert Burton portrait reprinted with kind permission of the Principal
and Scholars of the King's Hall and College of Brasenose in Oxford.
Robert Burton bust reprinted by kind permission of the Dean & Canons of Christ Church.
Pieter Codde, *Young Scholar in His Study, Melancholy* © Maidun Collection/Alamy Stock Photo.
Simon Forman casebook © Bodleian Library.
Portrait of Henry Percy courtesy of Rijksmuseum.
*Ars Moriendi* woodcuts from archive.org.
King Charles from Froissart's *Chronicles* courtesy of Wikimedia Commons.
Margaret Nicholson portrait © Trustees of the British Museum.
Bedlam admission register © Bethlem Museum of the Mind.
*Louis Capet Being Welcomed to Hades* licensed under CC0 from Musée Carnavalet.
Napoleon portrait © Bridgeman Images.
Eugène Atget photograph courtesy of Wikimedia Commons.
De Clérambault drapes © RMN-Grand Palais/Dist. Photo SCALA, Florence.

# 妄想の世界史

10の奇想天外な話

本書中には現在では差別的とされる表現が一部用いられていますが、舞台となっている時代の社会情勢をふまえ、原文の意に沿って翻訳しています。

# まえがき

1340年北フランス、ルーアン。セーヌ川に近い、ぐらつきそうなハーフティンバー様式の建物の中庭奥に、強烈なオレンジ色に燃え立っている窯がある。その前で火をかき立てているのはガラス職人の親方だ。とにかく熱く、できるだけ熱くしなければならない。彼はとてつもなく新しいものを生み出そうとしていた。それは彼の家族の生活を豊かにしてくれるだろう。ひと区切りついたところで、肘の内側で額の汗をぬぐう。さらにバケツから一定量の砂をシャベルですくってるつぼに投げ込み、さらに灰を足す。ふたつの材料を合わせてかき混ぜ、ごうごうと音を立てて燃え盛る窯に入れる。そして素材の混合物が熱せられるのを待つ。しだいに色が白みを帯び始める。温度が化学反応を引き起こすまでに高くなったということだ。彼は吹管《パイプ》を窯の前に持っていく。そして柔らかいトフィーのように溶けた塊をぐるぐる回して巻いていき、パイプの先端にオレンジ色の球体を作る。パイプに口をつけて思いきり息を吹き込む。球が赤く輝く。それを炎のなかに戻すと、すばやく回転させ、遠心力がそれを円状に広げていくのを確かめる。それから注意深く円盤を切り離す。円盤の中央にはパイプの作った中心点ができている。中心点のまわりの物質は薄く、菱形《ひしがた》にカットすれば窓にはめ込むことができる。彼が関心を寄せているのはその部分だった。見たところはうまくいっているようだが、目指しているのはもう一段上だった。彼はそれが冷めるのを待つ。砂はその結晶構造を失い、まったく新しいものに生まれ変わる。それは分子レベルでは液体と固体の中間のようなものだ。以前の粗削りなものと同じように硬くなるだろうが、もし完璧なものができ上がれば、大きな違いが出てくるはずだ……。

彼は、手でそれを持つと点検のために持ち上げる。工房の屋根の弧を描く輪郭が、空にくっきりと浮かび上がって見える。彼は作業台を、次に靴を見下ろす。目をすがめる必要はなかった。もはやあの乳白色の濁りはない。まったくの透明だ。それを使った窓は驚くほどの鮮やかさをたたえるだろう。拡大レンズに使う人々も出てくるだろう。領主たちはさぞかしお気に召すに違いない。次から次へと同じものを作れば、彼らはそれを求めてルーアンに押し寄せるだろう。

ふと彼は思いを中断する。それは彼の財布の重さを変えるだけではない。それは、人々が世界を見る目を変えるのだ。

この革新的な新製品、ほとんど錬金術としか思えないプロセス――砂が炎のなかで壊れやすく、透明なものに変身するという――を経て作られた製品はフランス社会の一部に大きな衝撃を与えた。裕福で高貴な人々はこの新しい「クラウン・ガラス」と呼ばれる最高級ガラスをそれぞれの家で楽しみ、注意深く表面を叩《たた》いてみて、驚きの目でそれを透かし見て、落としたらどうなるのかを想像した。

だが、そこにさらにひとひねりが加わる。その効果はルーアンのガラス職人が思ってもみないようなものだった。クラウン・ガラスはたしかに人々が世界を見る目を変えた。だが、その視線の先にあったのは真新しい窓から見える清澄な景色だけではなかった。この物質の変身する力、その錬金術は、それを家々に持ち込んだ人々になおも影響を与え続けた。それはじわじわと浸透し、もっと深いレベルにまで及んだ――自分たちを見る目をも変えてしまったのだ。ある人々は自らの肉体にも同じ化学変化が起こっていると信じた。何かが自分の足に起こっている。腕に、あるいは脚に……自分はガラスになりつつあるのだ。透明で、壊れやすい何かに。外部のプロセスが内部のプロセスをも変え、人間と世界の関係も変えてしまうような妄想を創り出すという、驚くべき例がここにある。

　この現象を有名にしたのは15世紀のフランス王、シャルル6世だった。彼は心配顔の廷臣たちの前でガラスへと変身した。教皇ピウス2世はそれを記録に残している。誰かに触れてガラスのような脆《もろ》い骨が砕けてしまうのを防ぐために、シャルルの衣服には鉄の棒が縫いつけられていた。また臀部《でんぶ》が砕けてしまうのを恐れて、身体を毛布でくるんでいたことも報告されている。[1] 百年戦争による消耗で身動きもままならないというのに、私生活では硬い表面に触れて尻が砕けてしまうことを恐れ、それを防ぐ家具を必死に探し求めた。彼の思い込みが外に漏れるとヨーロッパじゅうの宮廷のいい笑い種《ぐさ》になったが、そうした人々の笑いもどこか不安げだった。彼の「ガラス男現象」は大陸じゅうに連鎖反応を起こした。

　のちに「ガラス妄想」として知られるようになるその症状は、妄想の歴史がわたしたちに提起する、不可思議だが魅力的な精神現象のひとつだ。

　妄想の内容と背景は時代から時代へ、人から人へとさまざまに変化するが、それらには共通する特徴がある。それは妄想が苦痛になるほど執拗《しつよう》な要求をもたらし、妄想を体験している人間にとってはときに命にも関わるほどの問題にもなりかねないということである。それらはまさに生と死の問題なのだ。シャルル6世は、自分に触れたら粉々に砕けてしまうとして臣下を近づけようとはしなかった。たしかに傍目《はため》には馬鹿げた根拠にも思える。だが、その愚かしさの陰で当事者が感知している危機は、痛ましいほど真実なのである。もし歴史上の症例に注意深く耳を傾ければ、そこに切迫した一連の声明を聞き取ることができるだろう。それぞれの物語は見ようによって心理スリラー味を帯びてくるかもしれない。いったいこの人物はわたしたちに何を知らせたいのか？　わたしたちはそれを理解できるのか？

妄想の歴史はしばしば寓話《ぐうわ》やおとぎ話の要素をはらんでいる。「むかし、むかしあるところに……」それらは風変わりで、神秘的で、その意味は暗号化されている。これがおとぎ話なら小話に込められたテーマは昔から変わらない。神、金、愛、権力、運命の逆転、死……。妄想はいわば想像力の空間であり、それを体験している者は、鏡をのぞき込んで別の世界を通り抜けているようにも見える。不思議の国に入り込んだルイス・キャロルのアリスのように。過去からの妄想の記録にもっと注意深く耳を傾ければ、そこに働いているなんらかの力に気づくことができるだろう。妄想がもっと日常的で実用的なものに見えてくるはずだ。そこには生き延びるための心理的なテクニックが作用している。妄想はファンタジックな世界への逃避に見えるかもしれないが、本質的な意味においては正反対である。それは現実からファンタジーへの逃避ではなく、現実世界と関わっていくための戦略なのだ。おとぎ話と違い、妄想は大人たちのものなのだ。

# 序章

「妄想」とは、他の人々には受け入れがたい誤った固定観念であると広く考えられている。どんなに確固たる反証があろうとその思い込みは決して揺らぐことはない。

そもそも妄想はどこから生まれてくるのだろう。また、それは何を意味しているのか？

別の世界を創り出すには膨大な想像力の働きと、そのリアリティーを維持するための超人的な努力が必要となる――妄想を分かち合うことのできない他の人々（つまりはすべての人々）に対抗しなければならないからだ。彼らはあなたの尻や脚がガラスになってしまったと訴えても笑い飛ばすだろう。これはなかなかに当惑させられる問題だ。

妄想とは決して固定的なものではない。時代の変遷とともに妄想に対する考え方は変化を遂げてきた。古代においてそれは黒胆汁のアンバランスであり、やがて悪魔憑《つ》きになり、そして脳の器質的な病になった。

さらに変わることのない特徴は、患者の必死ともいえる妄想に対する執着の強さである。妄想にはトラブルを引き起こすだけの価値があるのだろうか。それはどんな助けに、もしくは防御になってくれるのだろうか。

妄想はまだ研究分野としてのスタートを切ったばかりである。それでも何世紀にもわたる症例報告は、人々が日常的に経験していながら、歴史的に見過ごされてきた分野を少しだけ垣間見《かいまみ》させてくれる。それらは多く、「珍事」だの「心の不思議」だのと記されてきた。だが、そうした人々を個々に見つめ、彼らが日常生活でどのような道をたどってきたのかを調べてみる価値はある——彼らが歩いていた表通りの道を、彼らが出たり入ったりしていた暗がりを、人間としての生活の寸景を、その苦闘や想像力のパワーを。彼らのルートを追いかければ、各人がどのように生計を立て、恋愛や結婚や子供の誕生や死に向かい合ってきたのか、病や戦争や政治的もしくは宗教的混乱、そして将来への不安をどのようにしてくぐり抜けてきたのかをたどることができる。そうすれば、彼らの妄想はもっと理解しやすくなるかもしれない。

何世紀にもわたる妄想の歴史を振り返ってみると、わたしたちはそこに共通の流れを、共通の営みを見てとることができる。そして妄想のいくつかは同じように機能していることがわかる。それらの組み立てが見えてくるのだ。根底にある不滅のテーマは壊滅的に崩れ落ちてしまった人生である。劇的な地位の転落を受け入れ、必然的にともなう惨めな状態と折り合いをつけるのを妄想は助けてくれる。そして依存の危険性はどんどん高くなっていく。

1920年代、パリに住むある人妻は、彼女の夫と子供たちがそっくりの替え玉とすり替えられてしまったと信じていた。よそいきの衣装に身を包んだ英国人女性は、自分が生まれたときにすり替えられたジョージ3世の正統な後継者だと主張し、デザートナイフと嘆願書で国王と対決するためにセント・ジェームズ宮殿に足を運んだ。ナポレオンと自称する男は命令をわめきちらす——誰も彼もが彼に服従してきたのだと。マダムXは自分にはもう夕食は必要ない、自分はもう死んでいるのだから、と静かな口調で説明する。これらの人々は互いに一度も会ったことはないし、何百年もの歳月に隔てられている。だが彼らはしだいに語り合うようになり、互いに連帯を表明する。みな同じように運命の逆転を経てきたのだ。

　別の例では、妄想は受け入れがたいものに折り合いをつける方法でもある。フランチェスコ・スピエラとジェームズ・ティリー・マシューズの生きていた時代はまったく異なっていた。スピエラは反宗教改革の渦中に生きていた弁護士であり、マシューズは英国の外交官であると同時に、恐怖政治のさなかのフランスで革命勢力の二重スパイと目されていた。どちらも相容《あいい》れない感情と与えられた要求に苦しんでいた。スピエラの妄想で神はきっぱりと審判を下す——おまえは永遠に呪われし者となるのだ、と。マシューズは自分の周囲の混乱を、政治的陰謀に転化させる——英国政府は革命政府と結託しているのだと主張することで。そこには正義のプレーヤーと悪《あ》しきプレーヤーがおり、マシューズのパラノイア妄想では彼が絶対的な正義の側にいるのだった。

　そして登場するのは、壊れやすい臀部に怯《おび》えるフランスのガラス王である。惑乱の王シャルル6世は当時の最新テクノロジーに強く反応するあまり、彼自身をそこに一体化させてしまうにいたった。こうした身体に関する妄想はしばしば魅力的なメタファーとして、ユーモラスで詩的なものとしてあらわれることが多い。たとえそれが身の毛もよだつような心的外傷《トラウマ》から来ているのだとしても。たとえば我らが時計職人、恐怖政治が吹き荒れるさなかに斬首を免れながらも、ギロチンという名の最先端テクノロジーの刃によって自分の頭が失われたと信じ込んだ男のように。

　そして妄想を究明しようとするあまり、その治療に取り憑かれてしまった人々がいる。彼らはいったい何者なのだろう？　歴史をたどっていくと、そうした先進的な医師たちのなかには、その患者に負けず劣らず魅力的で驚くべき人物がいる。１９２０年代、パリの医学ジャーナルで名を馳《は》せたガエタン・ガティアン・ド・クレランボーがその例である。彼は「恋愛妄想《エロトマニア》」と呼ばれていたある妄想症候群――ある人物が身分の高い誰かに愛されていると(実際はそうでないのに)思い込む――に自分の名前を冠した。クレランボー症候群が著名な医師たちのあいだで評判を呼んでいる一方で、彼はシルクやその他の触り心地のいい生地への個人的なフェティシズムを抱いていた。その秘密は完璧に守られていた――彼のアパルトマンのマネキン以外には。彼は第一次世界大戦に使用した軍用拳銃で自殺したが、それすらもまるで映画のラストシーンのように、鏡の前で演じられる活人画に仕立て上げた。

こうした先進的な考え方を持つ19世紀と20世紀のパイオニアたちは、みな自らの戦争体験によるトラウマを少なからず受けていた。診断を下す医師とその妄想患者には、何年とはいわないまでも、何カ月かは従軍の経験があった。医師と患者のあいだには彼らが思っている以上に共通点があったのである。

わたしは何世紀にもわたる、医師と患者のやりとりを盗み聞きさせてもらったが、それらはみな妄想体験の描写が生み出した、膨大なケーススタディーを通してだった。その症例を書き留めたノートはしばしば簡単なスケッチであったり、多くの空白や省略があったりするが、それが書かれた当時の、精神医学的な色合い、もしくは宗教的及び哲学的な限界を考慮すればやむを得ないことだろう。もちろん、それらはまだ精神分析の用語が作られる前に書かれたにしてはよく記録されている。この本ではもっとも古い物語にも心理学のレンズをかけるのを許してほしい。わたしが願うのは、偽名の背後に隠された、歴史に残るような症例を持つ主役たちにとって、妄想がどのように実人生に働きかけたのかを知ることなのだ。たとえば自分はもう死んでいると信じていたマダムXや、子供たちが盗まれ、夫がすり替えられたと信じていたマダムＭのような。かくもすさまじい妄想を味わうのはどのような体験だったのだろうか。また、彼女たちの妄想が報いられるような特別な症例はあったのだろうか。

わたしたちが見る患者たちの姿は当時の医師たちや、記録者たちの意識を通じてであり、それすらも彼ら自身の妄想によって歪《ゆが》められている。それはまるで古いラジオをつけたときのように、雑音のなかに時折、真実の声とおぼしき切れ端が聞こえてくるのにも似ている。そして彼らはわたしたちの抱えているトラブルなどありふれたもので、昔からずっと存在してきたと教えてくれるのだ。

本書に収められたストーリーをはるか過去からの、埃《ほこり》をかぶった珍奇な骨董《こっとう》品だと勘違いしないでほしい。アメリカで１９８０年代と９０年代に実施された、長期間にわたる疫病学研究で、ある精神症状がどれだけ広まっているかを判断するために、無作為に選ばれたアメリカ国民にインタビューが行われた。それは初めて人々が臨床的な手続きを通さずに鑑定された例だった。その発見は研究者たちを驚かせるものだった。１９８０年、ボルティモアで行われた歴史的な調査は、ある興味深い結果を示している。病気とは診断されていない人々のあいだに、幻覚や妄想やその他の異様な行動が見られる割合が思いがけなく高かったのである。[1]

歴史的に記録されているのがもっとも極端で奇怪な症例でしかないのは、そのほとんどが入院を必要とする人々だったからである。妄想を体験しているさらに多くの人々はレーダーに探知されないまま埋もれている。なぜなら彼らのほとんどは治療を必要としないか、傍目にはごく正常な人間として機能していたからである。端的にいえば、わたしたちは誰もが妄想にごく近い状態にいる。少なくともひとつは自分たちについて誤った固定観念を抱いている。周囲の人々、すなわちわたしたちをよく知る人々はそれに反論してくるだろう。さらに多くの証拠を掲げて否定してくるかもしれない。そもそも、妄想は一般大衆のなかできわめてありふれた現象であり、おそらくはずっとそうだったのである。

現代の研究によれば、妄想というのは常に自分自身に対する見方、世界に対する見方――そこで何が起こっているのか、それについてもっと真剣に考えるべきではないのかという認識――と強く結びついているとのことだ。狂気についての歴史家であるアンドルー・スカルは、妄想とは「わたしたちが良識だと信じているリアリティーがいかに薄弱かを思い出させるもの」であるという。受け入れるにはあまりに不穏な考えではあるが、それでもわたしたちは興味を惹《ひ》かれずにはいられない。どうしてわたしたちの多くは、このような奇怪な別世界をわざわざ創り出そうとするのか。わたしたちの信じているもののどこが間違っているのか。おそらく妄想――自分たちが安全と感じる窓の向こう側の世界――とそれ以外のものとの距離は「クラウン・ガラス」の窓ほどの薄さしかないのかもしれない。

妄想は私的なモチベーションへの、他人の心の秘密への、めったにない貴重なアクセスを与えてくれる。ふだんの生活では他人の内部をうかがい知ることはできないが、その人物が妄想を広げて見せてくれれば、わたしたちはその世界を、その人物だけが創り上げた世界のすべてを垣間見ることができる。わたしたちは内部見学を許されるかもしれないが、それはあくまで彼らの創り出した、彼らのルールにのっとった方法においてのみである。それはあくまで招待であり、内部の規則に干渉することは許されない。まるでガラスの向こう側にある世界のように。

わたしたちは暗い部屋に目が慣れるまで、注意深く手探りしていかなければならない。それぞれの物語に耳を傾け、見知らぬ裏通りにも慣れなければならない——彼らの過去だけでなく、彼らのもうひとつの世界にも。そうしているうちにわたしたちはそこに生きて、息をしている人間の姿を見分けられるようになる。彼らの住んでいる世界や、彼らにとってはあたりまえのトラブルや野心を、想像力でパッケージしたものが、ほの見えてくるかもしれない。そこには「暗号化された希望や可能性」があちらこちらに散らばっていると精神分析医のアダム・フィリップスはいう。問題はその狂騒のなかから希望や可能性を聞き取らなければならないことなのだ[2]。

この本に紹介されたひとりひとりは、その世界をおおっぴらにすることで非常に危うい体験をした人ばかりである。それはつまり、彼らにはいいたいことが、批評したいことが、こっそり世に出したいものがあるということなのだ。妄想を抱く人々は、彼らからそれを引き出し、その分類法や治療法をめぐって議論を戦わせるプロフェッショナルよりも、もっと穏やかで抑制的なメッセージを持っている。

腰を落ち着け、彼らの物語に耳を傾けていると（わたしがこの本を書いているロックダウンの期間、彼らは驚くほど良き仲間になってくれた）彼らがより理性的で、より才気にあふれた人々ではないかとすら思えてくる。わたしたちはそれに気づくことができるだろうか？

# 第1章

# お針子マダムMの「毎日替わる娘」と「すり替えられた夫」

‘Madame M’ and
‘The Illusion of Doubles’

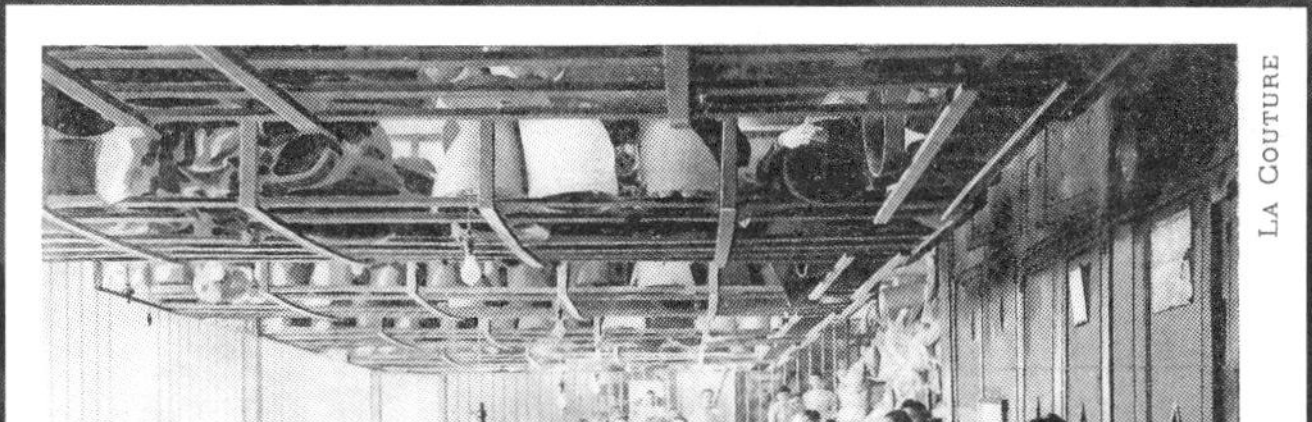


ラ・クチュール(婦人服洋裁工房)

ポストカード

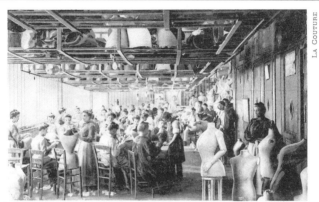

１９１８年７月３日。パリ。48歳の女性が賑《にぎ》やかなセーヌ川左岸パリ15区の警察署に駆け込んできた。女性はベル・エポック時代のきらびやかな衣装で着飾っていた。羽根飾りと毛皮の縁取り、特徴ある帽子に身体を締めつけるコルセット。彼女は至急の助けが必要だといい、さらに離婚の申し立てをした。理由は？　夫が、何人もの替え玉にすり替えられてしまったというのが彼女の主張だった。彼女の他の家族もまた何人もの「そっくりさん」に入れ替わっていた。それは家庭外の交友サークルにも、さらに彼女自身にまで及んでいた。なかには彼女のアパルトマンを占拠している者までいるという。それだけではない、と彼女は担当の警官に語る。誘拐されてきた子供たちが自宅の地下室に閉じ込められており、彼らが呼びかける声が聞こえるのだという。

結婚する前、彼女はクチュリエールと呼ばれる婦人服洋裁師だった。のちに彼女は担当医に、業界人ならではの目で、日常好んでいる衣装についてつぶさに語ることになる。１９２３年、医師はその歴史的な報告書において以下のように列挙している。「黒とラベンダー色のスーツ、黒のアマゾネス風ベール付き帽子（山高帽と大型のフェードラ帽の折衷ともいうべき婦人用カウボーイハットのようなもの）、さらにもうひとつの藤色の帽子」[1]。彼女は2番目の帽子がどのようなものかはいわなかったが、おそらくはサイズの違う帽子をそれぞれの状況やシーズンに合わせて使い分けていたのだろう。だが、その小物使いはどうであれ、１９１８年のその夏、彼女のスタイルはいささか大仰すぎ、胸と腰でS字形のシルエットを形作っていた、ある時代の象徴に見えたかもしれない。

ファッションに敏感なブルジョワジーの一員ならば、最先端のモードをひけらかすことを固守するのはなんら不自然なことはないかもしれない。ただし当時、つまり1918年にはベル・エポックが事実上終わっていることを考えに入れなければ。それはすでに何年も前に終わっていた。戦争が突然の終止をもたらし、この事件が起こるほんの少し前までは、その終焉《しゅうえん》によろめき近づこうとしている最中だった。彼女はまさに歩く時代錯誤《アナクロニズム》だったのである。彼女はそうした日々のスタイリングを、自分の真実のアイデンティティーとして、ほとんど科学捜査のごとき精密さをもって、ボタンから毛皮の種類にいたるまで、細かくつぶさに述べた。そして医師にもそれらを注意深く書き留めるようリクエストする。そうすることで誰も彼女を替え玉と間違えることのないように、あるいはなりすましだとわかるしるしを見逃すことのないように。本物の彼女は――さらなる身元確認として彼女が挙げたところによれば――小さなブロンドの女の子を連れている。女の子は「刺繍《ししゅう》を施したリネンのドレスに、髪をフランス風の三つ編みにし、象牙のボタンのついたダッチェスサテンで縁取りされた白いブランデンブルクコートを着ている。白い素敵な羽根飾りのついた麦わらの釣り鐘形の帽子《クロッシェ》に、膝丈までの黄色いブーツ。冬になるとふわふわのコートに、白もしくはビーバーの毛皮がついたベルベットのクロッシェ帽[2]」。医師は彼女に関する報告にそうした詳細の一語一句を忠実に記述していくことになる。終わる見込みのない戦争に憔悴《しょうすい》した大都市の真っただ中で、替え玉だの誘拐だのとまくし立てるこの風変わりな女性を、オーバーワーク気味の、ニコチンで指を染めた警官たちがどう扱ったのかについては今となっては想像するしかない。

　マダムM――のちに医師たちが彼女の症例を全世界に発表する際にそう呼ぶことになる――の話は仕立ての技術の豊富な知識に裏打ちされていた。年若い女性だったころ、彼女は顧客のためにファッショナブルな衣装を作成することで生計を立てていた。最初の遭遇でも彼女が警官のボタンホールをかがっていることから見て、女性が自身の内なるリアリティーの世界の住人だということは明らかだ。そして彼女は一般大衆に向けて、このリアリティーの世界の不気味な地勢図を詳細に描き始める。そのカラフルで軽薄な外見はもはやノスタルジアとさえいえないものだった。彼女は比較的最近ではあるが、すでに霧に閉ざされた過去の亡霊なのだ。ベル・エポックは1871年の普仏戦争の末期から始まり、第一次世界大戦の勃発と同時に終止符を打っていた。それは「過去の良き日」を意味するいわば回顧的な意味を込めた呼び名だった。警察署にあらわれた女性はそのモットーを誇らしげに身につけていた。彼女は若かりし日々に生きていたのだ。それはオートクチュール時代のパリであり、衣服がコスチュームになり得た時代だった。

警察署のデスクでは、警官たちが彼女と対面している。我らがマダムMはまるで悲劇のヒロインよろしく陰謀が行われていると主張し、さらに上のお偉方にこのことを伝えなければならないと主張した。彼女は何を求めているのか？ その主張は馬鹿馬鹿しく、偏執症《パラノイア》じみていた。だが、彼女の勢い込んだ、せっぱつまった必死の口調はこれがゲームなどではないことを示していた。子供たちが囚《とら》われ、危ない目に遭っている。彼女のアイデンティティーと財産は盗まれてしまった。警官たちはちゃんと自分の話を聞いているのか？ 自分の要求はかなえられるのか？

まるでエドガー・アラン・ポーの短編の導入部を見ているかのようだ。彼女の主張は暗鬱で霧に閉ざされたミステリー世界を思わせる。だが、そもそも妄想というのは現実の人生と想像上のファンタジーのどんよりとした混淆物《こんこう》のようなものなのだ。妄想は本来、フィクションの世界にとって有用なものだ。なぜならそれらはごく自然かつ簡潔に、主人公の無意識の欲望を劇化しているからだ。それはうなじの毛が逆立つほどにおぞましい。生きるということの試練と戦術に関わる何かだということはうっすらとわかっているのだが、それがなんであるのかはわからない。それらは不可解であり、理解のとうてい及ばないものではあるが、深く、示唆に富んでいる。それはこの替え玉の分身についてもいえるだろう。その名祖《なおや》ともいえるエドガー・アラン・ポーの1839年に書かれた短編『ウィリアム・ウィルソン』には、学生時代から大人になるまでそのライバル的存在の分身に苦しめられる男の物語が描かれている。ポーはここで、望ましくない自分自身から逃れるために、まったく別の自分自身つまりは分身を創り出す男を描いた。このポーの物語は、人間の無意識の抑圧が分身《アルターエゴ》と衝動を生み出すというフロイトの概念よりもはるかに先んじている。

ドストエフスキーの1846年の小説『分身』の主人公は世渡りの下手な身分の低い官吏であり、彼そっくりの分身によって苦しめられている。その分身は何から何まで彼そっくりだったが、本人に欠けている世渡りのテクニックに恵まれていた。主人公はこの「ドッペルゲンガー」に悩まされ、追い込まれていくが、分身はますます存在感を増していき、ついに主人公は精神病院に強制入院させられることになる。

このドッペルゲンガー、いわば「歩く分身」は歴史的に怪奇現象として捉えられてきた。それもしばしば不運の前兆として。この「分身」と「ふたつの魂」については民間伝承や伝説、宗教的な概念や歴史を通じて、さまざまな伝統や文化で語られてきた。19世紀半ば、英語圏の人々はこの「ドッペルゲンガー」というドイツ語に「生き霊」という概念をかぶせるようになった。この言葉を一躍有名にしたのが英国の小説家キャサリン・クロウの1848年の作品『*The Night Side of Nature*（自然における夜の側面）』である。クロウはこの本で科学的な理解の及ばない自然現象を調査し、18世紀から

19世紀にわたる「分身」現象についてまるまる1章を割き、息をもつかせぬ筆致で描いている。ここで取り上げた症例のほとんどは彼女とドイツ人医師の共有になるものであり、いずれも分身を目撃した人々――それは自身だったり肉親だったりする――について語られている。ある者はドアや門を開けることもできるし、ふたり以上の人間によって目撃されている。それらがあらわれるのはたいてい「分身」の本体が死ぬ直前である。古代スカンジナビアの伝承によれば「ヴァルデガー」と呼ばれる分身は、本体の人間に先んじた行動をするという。ドッペルゲンガーは古代ブルターニュやコーンウォール人、ノルマン人のあいだでは死の化身といわれた「アンクー」の別バージョンである。精神科医師カプグラのマダムMに関する報告には『*L'Illusion des "sosies"*（瓜《うり》二つの錯覚）』という題名が与えられることになるが、sosie（ソジー）というのはフランス語で、プラトゥスの戯曲『アンフィトリオン』に登場する。それはマーキュリー神がアンフィトリオンの召使いであるソジーに変身するところからつけられた名前であり、これもまた妄想をあらわす医学用語が古代文学の神代物語にまでさかのぼる例である。

フロイト門下の心理学者オットー・ランクは１９１４年の『分身 ドッペルゲンガー』でこの分身という概念を精神分析に導入した。[3] 続く１９１９年、フロイトは論文『不気味なもの』でドッペルゲンガーへの恐怖は、抑圧された無意識の兆候であり、死への恐怖なのだと示唆した。分身がわたしたちを脅かすのは、わたしたちがふだん抑えつけている不安を認識させようとするからだ。それになじみがあるからである。[4]

ランクはまた『分身』で１９１３年のドイツのサイレントホラー映画『*Der Student von Prag*（プラーグの大学生）』についても触れている。１８２０年を舞台に、映画はポーの『ウィリアム・ウィルソン』を題材にしている。貧乏学生の映像が魔法使いによって鏡から盗み取られる。魔法使いはかなわぬ恋を助けてやると約束するが、その代わりに彼の分身となり、恋のライバルとなる。最後の決闘場面で学生は分身を撃ち殺すが、そうすることで自分自身をも殺すのだ。ランクがこの論文を執筆した当時、一般大衆にとって映画は最新のテクノロジーであり、銀幕はそれ自体が分身の夢を提供する場でもあった。個人的な波瀾万丈《はらんばんじょう》が展開されるストーリーに見入る観客のためのふさわしい場所。数年後、わたしたちはこれらのスクリーンの残影を「レア＝アンナ・B」の目と彼女の誤った思い込み——最初のエロトマニアの症例として正式に報告されることになる、まったくの他人が自分を愛していると錯覚する——を通して観《み》ることになる。1920年代当時に流行した、お涙ちょうだいもののラブストーリーは、暗い映画館のなかで上映されているスクリーンを見上げる観客に強力な二方向の体験を与えた。それは観客に夢見ることを促し、観客は自分自身をスクリーン上の人物に投影することができた。

ネッカー地区警察署の受付の警官がマダムMとその驚くべき主張をどのように受け止めたのかは正確にはわかっていない。だが、彼女の症例についての論文から、彼女が直ちにイル・ド・フランスの「特別診療所」に護送されたことはわかっている。パリの中央部にあるこの巨大な建造物はパリ警察につながるいくつもの公官庁とのネットワークを有していた。彼女はここで心理学的な鑑定を受け、サンタンヌ病院に移され、そして1919年にメゾン・ブランシュに送られた。当時としては先進的なパリの精神病院として知られ、革命後の余波を受けて誕生した施設のひとつであり、近代の精神医療が最初に発展した場所でもある。それゆえにわたしたちが手掛ける最初のケーススタディーの舞台がパリであるのは当然であり、妄想についての物語や、それが近代精神医学において果たした役割については多くの場合フランスが貢献していた。

かくしてマダムMは医療制度の手に委ねられることになったが、彼女にとってメゾン・ブランシュはさほど居心地の悪い場所ではなかったようだ。ここには彼女の話を聞きたがるだけではなく、熱心に耳を傾けてくれる人間がいた。その医師は彼女があらわれたときの模様を呼び起こし、「若かりし時代の美しいコスチューム」と「かすかな媚態《びたい》」に、明らかに別の時代からやってきたこの女性に著しく興味を惹かれたといっている。この興味そそられる新たな症例を書き留めていた医師はジョゼフ・カプグラといったが、その名は彼女の症例と永遠に結びつけられることになる。彼女を通してカプグラはあるタイプの妄想の名祖となった。それを決定的にしたのがマダムMの症例だった。

カプグラはこの女性とほぼ同年代で、3歳年上だったが、傍目からはそうは見えなかったかもしれない。ふたりが初めて出会ったときはともに40代後半であり、やがて双方の名声と評判は分かちがたく結びつくことになる。カプグラは地味な三つ揃《ぞろ》えのスーツの上に医師の白衣をつけ、話を聞くときにはいつも腕組みをして、しかめられている顔には小ざっぱりとした口髭《くちひげ》をはやしていた。彼は対象となる患者に偽名を与え、短縮してマダムMと呼んだ。カプグラは彼女に妄想の新たなカテゴリーのイメージキャラクターとしての役割を与え、本当の家族の歴史から切り離し、ある意味では不滅の存在にもした。カプグラは当時の医師の倫理コードに従って、報告書に本名を書かなかった。彼は彼女の旧姓の最初の一文字だけを取ってMとし、のちには結婚してからの姓の最初の一文字であるCを使った。もちろんどちらのフルネームも知っていたはずだが、カプグラにとって彼女は神秘そのものだった。いずれにせよ彼女は旧姓と呼ばれるものにも、結婚後の姓についても自分は関係ないと主張した。なぜならそれは誘拐と置き換わりの証拠に過ぎないからである。彼女のアイデンティティーは、他人たちによって否定され、奪われてしまい、それこそが彼女の苦難の元凶だったのである。

カプグラのたどってきた人生は、当時の者たちがみなそうであったように、戦争によって変更を余儀なくされた。１９１９年の春、長い兵役から復員したての彼はメゾン・ブランシュで精神科医長として仕事を再開したばかりで、そこはマダムＭが送り込まれた施設だった。その任務は第一次世界大戦中もっとも激しいマルヌ会戦の負傷者たちを立ち退《の》かせることだった。マダムＭとの最初の会見は、ベルサイユのルイ13世の城を模した威風堂々たるメゾン・ブランシュという、いささか芝居がかった環境で行われた。それは精神病患者の収容施設として建てられ、３棟からなり、広い中庭のまわりにＵの字形を描いていた。本来の収容者たちは戦時中に立ち退かされ、軍の病院に転用されていたが、その何百人もの患者たちはみな戦争から戻ったばかりの負傷兵だった。ここにも大きな矛盾があった。戦争の影はあらゆるところに及んでいた。

カプグラはそれから何年にもわたってマダムＭを観察し、彼女の途方もない信念がどこから来ているのか手がかりを探ろうとした。数えきれないほどの聴取を行い、生い立ちに関するあらゆる細切れの情報を、彼女を理解するための家庭に関するデータをかき集め、その考察を紙に記していった。彼は臨床精神医学学会でマダムＭについて発表し、その講演をまとめた『瓜二つの錯覚』という書物を刊行して注目を浴びることになる。そして彼の同僚たちはこの新たに脚光を浴びることになった妄想の分野にこぞって自分たちの異なる学説や解釈を公表しようと躍起になった。カプグラはマダムＭの症例をドラマチックな口舌で巧みに紹介する。「我々がここに紹介するのは」と彼はいう。「解釈性誇大妄想あるいは不可解な解釈ともいうべき症例であります。というのも彼女はこの10年間、まわりにいる者たち——たとえば夫や娘たちといった彼女に近しい者たちですら——をさまざまないくつもの分身に変えてきたからであります」[5]。妄想の大部分は「置き換え」であると医師はいう。そして聴衆の関心を呼び起こすためにちょっとした脇の物語も紹介してみせる。すなわち「多くの人々の不法な監禁、とりわけ子供たちが彼女の家の地下室やパリ一帯に閉じ込められている」ということを。芝居がかりはそこで終わらない。カプグラは聴衆には内緒でマダムM本人を講演会場に連れてきて、彼女を舞台の袖に待機させていたのである。

カプグラはこの妄想が「非常に特殊な症例……華やかで、ファンタスティックでありながら系統立っている」といった。彼は明らかにマダムMのメッセージを解読するのを楽しんでいた。なぜ彼女はこのような馬鹿げて、明らかに間違った自説に、事実を公然と無視するようなロジックに固執するのだろう？　いったい彼女に何が起きたのか？　彼女は何を求めているのか？　なぜカプグラはこれほどまでにひとりの女性に魅了され、彼女自身とその途方もない告発に入れ込むのか？　聴衆はそのセオリーと解釈が開陳されるのを固唾を呑《の》んで見守っている。彼はいったいどのような真相を明らかにしようとしているのだろうか。彼女の人生における重要な中間地点、カプグラが彼女から引き出すことのできた、妄想と関係があると考えている出来事は以下のとおりである。

マダムMは53歳であり、彼女の家系に精神疾患を患う者はいない。彼女は12歳のときにチフス熱にかかり、14歳まで基礎教育を受け、そののちにクチュリエールとしての職業教育と訓練を受けて開業した。1888年に結婚し、1年後に息子を産んだが死亡（彼女は替え玉にされたのだと信じている）、さらにはふたりの双子の姉妹を産むが、ひとりは死に（彼女は誘拐されたと信じている）、もうひとりは健康に育って20歳の娘に成長している。1906年、今度は双子の兄弟を産んだがどちらも幼くして亡くなっている（彼女によればひとりは誘拐され、ひとりは毒殺されたのだという）。彼女は安楽に暮らし、夫は大きな酪農製品販売会社を営んでいた。どちらかといえば控えめで地味な性格である彼女の唯一の悪習はコーヒーだった。収容病棟におけるマダムＭは物静かで礼儀正しく、温和ですらある。誰かが彼女の妄想を話題にするようなことがない限りは。彼女は友人を作ろうとせず、怠惰で、働くことはすべて拒絶する。彼女はＭという姓を腹立たしく思っている。彼女は長い手紙を書き、独り言にふけったりするが、その場合は彼女の知的興奮をあらわす、おおげさな身振りや手振りがともなう。これは患者がその妄想を語るときに顕著にあらわれる。その語りは饒舌《じょうぜつ》で、くどくどしく、次々に飛躍するアイディアは、彼女本来の本題からそれようとする傾向と切り離して、厳密に注意深く追究されなければならない。マダムＭは決して攻撃的ではないが、２度ほど脱走を図り、１度は成功した。

この出だしのきわめてまともな、ありきたりな生い立ちからすると、彼女の主張はあまりにもあけすけで不穏に思える。幼い子供たちの誘拐と毒殺。医師特有の素っ気ない筆致をもってしても全体図は自己矛盾に満ちている。彼女はもはやクチュリエールではない。結婚した女性で、成功した実業家の妻として安楽に暮らしている。子供たちのうち４人は、たしかに結婚生活の初期に亡くなっている、と医師はいうが、彼女はそれをにべもなく否定する。彼女はそれまでの穏やかな礼儀正しさから一変して、苛立《いらだ》ちと、妬みと、虚勢を見せる。自分の物語を必死に伝えようとするときは肉体的な動揺を見せるが、同時に、怠惰で、ひとりだけの殻に閉じこもることを好む。その性格はまるで万華鏡のピースのように次々に移り変わり、マダムＭのイメージを全体的に捉えることを困難にする。カプグラは彼女の怠惰に加え、恵まれた婚姻関係と、申し分ない経済状態をつけ加える。彼女の唯一の悪習がコーヒーであるといった脱線は、いささか奇をてらいすぎているようにも思えるが、彼女が病院を脱走しようとしたことに言及する。わたしたちはマダムMが精神病院にいることを、自由を失い、囚人であることを知っている。脱走しようとしたのは別に彼女が初めてというわけではない。今から200年以上も前、自分がジョージ5世の正統な跡継ぎだと主張する元メイドのマーガレット・ニコルソンは、ロンドンのベドラム病院の壁を乗り越えて、兄弟の経営するパブに逃げ込んだ。マダムMと同じように彼女もまた独房に戻された。

カプグラは居並ぶ同業者たちの前でさらに自らの手掛ける症例を披露していく。聴衆たちはいまや彼の意のままに心を奪われている。そして彼は最大のサプライズのためのキューを送る。マダムMが会場へと連れてこられる。彼女は簡素な入院着を着せられ、聴衆である医師たちの前に立ち、彼らのために自分の話を繰り返すよう求められる。医師たちのなかには一部始終を興味深く見守っている精神科医ガエタン・ガティアン・ド・クレランボーがいた。彼はパリ警視庁付属病院の精神科医長であり、精神科の救急治療センターにあたる特別診療所に所属していた。そもそもこの診療所はマダムMが最初に鑑定を受けた施設だった。彼女が警察官に連れられてやってきたときはその場に居合わせていたかもしれないし、最初の鑑定をしたのも彼だったということもあり得る。マダムMの存在は、病院じゅうの人々を振り向かせたに違いないのである。彼はマダムMを覚えていたかもしれない。その病院にはパリの下層階級の人々が昼夜を問わず押しかけてきた。そこは犯罪と赤貧と精神障害が集積する場所だった。アブサン依存症やホームレス、貧者、そして妄想患者たちが。そこはあらゆる種類の荒唐無稽な話が集まる情報センターであった。クレランボーはかつてカプグラの同級生であり、彼より1歳若く、最先端の精神医学におけるライバルでもあった。1年かそこいら前、彼は別の種類の妄想型を最初に公表し、それに自分の名前を冠した。クレランボー症候群もしくはエロトマニア、そして自分がジョージ5世の永久の愛を捧《ささ》げられていると信じる「レア＝アンナ・B」がその代表的症例とされた。

南西フランスのガロンヌ村ヴェルドゥに生まれたジョゼフ・カプグラはトゥールーズ近くの病院で医学研修を修めた。彼はパリで精神科医をしているおじの影響で精神医学に惹かれるようになり、いくつもの難関の試験を首席で突破し、メゾン・ブランシュでの職を獲得した。彼は野心家であり、田舎からパリへと出世街道をばく進し、１９０９年のこの時点ですでに精神医学と認知疾患についての著書『理性狂：解釈妄想病と復権妄想病』〔弘文堂・２０１８年刊〕を師であるポール・セリューと著し、すでにその世界では知られていた。セリューはまたドイツ人の精神科医エミール・クレペリンとも共同研究を行っている。精神医学の巨人と呼ばれたクレペリンは、初めて「早発性痴呆《ちほう》」――のちに統合失調症として知られるようになる――が脳の疾患であることを発見した人物でもある。このクレペリン流の観点は「妄想」を隅に追いやることになり、彼の発見した疾患のささいな兆候とみなされなかった。そのおかげで何十年にもわたり、研究価値のない分野として置き去りにされてきたのである。[6]

講演はなおも続き、クレランボーはこのときとばかりに毒にも薬にもならない発言で割って入り、マダムMが幻覚症状を起こしている可能性についてほのめかした。それまでステージ上のマダムMはじっと大人しく聞き入っていた。だが、すぐに相手の言葉を遮って「快活な口調で」討論に加わった。彼女は自分の物語に固執し、彼女を支持する人々のためにいくつかのポイントを繰り返した。自分は「結婚した女性ではなく」「少女」であり、彼女を牛耳っている人々に命運を握られているのだと。

彼女の替え玉分身に関する妄想は現代の精神医学で「被害型」「誇大型」妄想性障害と呼ばれるものであり、のちに臨床医によって確立される妄想におけるふたつの主要なカテゴリーとなる。彼女は自分を捕まえようとする人々、彼女が共謀しているとみなす役人や医師や病院関係者に非難の指を突きつける。結婚から7、8年ほどが経《た》ち、1906年に双子の息子たちを亡くしたあと、夫は妻の精神的に不安定な状態――「妬み」と「誇大妄想」をともなう――がひどくなったという。マダムMの話のもうひとつの柱は彼女の家系に関するものだった。彼女によればそれはたいした家系らしい。

「わたしはたいそう高貴な家系の出身なのです」とマダムMは記している。「わたしはウージェニー皇后の孫であり、王家に生まれつきました。父はブロイ公、母はマドモワゼル・ド・リオ＝ブランコ、リュイーヌ公の娘でした」

カプグラは入り組んだ系図から必要な事実だけを引き出して、ときには彼女の発言を引用し、ときには彼女を代弁しながら、話をしやすいようにまとめている。

彼女の父方の祖母はインド諸島の女王である。ド・リオ＝ブランコというのはヘンリー4世の子供の名前であり、彼女の祖先であり、それゆえに彼女はサランドラ公の親戚にあたる。マダムMはさらにこうつけ加える。「わたしの家で亡くなったムッシュー・ピエール＝ポール・Mはわたしが娘ではないと認めました。彼はわたしを本当の両親から隠すという不法行為を犯し、その誘拐が行われたのはわたしが生後15カ月のことでした」。それゆえに彼女はゆりかごからさらわれてムッシュー・Mの娘の替え玉にされたのだと信じていた。

さらにカプグラは彼の患者の経済状況についても説明を加えている。

彼女は自分には巨大な富があり、リオ・デ・ジャネイロのほとんどは彼女の祖母が所有しており、その祖母はブエノスアイレスに多くの鉱山を所有していたのだという。「わたしにはチュイルリー宮殿に住んでいた祖父ルイ18世から受け継いだ2億フラン相当の遺産があるはずでした……わたしは子供のときからわたしの富を知る結社につきまとわれてきました……本当の両親から引き離されてムッシュー・Mのもとに置き去りにされてから」。その男の娘とすり替えられたゆえに、彼女はMではなくルイーズ・Cと呼ばれるべきなのだ。彼女の夫の名で。あるいはマチルド・ド・リオ＝ブランコ、すなわち彼女の本当の家族の名前で。

彼女は頑として自説を曲げなかった。彼女は幼くして誘拐され、生後15カ月の赤ん坊とすり替えられ、真実を知っている盗人《ぬすびと》どもに追いかけられている。彼女は自分を引きとったピエール＝ポール・Mの家族とのいかなる絆《きずな》も否定した。ピエール＝ポール・Mというのは人々が彼女の父親だと言い張る人物の名前である。彼は自分の家で死んだと、彼女は投げやりな口調でいう。こうしたみすぼらしい、奇妙に具体的な内輪の説明は、ルイ18世やベルサイユや遺産だのといった壮大な話とは一致しない。彼女自身のファーストネームが滑り出てきたのはまさにその口舌が絶好調に達したときだった。

彼女はルイーズと呼ばれていた。だが、彼女はその名前にはまったく興味を示さなかった。なぜならそれは彼女が主張している本当の彼女ではないからだ。だが、今わたしたちはそれを知ることができる。それは感動的な内容だ。まさに虚飾と真実、メロドラマと普遍の対立だった。

ここでまたしてもメロドラマが始まる。「わたしはどこまでも高潔な女です。わたしには汚れの一点もありません。わたしの署名には高い価値があります」。マダムMは本当の彼女、すなわちマダム・ド・リオ＝ブランコは「正直で」「健全な精神」の持ち主であるという。

「わたしがおちいったこの罠《わな》のことを考えれば、あらゆる試練にも耐え得るだけの知性と高潔さが必要となります。極悪非道な搾取者の前にまっすぐ頭を上げていなければならないからです。これは真のフランス人女性、世界の4分の3を救いたいと願っている女性の物語なのです」。彼女は大仰になることを恐れもせずに続ける。「この財産があればわたしは偉業を成し遂げることができます。みんなのためになることをもできたのです」。彼女の芝居がかった愛国主義は何世紀も前に同房の受刑者たちに命令をわめきちらした「ナポレオン」たちを思い起こさせる。あるいはイスラエルにあらわれた「キリスト」たちを。誇大妄想は富だけでなく、おおいなる責任と犠牲をも与える。彼女はその惜しみない気前の良さで、すべての人々を救うだろう。真のアイデンティティーを取り戻せさえすれば。彼女は自身の非力さに不満を訴えるが、それさえも誇大妄想によって強固に支えられている。彼女が非力なのは全世界が彼女に不正を仕組んでいるからである。誰も彼もが彼女を破滅させようともくろんでいる真っただ中にいるのはまさに悪夢だ。彼女の受け継いだ財産を盗もうと企《たくら》む偽造者たちやペテン師たちの一団は、病院においても食事に毒を仕込み、飲み物や食べ物や香辛料にヒ素を盛っているのだという。

彼女の症例は妄想のもっとも多く繰り返されてきたいくつかのテーマを思い起こさせる。だが、カプグラは彼女のメインテーマを際立たせることになお慎重だ。身近な人々の失踪と、分身による置き換え。分身たちは巧妙なアイデンティティーの奪取の一環として彼女の結婚証明書を盗み出し、彼女はこれら分身が犯した罪によって収監されているのである。このアイデンティティーの盗難は、ハマーのゴシック恐怖映画にふさわしいような、おぞましい外科手術をもたらすことになる。

アイデンティティーを明らかにし、自分の主張を正当化するために、彼女は自分に対してなされた変態についても指摘する。「わたしはもともとブロンドの髪でしたが、彼らによって栗色《くりいろ》に変えられました。目は前の3倍の大きさになり、以前は前に向かって丸みを帯びていたのに、今は平たくなっています。彼らはわたしの食事に点滴薬を入れ、わたしの目の特徴と同時に髪の色も奪いました。わたしの胸はもはや存在しません……それゆえに誰もわたしだとわからないのです……」

カプグラはもともと「動機」に興味を持っていた。戦後はフランスの裁判所の法廷専門家として雇われ、さまざまな犯罪者を調べて1927年に『*Crimes et Délires Passionnels*（犯罪と情熱的妄想）』を発表していた。[7]法的責任についてはとりわけ問題視され、カプグラはそれを「病的性質」と「不健全」という概念に帰するよう主張した。彼は込み入った犯罪を解決し、精神を読み解くことを好んだ。マダムMは解明されるべき謎にあふれていた。そして彼女の夫が物語に登場する。メロドラマは身の毛もよだつような様相を帯びてくる。

彼女の夫M・Cは失踪し、替え玉がその位置に居座っている。彼女はこの分身と離婚することを願っている。彼女は嘆願書を作成し、法廷に離婚の申し立てをした。彼女の夫は殺され、彼女を見舞いに来る「男たち」はすべて夫の替え玉であり、少なくとも8人はいるのだという。

彼女はまたしても被害の程度を吊《つ》り上げる。彼女の夫はすり替えられて失踪しただけではなく、殺されたというのだ。夫はすり替えられる前にすでに殺されていた。彼女を訪ねてきたのはみな替え玉ばかりだった。状況は不鮮明だが、彼女の離婚のための理由は明らかだ。彼女はなんとしても離婚を許してもらわなければならない。

「それに」と彼女は続ける。「もしその人間がわたしの夫なのだとしたら、もはやその姿の見分けはつきません」。彼は完璧に違う人間になっているからだ。夫を詐称するこの男は巧みにわたしの夫になりきろうとしている。夫が失踪してからすでに10年が経っているが、わたしをここに閉じ込めている人物ではない。

彼女はここでわずかに主張を変えている。夫にすり替わっている人物がいるが、その男は夫とはまったく似ても似つかない。この隠蔽は明らかであり、納得しがたいものだが、官憲はその証拠をことごとく否定する。夫を詐称する男は結社の手先であり、彼が持っていないはずの権利を主張し、彼女を囚人にしているのだと彼女はいう。

カプグラはさらにぞっとするような主張を取り上げる。彼女は息子が誘拐され、分身に置き換えられたことで「いつもわたしのではない子供の埋葬に立ち会ってきた」と述べた。この替え玉は生後22カ月で毒殺されたのだという。彼女は死んだ子供の爪を見てそれがわかった。この爪についての特定の所見には、彼女自身のおぞましい体験を思わせるものがある。たとえそれがすり替えられた子供の埋葬というあり得ない筋書きだったとしても。

彼女はまたしても外見的特徴と衣装の話に戻る。カプグラは彼女の驚くような、聞く者を狼狽させずにはおかない、変えられてしまった外見について説明する。

「これ以上の間違いが起こらぬよう、わたしの個人的特徴を述べておきます。なぜならこの25年間にわたってなされたわたし自身の変化について述べておくことが必要だからです……わたしの外見は完全に変えられてしまいました。見分けのつくわずかなしるしを除いてはほとんど見分けがつかないまでに。これで彼らはわたしの頭がおかしくなったと主張できます。わたしの特徴を述べるなら、わたしはブロンドで、茶色にところどころ黒の混じった瞳をしていました。右の目尻やその他の場所にも傷跡があり、さらには右手にもありますが、そこにはまっていたトルコ石の指輪は取り上げられてしまいました。首の2カ所に小さな斑点があり……この人物すなわち真実のわたし、今わたしが特徴を述べている人物は間違いなく正直な人物です。いかなる間違いも起こり得るはずがありません。わたしこそがそうした特徴を持っている人物だからです」。彼女はさらに置き換えられている人物の名字、すべてのクリスチャンネームと生年月日、住所を完璧にいうことができる。彼女のパリの住所には行政区、地区、番地、階、部屋がどちら側にあるかまで含まれている。要するに彼女は自分が替え玉だと思われないよう気にかけているのであり、自分の加齢に、というよりは自分の顔の特徴を変えた迫害のしるしに気づいているのである。

この女性はもっとも細かいディティールにいたるまで正確を期すことにこだわり、医師に与える手がかりを整理することに熱心であり、自分に可能な限りあらゆる助けを与えようとしている。彼女は自分のアイデンティティーを盗み出し、替え玉にすり替える陰謀の過程について述べるときにもっとも雄弁になる。この陰謀を証明するためにもっともありきたりな特徴をくどいほどに書き連ね、ごく一般的な加齢の兆候にも、その影響と強制力を指摘するのである。彼女の迫害者たちは、彼女を真のアイデンティティーから引き離すために、彼女の外見にわざと変化を加えた。彼女を狂人に見せることで、誰からも信用されなくさせ、社会的な信用をひそかに傷つけようともくろんでいる。彼女はまた手や顔についた傷を身体識別の特徴として挙げているが、それについてはなんの説明もしていない。彼女の過去は影に閉ざされ、どこか不吉な気配すら暗示させる。

カプグラはさらに講演を進めていく。はたして医師は彼女の妄想をどう定義するのだろう？　それはわたしたちが納得できるものなのか？

マダムMはこと細かに13区と14区の丸石で舗装された通りや横丁の名前を挙げていく。彼女は毎日のお使いでその通りを行き来していたのだ。14区はカプグラの歴史的な論文『瓜二つの錯覚』が刊行されるころにはさらに繁栄し、フランスの「狂乱の20年代」が幕を開けるのはカプグラが47歳のときだった。モンマルトルの歓楽地は著名な芸術家たちを、マダムMが知り尽くしている場所に引き寄せた。そのなかにはアメリカから逃れてきたヘミングウェイ、F・スコット・フィッツジェラルド、あるいはピカソやコクトーといった面々もいた。やがて世間が彼女の名前を知るにつれ、マダムMはもはや通りを歩いたり、街の雰囲気を味わったりする自由を失うことになった。

彼女が自分の育った家庭をどう思っていたかについては、名字のMといっさい関わろうとしないということしかわからない。彼女は偽の父親「ピエール＝ポール・M」が彼女を誘拐した罪を告白したと語ったが、それ以上のことは何も明らかにしなかった。自分が庶民の家庭の出ではなく、すり替えられたどこぞの姫君か王子だという思い込みは子供なら決して珍しいものではない。違いは彼らが成長するにつれそうしたものは消えていくということだ。マダムMの入り組んだ物語は現実と不思議な相似をなしている。だが、とりわけいくつかのディティールはそのなかでも極立っている。なぜならそれらはあまりに独自性があり、実際の家族の秘密や、別離や、解決していない葛藤をほのめかしているからだ。

マダムMの子供時代はチフスを患ったこと以外はほとんど言及されていない。だがわたしたちには彼女が1870年生まれであり、普仏戦争が始まった年だということがわかっている。それは彼女がカプグラに出会うきっかり48年前のことだった。少女時代の彼女を取り巻く生活圏には、パリ包囲とパリ・コミューンの余波をまだ引きずっている前世代の者たちもいた。彼らは子供たちに労働者階級による革命のことを、それがたとえ短いあいだにせよパリを支配したこと、自分たちがプロイセンに敗北したあとのフランス政府の権威を拒否したことを語ったに違いない。それにともなって起こった広範囲な飢饉《ききん》についてはもう少し慎重な口ぶりだったかもしれない。だが、マダムMがパリにやってきたのは、第三共和制の新たな繁栄の時期であり、彼女がそこで生計を立てるようになったのは次の戦争に突入する数年前のことだった。フランスはその領土を広げ、経済的な好況を享受していた。新興の中流階級の収入は高かった。結婚する前のこの地域のかもし出す意気揚々とした雰囲気を、マダムMも目撃していたに違いない。たとえ当時の衣装を買うことはできなかったにせよ、時代のまとう華やかさは、彼女の仕事場をひらひらと行ったり来たりしていた顧客たちにも及んでいた。彼女たちは自分たちのファンタジーを、自分たちがその魔法の一部であることをあからさまに伝えるような衣装を作ってくれる洋裁屋を探し求めた。彼女の物語に登場する毎日の行きつけの道には歴史的建造物も多く、さらにはモンパルナスをぐるりと囲むように商店やアパルトマンの並ぶ街区が立ち並び、ベル・エポックの文化的中心地はまさに目と鼻の先にあった。

当時貧者への福祉救済はごくわずかで、フランスにはベル・エポックの恩恵にはあずかれない広大な貧民層が存在した。マダムMは1888年から商売を始め、10年ほどをコスチューム製作を中心に、1888年にM・Cと結婚するまで舞台裏で活躍していた。それでも第一次大戦に向けての数年間、パリの大通りにはびこる物乞いや貧乏人や娼婦《しょうふ》たち、劣悪な公衆衛生がもたらす疾病を見ないですむことはできなかっただろう。チフスと並んで結核が当時の公衆衛生にとっての二大脅威だった。パリやウィーンの最新ファッションを意識したマダムMのスタイルは、大都市の新たな消費層に向けられて作られたものであり、もうひとつの世界はちらりとも反映されていなかった。若き娘としてのマダムMを形成したのはいわば「芝居ごっこ」の世界だったのである。万国博覧会はマダムMの結婚より1年後の1889年に開催された。そのエントランスには壮大なエッフェル塔がきらびやかに電飾を輝かせ、パリがヨーロッパの文化的中心であり、科学技術革新の最先端にいることを見せつけていた。光あふれるエンターテインメントがキャバレーに繰り広げられ、フレンチカンカンの踊り子たちが威勢良く脚を振り上げて観客たちを恍惚《こうこつ》とさせていた。そして新たな鉄道網が富裕層の安楽な旅を初めて可能にした。エキゾチックな保養地や、婦人のファッション雑誌に広告が載っているような魅惑的な目的地、ビアリッツやイタリアのリビエラなどへと誘う広告は、ブルジョワジーの妻たちの目を惹きつけ、旅行への欲求を駆り立てるべく作られていた。マダムMもまたこの物欲三昧を、派手な浪費を、巷《ちまた》にはびこる貧困や病同様避けて通ることはできなかっただろう。そこには二分された世界が存在していた。そしてこの世界で生き延び、成功するにはこの矛盾に順応していくしかなかった。

　彼女の主張する陰謀にはある史的名勝が中心的役割を果たしている。それは彼女の近隣の通りの下に広がっていた――パリの「地下納骨堂《カタコンベ》」である。パリ14区はその入り組んだ地下トンネル網を、300メートル以上にわたる人間の死体であふれる地下通路を誇りにしてきた。それはいわばもうひとつの世界であり、足元から数十メートルしか離れていないのに容易に立ち入ることのできない場所であり、それゆえに謎めいていた。今から2世紀ほど前、フランス革命直前に、市当局はいくつもの採掘坑を広大な共同墓地として徴用した。パリ近郊の満杯となった墓地から人夫たちが次々に骨を運んだ。カタコンベというのはそもそも古代ローマのアッピア街道の下にある地下墓地に与えられた名称である。何世紀かのちにパリの地下トンネルの採掘で出た瓦礫《がれき》は人工の小山を築き、昔良き日の隠喩を愛する学生たちによって「パルナッソス山（モンパルナス）」と呼ばれるようになる。パルナッソス山はギリシャ中央にある、ギリシャの詩人たちの崇敬の対象であった山であり、彼らはそのふもとで詩を読み、モンパルナスはそこから名づけられた。マダムMの危機は第一次世界大戦とその余波の時代に繰り広げられたものであり、カタコンベは彼女の生きている時代の記憶ではない。それでも地下のトンネル網は、この街が死者であふれかえっていたかつての時代の名残だった。それは彼女の妄想に詩的背景を与えたに違いない。その想像上の世界が替え玉によるすり替えであり、日々が敵のネットワークと、その不可解な動機によって脅かされた日常に。マチュラン・レニエ通り、彼女もよく知っている通りの下には別の世界があり、そこには絶望し、誘拐されてきた、さらなる替え玉たちがあふれているのである。

そこには地下牢《ろう》や掘り抜き井戸や地下室が存在し、2万8000人もの人々が1911年から閉じ込められているのです。人々のグループはそれまで持っていたものをすべて奪われ、地下室に閉じ込められました。彼らはわたしの家に住んでいるマダムPの替え玉と交信しています。士官学校の下、スフラン通りの下、デュプレ通りの下、デュトート通りの下に、20人の子供たちが閉じ込められ、出してほしいと救いを求めています。わたし自身の家の下からも「お母さん、お願い、ここからわたしたちを出して」と呼ぶ声が聞こえます。地面の下には円形競技場のような1段ずつ低くなっている巨大な地下室があり、連れてこられた人々は料理運搬用もしくは資材運搬用エレベーターで1段また1段と低い場所に運ばれ、何者かによって始末されていくのです。カタコンベには生きている人々も埋葬されています。パスツールの近くでは何千もの人々が閉じ込められ、ミイラにされました。パリの地下室は子供たちを含めた多くの人々であふれています。戦時中は飛行機が家々の上を飛んでいたので、子供たちを含む多くの人々が地下に下りていきましたが、再びあらわれることはなく、彼らはそのまま閉じ込められたものと思われます。地下には手術室があり、そこでは人々の容貌を損なうための手術が行われ、そうした人々は戦争から戻ってきたのだといわれました。地下室のシェルターとて決して安全なものではありませんでした。なぜなら下りていった人々のほんのわずかしか戻らなかったからです。「ドイツ軍の戦闘機が撃っていたのは空砲で、爆弾などはありませんでした。だから人々は地下に避難するべきではなかったのです。多くの若い娘たちが行ったきり戻ってくることができなくなりました。入口が塞がれてしまったからです。地下鉄はきわめて危険です。なぜならフランス軍とイタリア軍もそこに連れていかれるからです。軍隊における戦力の低下は、このように1連隊が地下に、すなわち地下鉄に消えていったことに起因しています……多くの人々はこのようにして失踪したのです。捕虜として連れていかれたのではなく」――と彼女は書いている。トラックは兵士たちが地下で脱がされた軍服を山と積んで走っていった。

彼女の医師はマダムMの足元で何が行われていたかをわたしたちに教えてくれる。地下にはダンテのそれに相当する地獄が円形階段状に広がっている。この地下の悪夢は第一次世界大戦の恐怖で満ちている。14区の地下スペースは失踪した子供たちや兵士たちの監獄なのだ。兵士たちは自分たちの苦しめられている様子を彼女に呼びかける。「マダム、我々は3年間も地下に閉じ込められ、彼らは我々を荷車のごとく引きずり回し、鞭《むち》をふるって追い立てるのです」。戦争でさえこの広範囲にわたる隠蔽工作の一部に過ぎないと彼女は信じている。爆撃などというものも存在しない。家々が破壊されたとしても、それは人々を惑わせるだけのためのものだ。ドイツ人たちが撃っているのは空砲なのだと。それは人々を地下の監獄に追いやり、思うがままに操るためのものであり、地上に戻るものはきわめて少数である。サンタンヌ病院とメゾン・ブランシュの医師や看護師たちもまたそこに閉じ込められている。彼らにも替え玉がいて、料理運搬用もしくは資材運搬用エレベーターで地下の円形劇場のような場所に運ばれてくる。彼女の夫の替え玉でさえ、彼女を見舞いに来たときに、病院の地下に連行されている。

トラックに山と積まれた軍服のイメージは際立って印象的だ。それもまた彼女が実際に目撃した、非常に際立った現世のイメージ——彼女が道路でよく見かける光景であり、思わずその歩みを止め、あとあとまでも彼女の記憶に残るようなものだったに違いない。彼女はそのような軍服もまた陰謀の存在を説明するものだという。軍服は地下に閉じ込められ、裸にされた兵士たちのものだからである。

彼女はもはやカタコンベだけが地下のトンネルではないということを思い出させる。パリの地下鉄の掘削は1898年に始まり、パリの万国博覧会の期間中に開通していた。1920年11月4日、新たな地下鉄線が開通し、モンパルナスとモンマルトルを結ぶ。この土木工学のテクノロジーのめざましい進展ぶりはマダムMの歩いていた通りにも及んでいたに違いない。それはカタコンベの掘削が終わると同時に始まった。舗道から20メートル下のカタコンベは、パリの下水道や地下鉄よりもずっと深い位置にあったが、この異なる層のトンネルはマダムMのパラレルワールドの一部となり、とてつもない陰謀につながる導管ともなったのである。

地下に閉じ込められた兵士たちのイメージは、1914年9月のマルヌの戦いに従軍将校として参加していたジョゼフ・カプグラにとっても強力なものであったに違いない。それは連合国側の重要な勝利であり、西部戦線における転回点ともなった戦いであり、小戦闘はパリ郊外にまで及んだ。パリはこの勝利によって救われ、フランスの戦争における地位は保たれた。だが、この勝利には著しい人的犠牲がともなった。1週間だけでおよそ50万人が負傷あるいは戦死し、そのなかには25万人のフランス人が含まれ、死者は8万人にも及んだ。さらに25万人ものドイツ人が犠牲になり、これは西部戦線の戦いにおける死者としては最大のものだった。戦いに負けたドイツは1万1000人の捕虜をフランスに残していった。そのなかでもトラウマを受けた哀れな捕虜たちを、ジョゼフ・カプグラは護送先の第5区38病院で診察し、治療にあたっていた。彼がマダムMに出会う少し前のことである。1916年、カプグラはオルレアンの精神医学センターにポール・ジャクリエやジョゼフ・ボンノームらとともに着任し、戦争が引き起こした「精神錯乱」についての報告を提出した。この症例はのちに他の学者たちによって「戦争神経症《シエル・ショック》」として解明されるようになる。[8] 1917年7月、カプグラは同僚たちとともに臨床精神医学学会にこうした負傷兵たちの「無気力」「茫然《ぼうぜん》自失状態」「幻聴ならびに幻覚」などの症例を紹介している。またベルダンの戦いを体験した兵士たちのなかには戦争の場面の視覚的再現や、緊張病のような症例が見られた。1917年8月、カプグラは医療二等大佐に昇進し、1919年に退役となり、メゾン・ブランシュで再び医師として着任することになった。1937年にはそれまでの業績が評価され、ディジョンでレジオンドヌール勲章を受けている。

カプグラがなぜ替え玉や誘拐を主張する女性に理解を示したのかは想像にかたくない。それはトラウマと精神障害とのリンクを探求するさらなる機会を与えてくれるからだった。

妄想はしばしばその時代の関心事と不安を反映するといわれる。替え玉の妄想という点から考えると、マダムMの生きていた時代は、メディアの視覚的な複製と投影の著しい技術的発展が見られた時期であったというのはきわめて注目すべきことである。初期の映像エンターテインメントは「幽霊ショー《ファンタスマゴリア》」(18世紀から実際に動く画像があらわれる19世紀の変わり目にかけて、フランスでは非常に人気があった)であり、もともと不気味なイメージのある影や、蠟《ろう》を塗った鏡や煙が視覚的幻想を創り出すために用いられ、いっそうの恐怖と不安をかき立てた。これらはひそかに多くの人々の、自分が唯一無二であり完全であるという個人的な自信を揺るがせた。カプグラはマダムMの荒唐無稽な想像をあらわすのにファンタスマゴリアという言葉を用いている。[9] 複製の技術的な可能性はマジック・ランタンのような、さらにスピリチュアルな精神的不安を生み出した。それは「替え玉」につきまとう中心的な問題をまさしく劇化したものだった。人はどうやって外面的な自分と、外に投影された内面の心理的葛藤とを分けることができるのか。マダムMは影から死者をよみがえらせるマジック・ランタンの創り出す、おぞましい「幽体離脱」に人々が夢中になった時代に育った。1918年までにはおそらくキネトスコープシネマ初期の動く活動写真を鑑賞しに、どこかの演芸場を訪れていたかもしれない。彼女が描写する地下の監獄の悪夢じみた幻想的な映像が、マジック・ランタンの影響を受けていることを見逃すことはできない。これこそは戦争のもたらした喪失をあらわす世界なのだ。同じころに発生した降霊会の流行も、死者への集合的な思慕であり、彼らがいまだに生きているか、あるいは別の姿形であらわれることへの願いのあらわれだった。

マダムMがパリに出てきたころ、フランスは急激な都市化が進み、彼女は爆発的な人口増大を遂げる都会を必死に渡っていかなければならなかった。戦争は産業という面からも若い男たちの世代に死をもたらすが、それはマシンガンといったテクノロジーの革新によるものであった。人間の命と労働価値は驚くほど安くなったが、工業化の技術的発展は都市の繁栄をも生み出した。人々は自分たちの足元が揺るぎ、自分たちの世界における位置が、パワーや価値が脅かされていると感じた。これらの降格に反抗することを選ぶ者も出てきたことだろう。

カプグラは何がマダムMの現実世界への——普通の人々なら受け入れるはずの——反抗の背景にあ

るのかという疑問に惹きつけられた。１００年経った今も、わたしたちはこの偽名しかない女性――ルイーズと呼ばれ、つかみどころのないイメージしか与えられないこの女性――にとりわけ強く惹かれるものを覚える。メゾン・ブランシュに収容される前の彼女の日常は、はたしてどのようなものであったのか。

マダムＭは文章を書いているときにもっとも正確さが発揮されるとカプグラはいう。思いつくまましゃべるときは、その論点はとりとめがなく拡散しがちなのだが、医師は彼女の手紙の文章の一貫性に強い印象を受け、しばしばその一部を引用している。彼はマダムＭが14歳まで「ある程度の教育」を受けていたと述べている。

フランスにおける女子教育は当時きわめて限られていたが、初等教育は１８８２年に６歳から13歳まで男女の隔てなく義務化されていた。そのなかには女性のための裁縫が必須科目として含まれていた。宗教とは切り離された無償の学校は、１８８０年代に公共教育大臣を務めた中道共和派の政治家であり、カトリック教会から教育の支配をもぎ取った人物の名前を取ってつけられたジュール・フェリー法により施行された。それより前はマダムＭも両親が学費を出してカトリック学校に通っていたと思われる。だがそれとは関係なく、彼女は充実した教育を受け、その短い学校生活においても、優れた書き手としての才能を発揮したのではないかとカプグラは考えている。彼女の伝記的な記録には、その職業に関する短い記述があるだけである。それによれば14歳で初等教育を終えた彼女がすぐにクチュリエールの道に進んだことがわかる。

この肩書きはいささか曖昧である。結婚する前、そして戦争の前までマダムＭは独立した業者だった――ラ・クチュリエ・パリジェンヌ誌の巻尾の広告欄にドレスメーカーや格安コルセットを提供するサービスなどを載せているような業者と同じような。これらの広告はミシンや毛皮――「ビーバーか、カナダ産のスカンクはいかがですか、マダム?」（当時のパリではエキゾチックな羽根や毛皮がかつてないほど大々的にファッションに取り入れられていた）――さらには美容の魔法や目まぐるしく変化する婦人用服飾品の驚異、そして占いもまた高いニーズがあった。それは次の戦いの起こる前の短い時間を楽しんでいた人々の心のなかにふつふつとたぎる不安の反映だった。戦前のラ・クチュリエ・パリジェンヌ誌にはドレスや刺繍などの宣伝に並んで、マダム・ルノーによる女性のための催眠術とマグネティズムのレッスンが載っているが、これは18世紀、オーストリア人医師フランツ・メスメルが提唱した、肉体に内在する見えない力による療

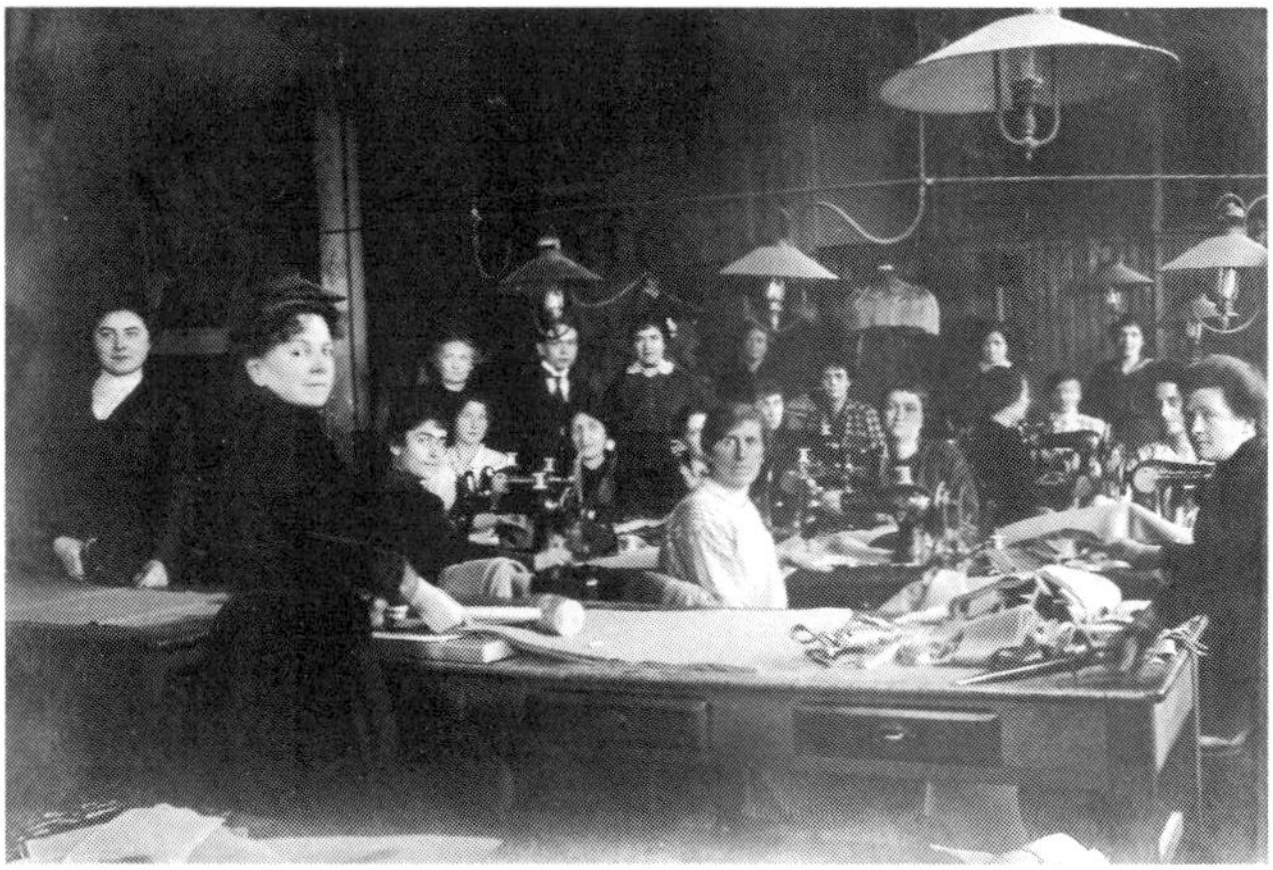

〈アトリエ•メゾン•ド•クチュール•ストルシュ〉
パリ14区、アンリオン•ド•パンセ通り28番地（ポストカード）

法を受け継いだものだった。メスメルの理論はその当時でも一般大衆を引き寄せていた。

婦人雑誌にマダム・ルノーとそのマグネティズムのレッスンと並んで広告を出しているクチュールはどれも注文仕立てで、モデルが実際にドレスを着てみせ、パターンによる裁断、縫製と、寸法合わせ、さらに当時のトレンドに合わせたさまざまな装飾やアクセサリー――羽根飾り、刺繍、ボタン、手袋など――が施された。この作業はしだいにスピードが要求されるようになる。業界がシーズンごとの慌ただしいサイクルに追われるようになったからだ。

おびただしい数の若い女性たちが、学校で習得した裁縫技術を活《い》かして生計を立てるために地方からパリにやってきた。19世紀にはパリの人口は5倍に膨れ上がり、1896年には300万人にも達した。[10] 仕事を覚えた一人前のドレスメーカーは、大きなアトリエか洋裁工房に加わるか、あるいはもっと階級制度の厳しい組織のなかで経営者に昇りつめ、ひとつの部門を率い、あるいは特殊な専門職に就いていた。

マダムＭもまた当然ながら2000人かそこいらいた低賃金のお針子「小さな手《プティット・マン》」の一員だったに違いない。彼女たちの役割は大きなアトリエのオートクチュールに丹精こめて命を吹き込むための舞台裏要員だった。マダムＭはバーニューの近く、パリの南に子供たちを埋めたと言及しているので、おそらくはこの地になんらかのつながりがあったものと思われる。カプグラは彼女が「オーベルニュに子供たちを捜しに行った」と漏らすのを聞いたことがあり、彼女の家族のルーツがフランスの中南部の農村部――主要産業は農業、チーズ製造業、ガラス製造業――にあるのではないかと推測している。このような農村から大都市に出てきた移住者が直面したのは、パリのあつかましいまでの仰々しさだった。それは彼女のような女性に、そうあるべき出自と本当の出自、あるべき自分の姿と本当の彼女自身とのあいだに精神的葛藤――すなわち認知的不協和を起こしたことは想像にかたくない。

アメリカの社会心理学者レオン・フェスティンガーは1957年の著作『認知的不協和の理論』［誠信書房・1987年刊］で、内面の葛藤がどのように人々を動かしていくのかを、初めて本格的に理論化してみせた。この著作は20世紀に書かれたものだが、それよりはるかな昔の妄想を理解するのにも役に立つ。フェスティンガーのセオリーは自身がカルトと関わったときの観察から来たものだった。彼は世界の終末を待つカルトのメンバーたちの近くに住んでいた。彼らはみな仕事や家庭を捨ててきた者たちだった。だが予言が実現しないとわかると、失望してカルトを去る代わりに、さらに精力的に新たなメンバーを増やす作業に取りかかったのである。フェスティンガーは彼らがこの歴然たる失敗の苦痛を減らすために、これまでになく自分たちの信念を支えるものを必要としたのだと結論を下した。

フェスティンガーのセオリーによれば、矛盾する信条やアイディアや価値に固執する人間は、外界からの挑戦に直面した際に重大な心理的なストレスを経験する。この内面的緊張は非常な不快感をもたらし、人々は外と内のストレスを調和させるためならどんなことでもしようとする。フェスティンガーによればこの動機はいかなる感情や習慣や経済的な褒賞よりも強力であるという。ふたつの矛盾する要素を受け入れようとする困難は、そのどちらも正しく見える場合、何かをひたすら信じることで解決されるのだ。

マダムMは1888年に結婚したことによって社会的地位が上昇し、さらなる経済的安定が与えられることになった。酪農ビジネスというのはおそらく乳業ではなく小売業であり、夫と妻の共同事業はこの当時決して珍しくはなかった。カプグラがM・Cと省略して呼ぶこの「殺された」夫はほとんど影の存在だが、その取引の途中で未来の妻と出会ったのではないかと思われる。14区や15区の大通りは急拡大する経済の需要に応える小売店が、婦人服店や食料品店などと軒を連ねており、アトリエで働く労働者が、裕福な商人や顧客と知り合う可能性があるような場所だった。M・Cは自分自身の、または家族の女性のための衣服を求めに来た際に未来の妻と出会ったのだろうか。彼女は妻となることでさらに護《まも》られ、同時にそれまでよりも数ランク上の収入を約束する堅実なビジネスを得た。だが、ドレスメーカーとしての人生の華やかなりし時代を、あるいはお針子の一員として注いだエネルギーと友情を恋しく思うことはなかったのだろうか。

そして結婚してまもなく、彼女は4人の子供を失うことになる。19世紀末期においては悲しいかな、子供が幼くして死ぬのは決して珍しいことではなかった。だがマダムMにとっては立て続けの個人的悲劇に見舞われた時期であった。

そして戦争が始まり、その荒廃は彼女の私的な喪失となって収束する。カプグラは夫の証言を紹介する――妻は戦争が始まるよりも前から長年精神的に不安定だった、と。だが、妄想が本格化したのは戦争が始まってからの4年間である。最大の危機は1914年、娘に何千もの替え玉がいて自分を苦しめていると彼女が訴え始めたときだった。さらには顔に思考を取り除くための手術の「縫い跡」のある子供たちの恐ろしい幽霊がいるとも言った。

4人の子供を立て続けに亡くし、子供たちの誘拐という考えに取り憑かれたマダム・ド・リオ＝ブランコはもはや娘を認識しなくなった。誰かが娘を誘拐し、他のそっくりな子供と置き換えたのだという。次の日、また前日の子供そっくりの小さな子供が、そして2日後にはまた別のそっくりの小さな子供があらわれた。1914年から1918年にかけて、2000以上の娘の替え玉が目の前を通り過ぎていった、と彼女は書いている。毎日、それも1日に何度もその小さな子供はあらわれる。

Et qui n'est chaque fois ni tout à fait la même, ni tout à fait une autre.

この詩の一片はこのように訳すことができる。「そして彼女は毎回同じ娘というわけではなく、同時にまったく違う娘でもない」。カプグラがここで引用しているのが患者自身の言葉なのか、あるいはマダムMの妄想に対する彼自身の注解なのかはわからない。だが、マダムMは彼女の状況を説明するカプグラ宛ての手紙のなかで、ポール・ベルレーヌの1866年の詩『よく見る夢』の一部を抜粋しているのである。詩はその当時でさえも古いものだったかもしれないが、マダムMが自分の子供のことを「同じ娘というわけではなく、同時にまったく違う娘でもない」と表現する不可解なセンスと完璧に通じるものがある。たとえそれがどちらのものなのかわからないにせよ、このふたりの人生がいかに近接していたかをあらわしている。この引用はベルレーヌの『*Poèmes saturniens*（サチュルニアン詩集）』において『*Mélancholia*（メランコリア）』という副題でまとめられた詩から採られている。ベルレーヌは高踏派運動のメンバーだった。モンパルナスと同じように、このグループもまたミューズ神の故郷であるパルナッソス山にその名の由来がある。高踏派詩人たちはわずかな作品しか残していないが、いずれも古典的な主題を用いて、当時流行していたセンチメンタリズムを否定し、その代わりに形式的な統制と、突き放した冷徹さを好んだ。もしマダムMがポール・ベルレーヌを読んでいたとしたら——おそらくは読んでいたものと思われるが——彼女はメランコリーについて知っていて、この詩をそらんじることができるほど暗記していたことになる。

マダムMにとっての戦争初期の実人生はどのようなものだったのだろうか？おそらく彼女もまた同業のお針子やクチュリエールたちとともに戦争協力に駆り出されたのだろう。女性たちは軍需産業と郵便業、公共交通に新たな地位を得ることになった。当時パリに住んでいる者なら誰でも最前線がどんどんパリに近づいていることを意識し、ドイツ軍の爆撃にさらされ、配給制度や食糧難に苦しんだことだろう。そしてさらに新しい沈黙の敵、スペイン風邪が1918年春のパリを恐るべきスピードで広まりつつあった。パリがこの見えざる手に捕らわれると同時にマダムMの危機はピークを迎える。

彼女の妄想は戦争最後の年に最高潮に達した。この時期にパリで兵士たちの軍服がトラックから積み下ろしされるのを

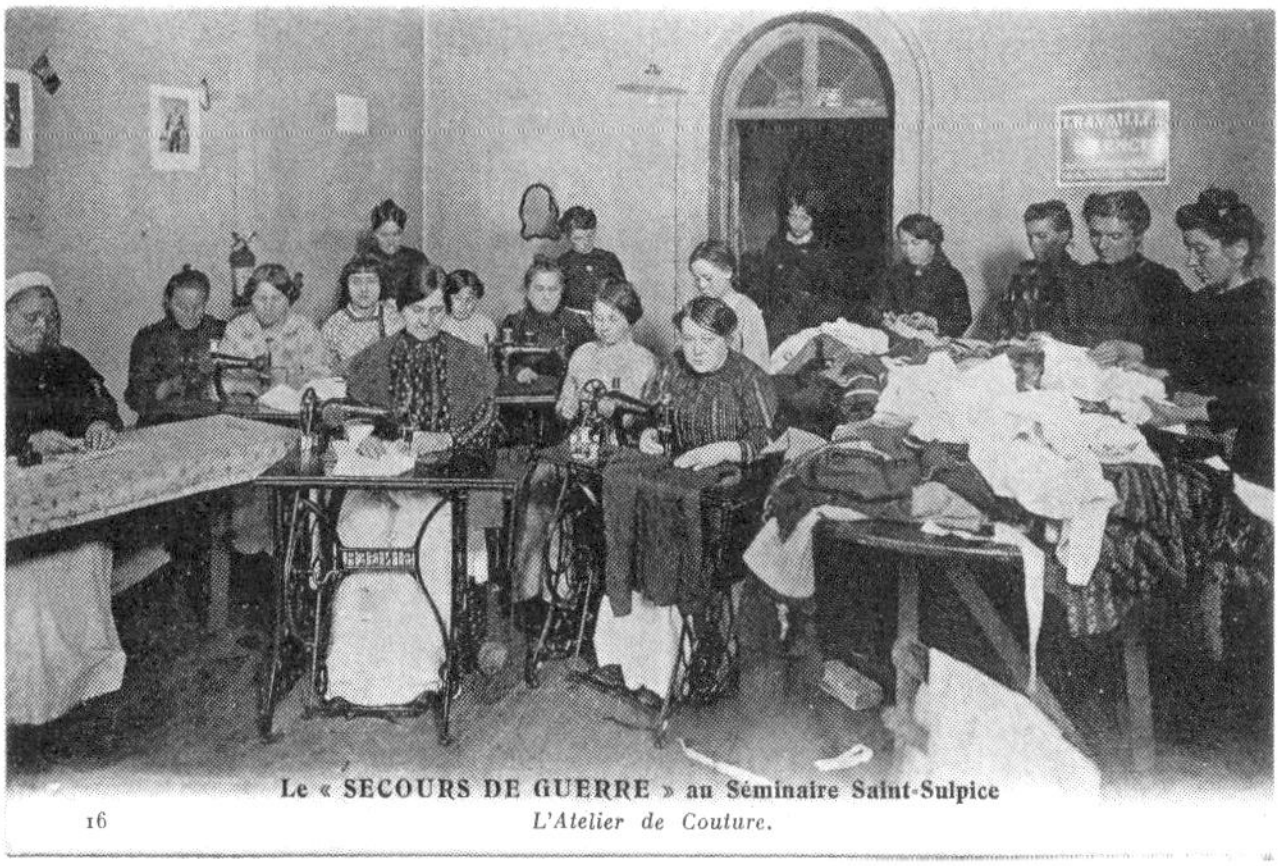
Le « SECOURS DE GUERRE » au Séminaire Saint-Sulpice
16
L'Atelier de Couture.

〈ラトリエ・ド・クチュール〉
サン・シュルピス神学校における戦時救援隊（ポストカード）

目撃した可能性はある。ただし死んだ兵士たちの靴は再利用されることはなかったので、彼女が目撃したのは戦場から運ばれてくる死者のものではなく、最前線に送られる軍服を積んだ貨物トラックであろうと思われる。彼女の近隣にはそうした戦いと喪失を思い出させるものがいたるところにあふれていた。モンパルナス墓地の近隣には、普仏戦争やパリ包囲やパリ・コミューンの犠牲となった大人から子供たちをも含めた死者たちの墓が密集していた。フロワドヴォー通りの外れには公園と、カタコンベへの入口があった。

こうしたパリの地下の暗い場所にマダムMはつじつまが合うイメージを見いだした。すべてが腑《ふ》に落ちた。子供たちは死んでいない——彼らは誘拐され、地下室に隠されているのだ。戦争で失われたと思われる兵士たちもまた死んではいない——彼らは都市の地下のトンネルに隠されているのだ。道路際に停《と》められた貨物トラックに積まれた軍服も彼らのものである。こうして彼女はその不可解なロジックによってつじつまの合うもうひとつの世界を見いだした。それは自分のまわりの混迷や、解き放たれた哀《かな》しみを受け入れ、説明してくれるものでもあった。その構想は家庭にまで及ぶ。いかなる不満も不和も、彼女のアイデンティティーが盗まれ、夫もまた夫でなく、どちらもすり替えられた替え玉であることで説明がつくのである。

さらに1918年、彼女の目には見えないところであることが行われていた。まるでマダムMの分身や替え玉の思い込みに、不思議なシンクロニシティーを見せるかのように、パリの北部ではとてつもない規模の土木工事が行われていた。地下鉄の掘削作業はいやでもマダムMの目にも入ってきただろうが、この工事は彼女の想像をはるかに超えるほど規模が大きく、馬鹿げていた。マダムMはそれを知ることはなかった——というよりほとんどの人々は知らなかった。それは厳重に隠された軍事作戦だったのである。フィガロ紙によって市の文書保管所から発見された地図によれば、当時「偽のパリ」が建設中であり、そこにはシャンゼリゼや凱旋《がいせん》門の完璧なレプリカが含まれていたことが明らかになった。その計画は対空防衛グループによって立てられ、まだレーダーが使われていなかった時代に、ドイツ軍の爆撃機の目を欺き、おとりの都市――それも原寸サイズの偽物――を作って本物のパリを護るというものだった。1920年11月6日版のイラストレイテッド・ロンドン・ニュース紙はこの途方もない計画を取り上げ、1918年に作成されたオリジナルの地図を載せている。それは「ゾーンA」「ゾーンB」と名づけられていた。[11]

　そこはサンジェルマン・アン・レーの森のなかのメゾン・ラフィットの小さな

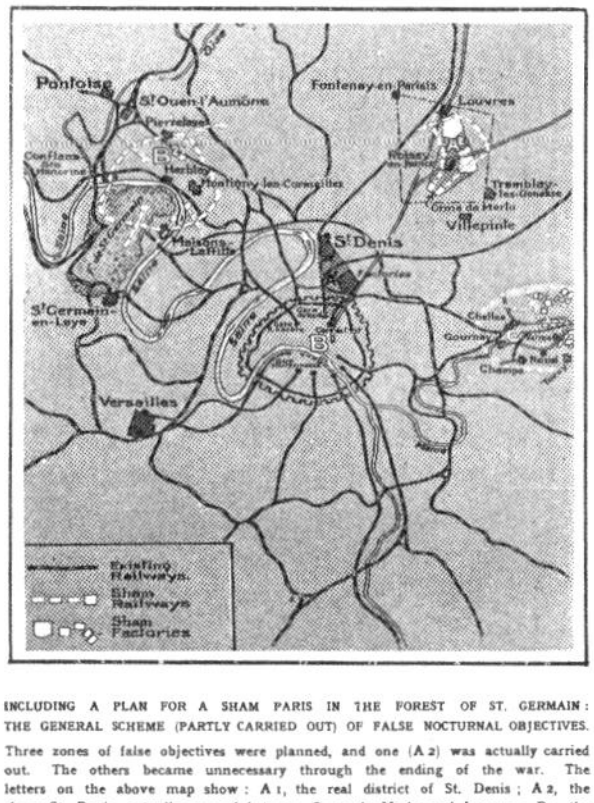


INCLUDING A PLAN FOR A SHAM PARIS IN THE FOREST OF ST. GERMAIN: THE GENERAL SCHEME (PARTLY CARRIED OUT) OF FALSE NOCTURNAL OBJECTIVES.
Three zones of false objectives were planned, and one (A 2) was actually carried out. The others became unnecessary through the ending of the war. The letters on the above map show: A 1, the real district of St. Denis; A 2, the sham St. Denis, actually created between Orme de Merlu and Louvres; B 1, the real Paris; B 2, the sham Paris which was to have been created between Maisons-Laffitte and Conflans; C, a false factory district planned around Vaires.

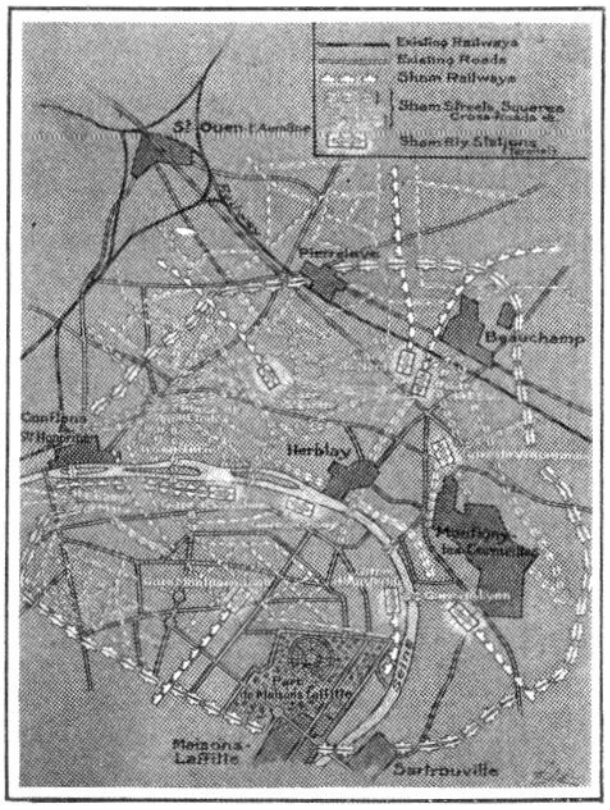


SHOWING WHERE FALSE RAILWAYS, STATIONS, AND STREETS WERE TO BE ARRANGED: DETAILS OF THE SHAM PARIS NEAR MAISONS-LAFFITTE.

第一次世界大戦中に敵のレーダーを惑わすために構想された「偽のパリ」案
イラストレイテッド・ロンドン・ニュース紙に再掲載

村で、ドイツ軍爆撃機のパイロットの目を欺くために、パリを流れるセーヌ川と同じように川が大きく蛇行している箇所に作られた。この計画は電気技師フェルディナンド・ジャコポッツィの手によって行われたが、彼こそはエッフェル塔を電飾で輝かせた奇跡の当事者だった。彼は偽のエッフェル塔にPARISという電飾文字を描き、赤と白のランタンの光であたかも鉄道が走っているようなイメージを創り上げた。実際にはこの計画が終わる前に休戦協定が結ばれたが、木材と帆布で作られたパリ東駅とサンドニ郊外のダミーがヴィルパント北東部に完成していた。すでに建てられていた小さな区画はすべてあっという間に取り壊され、忘れ去られた。自分の住んでいる場所からわずか数キロ離れたところでこのような巨大な替え玉が建設中であることは、マダムMには知る由もなかった。もし彼女がその存在を知っていたら、トップシークレットの地図に記された名所旧跡の替え玉にどのようなイメージを抱いただろうか。彼女はその計画をどのように自身の妄想に取り入れただろう？　あまりの不意打ちに彼女は正気を取り戻しただろうか？　この「偽のパリ」計画は彼女の妄想の世界同様、およそあり得ないものに思える。おとりの都市はわたしたちに、他の目を欺くために信じがたい規模で行われていた秘密作戦の存在を信じ込ませる。そうした意味ではそれはまさに彼女の図式にぴったりはまるものだったかもしれない。

それではジョゼフ・カプグラはどのようにマダムMの誤った思い込みを解釈し、どのような説明を与えているのだろう？

カプグラは妄想を理解するには、その本人の経験したことに耳を傾ける以外にないということを理解していた。

1923年に発表されたマダムMに関する研究報告は、100年以上にもわたって優秀な医学報告のレガシーとされてきた。医師が患者のいうことに耳を傾け、細部にわたって書き留めるという形式は革命後のフランスに登場した。このアプローチはさらなる受容的な姿勢を反映し、近代的な精神医学の新たな教習課目としての文献学を生み出した。妄想の症例はこのような文献のなかで、とりわけ興味をかき立てる要素であり、19世紀初頭はまさにこうした調査の黄金時代だった。それは新たな議論を呼ぶ主題であり、フィリップ・ピネルのような先進的な医学者とその愛弟子《まなでし》ジャン＝エティエンヌ・ドミニク・エスキロルがこの新しい見解についても多くの文章を残している。そのなかでもっとも重要なのは症例を精神医学的観点から理解することだった。それらがトラウマの産物であり、体液のアンバランスだの、悪魔憑きなどではないことを。カプグラがマダムMの症例を発表してから1世紀が経とうとしている。その間に関心は薄れていったかもしれないが、彼の報告書はこうした過去の精神障害に対する見解に再び注目を促し、新たな世代のために再現する。もし治療を必要とする人がいれば、それは単に閉じ込めるのではなく、血の通ったアプローチが必要である。それには患者の物語がいかに主観的なものであっても、注意深いリスニングとそれぞれの症例を詳細に書き留めることが要求されるのだ。

1923年、カプグラと共著者のジャン・ルブール＝ラショーは『瓜二つの錯覚』を発表し、それがヒステリーなどと同じ女性特有の精神疾患であると述べた。彼らは「想像をともなう過度の緊張」と「精神的興奮」がその荒唐無稽な物語を生み出し、「幻覚の次元」で世界を解釈しているのだと述べた。だが、このような認知障害であれば医師たちもこれまで遭遇してきた。それでも彼らにマダムMに関心を抱かせ、ふたりの医師が何か斬新で重要なことを述べているのだと信じさせたのは――それこそはこの症例研究がセンセーショナルとされる理由でもある――マダムMの認知障害の特殊なあらわれ方だった。彼女が認識できないのは自分に近しい人々だけだったのである。

マダム・ド・リオ＝ブランコは通りすがりの人々に替え玉を見いだすことはほとんどない。見知らぬ人々に対する相似を示唆することもない。最初の替え玉にすり替わるのはひとりの同じ人物であり、それは2度、3度と繰り返される。数時間、数日、あるいは数週間のインターバルを置いて行われる……この現象を引き起こす原因を説明するには……どのような認識においても、それは感覚的あるいは記憶のふたつのイメージの対立によって引き起こされる。親密であると同時によそよそしい感情……その疎遠感情は彼女のなかで拡大し、それがすべての認知に本来備わっている親密感情と激しくぶつかるのである。彼女の場合、この替え玉妄想は感覚的な妄想というより、感情的判断の結果といえるのである。[12]

彼女の人々に対する認知不全は彼女の感情の状態に基づいていた。カプグラは彼女の「感情判断」は親密感情と疎遠感情のごちゃ混ぜになった状態を、人々を認知しないことで正当化しようとしているのではないかと示唆した。彼はまたマダムMがもともとパラノイア気質の傾向があること、細部への異様なまでのこだわりを指摘する。ひとつの火種――彼女は突如として誘拐の企みが行われていることに気づく――が積み上がった山に投げられ、妄想の火となって彼女の人生の他の部分に燃え広がっていったのである。

『瓜二つの錯覚』の初版が発行されてから1年後、カプグラは自身の解釈を改訂し、妄想の2番目の例を挙げ、さらに精神分析にのっとった解釈を行った。フロイトによって開拓されたこのアイディアは当時の趨勢《すうせい》となっていた。[13]　1929年になるころには、替え玉をともなう妄想は、しばしばフロイト式のレンズを通して考察されるようになっていた――すなわち内面の葛藤に対する防衛であると。この考察こそはレオン・フェスティンガーの「認知的不協和」理論への道を切り開くものであり、わたしたちがいかに苦労してふたつの衝突する要素を調和させようとしてきたかを示している。フロイトによれば妄想症患者は特定の近しい人々に対して相反する感情を抱き、それにともなう不快な――ときとして耐えられないほどの――罪悪感に苛《さいな》まれ、対象を分割することでそれを解決しようとしているのだという――すなわち「真」の本人とそのドッペルゲンガーもしくは替え玉に。そして後者にすべてのネガティブな重荷を負わせるのである。替え玉と暮らすほうが、もしくは愛する者がすり替えられたと信じるほうが、家族に対する違和感を、もっとも近しいはずの者を実はよく知らないのではないかという（あるいはその逆の）可能性を認めるよりも、人は楽に暮らしていくことができる。カプグラとルブール＝ラショーは、ドッペルゲンガーというものは、「感情の論理（logique des émotions）」が生み出すものではないかと示唆した。愛する者がもはや本来喚起するはずの感情を呼び起こさなくなったら、それは同じ人間ではないからであり、そっくり同じ誰かに入れ替わっているからなのだ。[14]　フロイト流の替え玉妄想に対する解釈はそうした分割をエディプス・コンプレックス――容認されがたい性的欲望――に起因するものだとしている。

カプグラがマダムM本人と彼女のユニークな疾患についての講演を終えると、聴衆のひとりが進み出てさらなる妄想の例を挙げた。さらに精神医学界のコミュニティーの他のメンバーたちも、古い記録をくまなく探しては次々に声をあげた。妄想は当初考えられたほどまれなものではなく、ヒステリー気質の女性の領分ではないことが明らかになった。すでに1866年、ドイツの精神医学者カール・ルトヴィヒ・カールバウムが、家族や友人の生き写しの詐称者がいると訴えた患者の症例を記録していた。[15] 妄想は彼らのあいだに何年も前から存在していたが、それ以上調べる必要はないと思われていた。

この種の妄想を「カプグラ症候群」と最初に呼んだのはデュポイとモンタソーが1924年に発表した論文(報告としては4例目)だったが、男性の症例についての報告は1936年になるまで待たなければならなかった。男は自分の両親がすり替えられた替え玉だと信じていた。これもまたいつか発見されるのを待っていた埋もれた例のひとつである。1908年、カプグラがまだこの主題について着手するよりも前に、アメリカの作家で精神医療改革家であるクリフォード・ビアーズが、彼自身が体験した重度の精神障害で体験した苦難について語っている。彼は兄や両親がドッペルゲンガーではないかと信じていた。そして自分自身を欺くあるトリックを考案した。それは兄に手紙を書き、次に会ったときに兄がその手紙を持っていればその人物が本物だと証明されるというものだった。その試みが立証されると、ビアーズは自身の妄想の基礎をなしている思い込みに挑戦して成功したのだと主張した。

カプグラ症候群は今でもまれな症例とされているが、文献に記された例には替え玉に対する人々のリアクションの幅の広さがうかがわれる。[16] 夫が替え玉にすり替えられたという患者のひとりは、ドッペルゲンガーのためにお茶を注ぎ、さらには本物の夫が戻ってきた場合に備えて、もうひとり分のお茶を注いだという。[17] またある女性は娘のドッペルゲンガーといい関係を築き、深い満足を覚えていたという。とはいえその脅威と危険は決して消えたわけではない。ドッペルゲンガーがあらわれたとき、その本体の人間のほうには何が起こっているのかという疑問が残るからである。あるいは替え玉と間違えられた本人自身に危機が迫っているかもしれない。替え玉の犯した行為の非難を一身に浴び、極端な場合は殺人や誘拐の咎《とが》を負わせられるかもしれない。報復の可能性は常にすぐ近くにひそんでいる。

今日、カプグラ症候群は神経系の疾患に結びつけられることが多い。カプグラ自身も、妄想の発展には、心理学的側面と器質的な脳疾患がともに関わっていることを認めていた。彼は老齢の患者の替え玉妄想について調べ、それが脳の老化と大きく関わっていることを発見した。だが、診断技術が妄想の症状をともなう脳の腫瘍に注目するようになるには1980年代まで待たねばならず、それまでは関係があるとはみなされていなかった。カプグラ症候群はレビー小体型認知症やパーキンソン病による認知症にも見られる。1923年にカプグラの報告が刊行されてから、過去の症例が注目を浴びるようになった。とりわけ梅毒や、神経系のダメージがその要因として関わっていることは間違いなかった。シャルル6世とガラス妄想をもたらしたチフス熱もそのひとつの要因だったかもしれない。マダムMに関しては器質的疾患は当てはまらないかもしれないが、当然ながら彼女はそうした兆候について詳しく調べられたことはなかった。カプグラは当時の医療技術で可能な限りの調査を行い、肉体・神経系の調査では、わずかながら左右の膝蓋《しつがい》に過剰反応――膝の反射機能の異常――が見られたと記している。それはともかくとして、マダムMの症例には今なおある程度まで不明瞭な部分が残されている。

カプグラはメゾン・ブランシュからサンタンヌ精神病院に異動になり、そこで残りのキャリアを過ごしたが、その仕事は次の大戦の開始によって頓挫を余儀なくされることになった。サンタンヌはカプグラが着任するよりもずっと前から先進的な施設として知られていた。カプグラがまだ最初の記念碑的著書をまとめていた1922年、病院は任意寄付による最初の精神衛生サービス機関としてオープンした。患者は古い法にのっとって病院に監禁されることなく、自由に通院することができた。この病院は、何事にも決まったことに対して挑戦的であり続ける彼の性《しょう》によく合っていた。彼は患者たちから慕われていたことで知られていた。「彼の優しさと献身をまだ覚えている多くの人々とわたしは話をした」と1980年当時サンタンヌの精神科医長であったジャック・ポステルは記している。[18]またカプグラは若い後進の者たちのアイディアも広く受け入れたことでも知られている——たとえその者たちが彼と意見を同じくしていなくとも。

ジョゼフ・カプグラは1950年、77歳で亡くなる。その晩年は甥《おい》のグザビエ・アブリーとポール・アブリーの世話を受けていた。自身も精神科医であるポール・アブリーはおじの薫陶のもと、統合失調症とその特徴的な兆候である「対鏡症状」の研究に身を捧げた。アブリーの観察によれば、統合失調症を患う人々は、健常人に比べて鏡の前で自分の姿を見る時間が長いという。この長時間にわたる鏡の凝視は、自己確認の不全と、疎外感情によるものだという。わたしたちはここにカプグラの『瓜二つの錯覚』に書かれた親密感情と疎外感情、「自身」と「他者」の行く末を見てとることができる。アブリーはおじについて「彼はその知識、臨床における能力という観点と、おおげさな臨床システム——あまりにも大勢の、よかれと思っている臨床精神科医の多くが、『神曲』に登場する怠惰の罪に匹敵するような邪《よこしま》な喜びにはまり込んで動けなくなっているそのシステム——を完全に否定」したと述べている。

すべての臨床医はそのキャリアの比較的初期において、それから先の研究や考え方に影響を与えるような症例に遭遇する。マダムMは常にその背景に存在した。カプグラの人生と併行するように同じ戦争を経験しながら、彼とは違ってなんの追悼の言葉が記されることはなかった。彼女はカプグラの探求の源であり続けた。彼は何年にもわたって繰り返し彼女の物語に立ち戻り、それに新たなアイディアを加え続けた。

たとえいかなる素因や疾患が共存していたにせよ、マダムＭの妄想はカプグラにとってそうであったように、今もなおわたしたちを魅了し続けている。

「わたしの署名には高い価値があるのです」と彼女はいい、その物語が記録され、文書に残されることを望んだ。わたしたちはそこに彼女のアイデンティティー、重要性、独自性に対する強烈な主張を聞くことができる。

はたしてマダムＭは望むものを得ることはできたのだろうか？　彼女の離婚の訴えはどうなったのだろう？　彼女の夫は殺され替え玉とすり替えられたという主張には、少なくとも夫に対する相反する感情がうかがえる。フランスの女性にとっての離婚は第三共和政のもとで復活したばかりだった。そもそも離婚はフランス革命後に導入されたが、それでもなお革新的にすぎ、反カトリック的であるとみなされ、そうした時代に戻りたくない独裁君主には恐れられた。たとえほんのわずかの間であるにせよ、女性が男性と同じ立場で申し立てることが許されるなどもってのほかだった。ナポレオン治世下では離婚は制限され、君主制のもとでは禁止され、ようやく復活したのは何十年にもわたる法的な闘争を経た、普仏戦争のあとになってからのことである。いずれにせよ精神病院の患者である彼女に離婚を申し立てる自由があったとは思えない。だが、わたしたちは彼女のなかに「これはおかしい」というはっきりとした警告を聞き取ることができる。そしてそれはいっときであれ、ジョゼフ・カプグラに耳を傾けさせ、トラウマに対して敏感だった男性の関心を惹きつけた。

そうした意味からいえば妄想はいい結果を引き起こしたといえるかもしれない。マダムMは政府に対して正義と秩序を復活させよと明言しているのだ。そしてそれは戦後の女性たちが共通して抱いていた感情であったに違いない。当初女性たちはフランス政府によって積極的に動員されたが、その退場はあまりにも速やかで、その功績を称《たた》えられることもなかった。戦争は彼女たちの市民権や公民権の拡張をもたらしはしなかった。英国やドイツ、オーストリアやオランダなどのヨーロッパの国々とは違い、フランス女性に女性参政権が与えられることはなかった。女性にさらなる権利を与える民法典の改正は１９３８年になるまで行われず、それも限られた方法でしかなかった。その根本的な理由は、経済的事情もあったが、家庭的な枠組みを復活させ、自分たちが戻ってきたときに、その伴侶が変わらず元どおりでいることを望む兵士たちのためであった。[19] マダムMは陰謀が阻止されたと思ったことはあっただろうか。カプグラが彼女の物語を記録するのをやめたあと、彼女の生き残った子供たちはどうなったのだろう。彼女の夫は――彼がまだ法的な夫であったとしたら――妻を病院に訪ねていくことはあったのだろうか。カプグラは？　記録には彼女が治療不能者病棟に移されたということしか残されていない。彼女がメゾン・ブランシュから移されたかどうかさえもわからない。

　偽物のパリがそうであるように、マダムMの妄想は、途方もないイマジネーションの奇跡である。彼女が自分自身のために築き上げたリアリティーは彼女に苦難を与え、ひとつの巨大な物語のなかにその複雑な人生を押し込めた。それは彼女の敵を具現化した――それはアイデンティティーの盗人であり、なんとしても阻止しなければならないものだった。それは彼女に仕事を与えた――特定の犯罪と戦うという任務を。彼女の世界は秩序正しく、倫理にかなったものであり、おぞましいニヒリズムや無秩序のかけらも存在しない。現実はより耐えやすくならないにせよ、妄想することで、少なくともより回避しやすくなる。彼女は妄想を維持するための精神的エクササイズにひたすらいそしんでいるのだ。分身を創り出すペースや速度はすさまじく、世界は替え玉であふれかえっている。死んだと彼女が言い張る（だがわたしたちは生きていることを知っている）夫や、実際は生きていると認識している、生き残った娘の何人もの替え玉のような。さらに今度はマダムM自身の替え玉があらわれる。彼女のストーリーには、その人生の背景にある、妄想を構成する事件や影響をぼやけさせるマジック・ランタンのような魔術的要素が見られる。それを示唆するわずかな手がかりにもかかわらず、彼女の背景は依然としてはっきりしない。

分身の背後にあるのは誘拐と失踪である。彼女は兵士たちと子供たちがいないと主張することで、ひそやかに心を苦しめるあるものを明確に表現しようとしているのだ。彼女のもうひとつのリアリティーの世界で、これらの失われた人々はまだ生きているのである。彼女は彼らを救うようにと声高に主張する。愛する者たちがどこかに隠されているのだ、替え玉でさえも子供たちと同じ場所に埋められているのだと信じるほうが、彼らの死という無作為の残酷さとともに生きるよりも容易だったのだ。

# 第2章

# 元諜報員J・T・マシューズが説いた「エア・ルーム陰謀論」

A Paranoid Conspiracy: James Tilly Matthews and the 'Air Loom Gang'

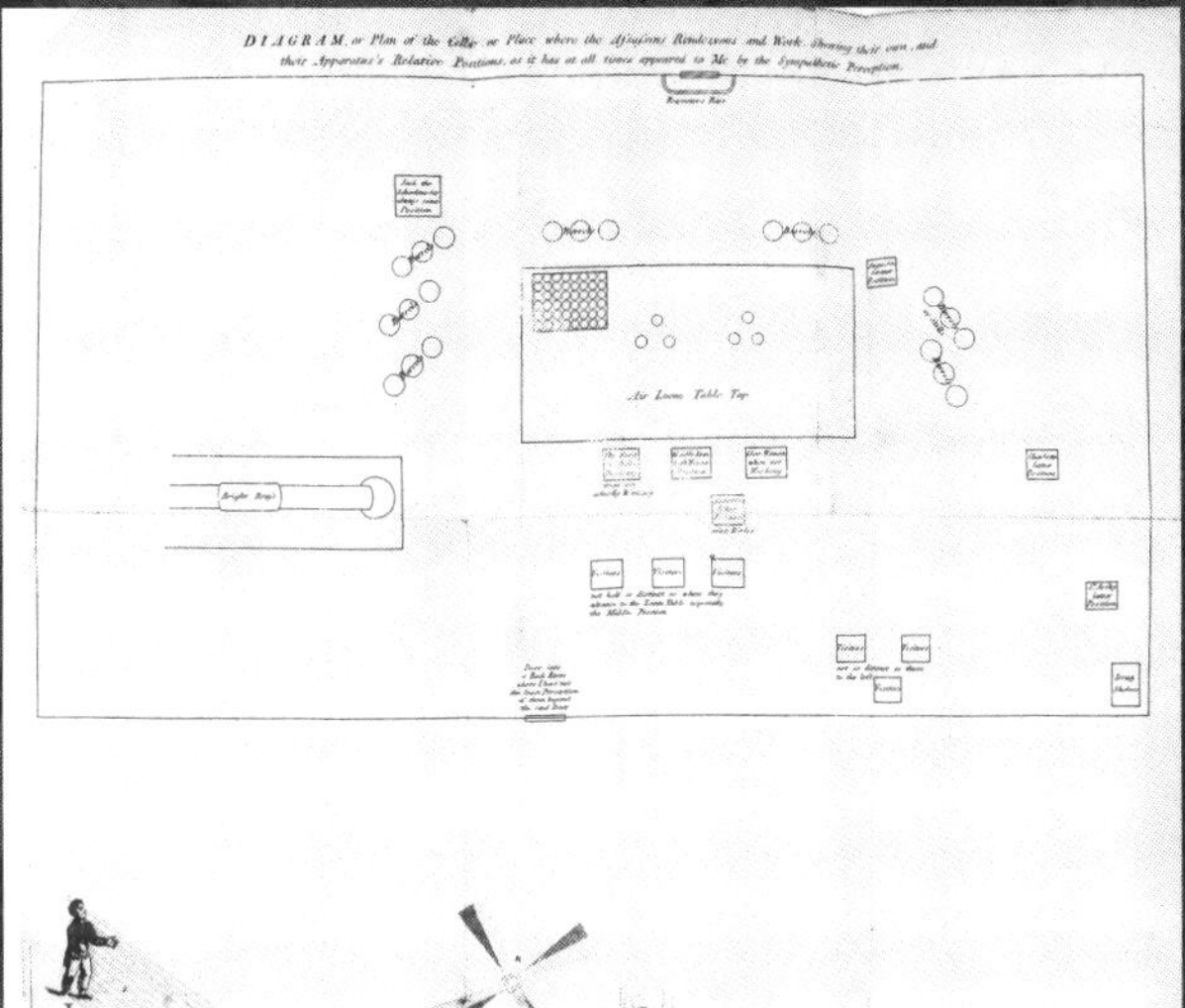


ジェームズ・ティリー・マシューズの描いたイラスト
ジョン・ハズラム『*Illustrations of Madness*（狂気の構図）』（1810年刊）より

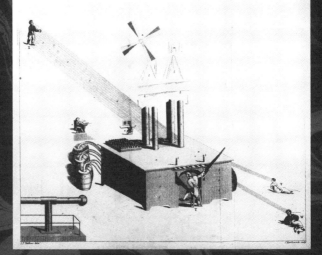

ここで時代を130年ほどさかのぼることにしよう。1793年9月6日、パリ左岸のモンパルナスより北、さらにはセーヌ川を渡って9区のモンマルトルに舞台は移る。グランジ・バティリエール通りに建つオテル・ド・ビエビルは新古典様式の壮大な建築物であり、その巨大な鎧戸《よろいど》の上には、石細工の花綱飾りに囲まれた〝Duc de Biéville〟のイニシアルD・Bの紋章が掲げられている。ごく最近までそこには王の親衛隊の指揮官が常駐していたが、今はフランス国民衛兵によって占拠されている。急な階段をのぼった先には衛兵に護衛された部屋がある。そこでは20代とおぼしきひとりの若い男が、頭を抱えてうつむいている。今回のことが起こるまで彼はロンドンの紅茶商人だった。その少し前に始まりつつあった恐怖時代は革命の敵と疑われる人物の判断基準を徐々に厳格化し、公安委員会はこのジェームズ・ティリー・マシューズと名乗る人物をスパイだと告発したのである。階上と階下は他にも勾留された多くの者たちであふれ、市の反対側にある刑務所にはさらに多くの者たちが裁判を受ける見込みもなく収監されていた。内戦はヴァンデから広がり、フランスの周囲は敵対的な軍勢に囲まれていた。革命のふたつの顔ともいえる温和なジロンド党と急進的なジャコバン派は激しく対立していた。革命政府は、英国政府からの自発的な外交使節と名乗る人物に格別な配慮を与えるような気配はなかった。マシューズはパスポートを取り上げられ、フランス語はひと言もしゃべれなかった。彼はひたすら次の動きを画策していた。「この男についての真実を知るのは容易ではない」とラ・ジュスティス紙に時折「革命の月曜日」というコラムを載せている執筆者はそれから1世紀後、マシューズとパリにおける彼の登場が引き起こした騒ぎを振り返りこう語っている。「その前歴についても、半分隠されたこのミステリアスな交渉人の真の精神状態についても。我々が知るのは彼が知らせたいと思うことだけである……すなわち自分は英国人ではなく、カエサルの時代から自由を愛することで知られたウェールズの住人である」

自分の出自を説明しようとするマシューズの試みはより詳細に同じ新聞に引用されている。

> わたしの母もまたティリーというフランスの一族の出身であり、ナントの勅令が廃止されると同時に英国に移住することを余儀なくされた。わたしはジェームズ・ティリーという名前で洗礼の記録に残っている。そしてわたしの国でも常につけているように肩にはフランスの紋章をつけている。わたしの国ではティリーという名前を使うことはない。なぜならこの国では3つの名前をつけるのはおおげさだと考えられているからだ。父方の名字を使うことにはおおむね満足している――（ときとして属性を示すために、その名をミドルネームに入れることを忘れたことはない）。だが、英国議会は彼らの権利として、フランスからの亡命者たちをもまた英国に統合しようとした。わたしは英国を去る決意を固めた。なぜなら政府の方針が気に入らないからだ。フランスをめぐる外交に強い興味を抱くようになったのもこの決意ゆえである。[1]

彼はさらに自分が憎んでいるのは英国人ではなく、彼らの政府だとも語っている。

この若者は災厄を逃れるために、フランスに対する忠誠を正当化することに躍起になっているように見える。彼は27歳で、大きなトラブルに巻き込まれていた。はたして彼はどのような印象を与えただろうか？　まだ当時の標準的な外交官の服装をしていたのだろうか――シルクの膝丈のズボン、レースをあしらった袖口、襞《ひだ》飾りやフリルにフロックコート。それとも「革命の月曜日」紙の筆者が記したようにこの「ウシバエ［要求ばかりうるさく主張する人の意味がある］」は恐怖政治下でいっときだけ権力を握った革命政府の武装支持者らしい、もっと質素な労働者の格好をしていたのだろうか。マシューズがパリで最初に接触したのは、ジョルジュ・ダントンやシャルル＝フランソワ・ルブランのような革命政府の温和な政治家たちだったと思われる。もし彼が同じような者たち、すなわち「紳士」としてのいでたちをしていたならば、たとえば警察署にあらわれたマダムMのように、明らかに時代遅れな、あっという間に消え去った外交官の服装基準にのっとった時代のものに見えたに違いない。ダントンとルブランもまた反革命勢力の容疑者とみなされていた。

　自称交渉人であるマシューズは、ふたつのせめぎ合う勢力をなんとか講和にもっていこうと骨折っていた。彼は何年にもわたってこれらの難しい交渉にのぞんでいたが、どちらの要求もはね上がるばかりで、譲歩することを拒否し、両者の信頼は完全に崩壊してしまった。そして今フランスは――すぐのちに英国でもそうなるように――彼の動機を調べており、彼の首はこのギロチンの時代にほとんど風前の灯《ともしび》と化していた。彼の生命は正しい側を選択することにかかっている。だが、権力はたったの１日で、ときとして数時間で逆転してしまう。フランスの関係筋は彼が二重スパイではないかと疑っていた。彼の巧みな綱渡り芸はいまや疑惑にさらされている。彼の聞き手に合わせる能力はかつて我が身を助けてくれたが、いまは罪の証拠とみなされている。彼は決めなければならない。

　マシューズはパリに留め置かれ、１７９６年までいくつかの監獄を転々とした。彼は独房につながれ、いきあたりばったりの暴力と生命の危険にさらされていた。革命政府はこの自称「使節」を二重スパイとみなしたが、奇跡的にギロチンにかけることもなく、狂人であるという理由で国外への追放を決めた。だが、これはすべてのカオスのなかでもっとも重大な管理上の過ちだった。もしここで誰かがマシューズの精神状態を鑑定していれば、彼の処置についてもっと慈悲深い扱いがなされていたかもしれないが、明らかに不安定で、わめき立てる囚人にはそのような厚意が示されることはなかった。彼は英国に送り返されることになった。交通手段としての馬車は与えられなかった。彼はパリからカレーの港まで裸足《はだし》で、手当たり次第にゴミを漁《あさ》りながらたどり着いたものと思われる。それから数年のうちに、彼は邪悪な政治的陰謀が人々に気づかれぬうちに行われていると信じ込むようになる。

妄想を経験している人間にとって、それが実在的なレベルでどのような意味を持つのかを見せてくれるような症例が文書保管所からあらわれることがある。ジェームズ・ティリー・マシューズはまさにそのケースにあたる。彼はのちに「妄想型統合失調症」として知られることになる症例の最初に記録されたケースとみなされることになる。マシューズの妄想には驚くべき思考操作装置とそれを操る秘密の結社が登場する――あばた面の醜女《しこめ》を手足として使う、ディケンズの世界に登場するようなペテン師どもが。この悪の結社は目に見えない磁気波を最新式の装置から流して、ウェストミンスターのエリートたちの頭に送っている。このひそやかな作戦はフランスのジャコバン派革命家と、英国政府によって行われている遠大な陰謀の一部なのである。英仏海峡をはさんだ両国の堕落した勢力が手を組み、ロンドンにおける権力構造を転覆させ、ウェストミンスターに革命政府を樹立しようとしているのだ。

マシューズは紅茶商人から転身した外交官として英国を離れ、高い地位にある友人たちもいるはずだった。だが、戻ってきたときは、不名誉にも国外退去させられた、一文無しのちっぽけな犯罪者でしかなかった。妻と子供たちは困窮にあえいでいた。その妻についての詳細は不明で、彼の物語には顔のない存在としてしか登場せず、夫がフランスで勾留されているあいだ、彼女がどうなっていたかについては不明である。だが茶の卸売業が衰退してからは収入も激減していたことだけは間違いないようだ。彼らはロンドン南東部の最下級の宿泊所に身を置き、新たな状況に折り合いをつけねばならなかった。これは甚だしい零落であり、不名誉でもあった。こうした例はしばしば妄想が始まるときの記述に見られる。

英国は政治的混乱の真っただ中にあった。フランスの状況をめぐってとてつもない陰謀説があちらこちらで芽吹いていた。保守的なコメンテイターたちは、革命の混乱が「啓蒙主義者《イミルナティ》」の企みだとまことしやかに噂《うわさ》した。これは人々に迷妄主義を広めようという知識人たちの集まりであり、彼らはフリーメイソンのネットワークやフランスのエリートたちのあいだにも浸透している。そしていまや、ジャコバンを気取り、彼らの計画を施行することで君主制と教会を打倒しようとしているのだと。

狭い宿泊所に閉じ込められたマシューズは別の陰謀について思いをめぐらしていた。それは啓蒙《けいもう》主義者たちには想像もつかないほどの、邪悪で大規模なものだった。陰謀は英仏海峡を越えてロンドンにも浸透し始めていた。彼は自分なりの情報収集に取りかかる。政府のメンバーの何人かが、ジャコバン革命家たちに通じ、英国政府を転覆させようと秘密裡《ひみつり》にことを運んでいる。彼はまず、かつて自分に耳を傾けてくれた忠実な政治家たちを説得することにした。はたして彼らは耳を傾けるだろうか？　彼はまず関わりのある役人にこの情報を伝えるが無視された。9月12日、彼は戦争の担当大臣であるリバプール伯に長い手紙をしたため、この裏切り行為と、早急な対応の必要性について伝えた。だが、この手紙にもなんの反応もなかった。交渉人であり、平和の仲介者である彼はすべての秘密を知っていた。いたるところで宝石による賄賂が横行している。政府はこの事態をどうするつもりなのだ？　彼はさらにこれらの証拠をピット氏その人にも伝えたが、首相は彼に肘鉄を食らわせた。彼はまたしても拒絶されたのだ。こうして何度も何度も、かつて良好な関係を保っていた人々から鼻であしらわれた彼は、最後の手紙を送る。だが、またしても無視された。

マシューズは手元の書類をまとめると、ウェストミンスターに向かった。

次に起こった出来事によって、マシューズの妄想は公衆の前にドラマチックな初登場を果たすことになる。フランスからの帰国よりさほど経っていない1796年11月4日金曜日、マシューズは明らかに興奮した様子で下院議会の傍聴人席最前列に陣取っていた。彼は打って出るタイミングをじっと待っていた。

書記が議案に項目をさしはさむあいだ、一時的に静寂が訪れた。突然、ひとりの男が立ち上がって右手を上げたが、そこには1枚の紙が握りしめられていた。「反逆だ！　反逆だ！　反逆だ！　わたしは議会に対する反逆行為を明かすためにここに来た」。その週のロンドン・ガゼット紙には次のような見出しが躍っていた。「傍聴人席の騒動」。そしてマシューズの次のような言葉を伝えている。

「わたしは守衛官殿に我が身を委ね、法廷でこの陰謀について審議していただきたいのです」

マシューズは当然ながら追い払われ、4人がかりで手足を取られて、控えの間に運ばれていった。そこで彼は自分の名前を告げ、カンバーウェル・グローブ6番地のジェームズ・ティリー・マシューズだと名乗った。彼はさらに物語の空白を埋めていく。彼はウェールズ人である。ロンドン・ガゼット紙は1796年11月の第1週に、父方がウェールズ人であるという彼の言葉を引き合いに出しているが、彼はスタッフォードシャーの出身ではなかったのか。[2] 誰ひとり彼の出自について取り上げるものはいなかった――スタッフォードシャー・アドバタイザー1紙を除いては。

マシューズは控えの間にいる人々に向かって長広舌をふるい始める。反逆の計画について、そしてそれを暴露しようという、誰にも評価されない彼の試みについて。下院でのデモンストレーションはその最後の手段だった。時間さえ与えてくれれば、彼はすべて証明することができる。彼は「この事実を国に知ってもらおうと」固く心に決めている、とロンドン・ガゼット紙は伝えている。彼はまたいたるところでスパイにつきまとわれており、彼に「なりすましている」者さえいる(これまた通りに放たれた替え玉の例である)。彼の生命は危機にさらされている。彼を殺すよう雇われた者たちがいるからだ。下院議会は当然ながら彼の訴えを取り上げなかった。そうする代わりに彼が「知性に混乱をきたしている」と判断した。ロンドン・ガゼット紙は退去を命じられた男がひどく落胆し、遺憾の意をあらわしたと伝えている。

それだけではなかった。下院議会で騒ぎを起こす前のある時期から、マシューズはこの陰謀の中心に、とてつもない機械の存在があると確信するようになった。それは「エア・ルーム」と呼ばれる装置で、空気やガスを、磁気流体のワープに乗せて犠牲者に注入する仕組みになっている。そのボタンやレバーを操作するのは革命家たちであり、現役の英国の政治家たちの思考を操っているのだと彼はいう。

あらゆる公共施設のなかにエア・ルームは隠されている。警察が充分に用心深ければ、国会議事堂や大蔵省などにこの吐き気を催すような装置が作動しているのを発見することができるだろう。セント・ルーク病院の近くで結成された悪の一団がおり……政府で高い地位にいる人々はすべてこの影響を受けている。一味の熟練者――磁気の扱いに秀でた者が、政府要人のごく近くにひそんでいる。そして注入を受けている対象者の心に特定の思考を送り込み、その押しつけられた思考が引き起こす反応を得ることができる。たとえば戦争省の大臣が教会や劇場やオフィスに座って、取るに足らぬ考えにふけっているところに、熟練した磁気技師がその心に捕虜交換というテーマを送り込むとしよう。その大臣はなぜ突然そんな考えが浮かんだのか、けげんに思うかもしれない。なぜならそのようなことはまったく彼の念頭になかったからだ。それでも彼はこのテーマを考え、それこそが交渉の土台にならなければならないと結論づけるのだ。熟練した磁気技師ともなれば、対象を観察し、吸収して得た英国の国務大臣の頭の中身を直ちにフランス政府に通報し、交渉の場で相手のもくろみを挫《くじ》くことができるのだ。[3]

一味はもっとも高い地位にいる人々にも影響を及ぼしている。ときの首相ウィリアム・ピットですらこの磁気の力には太刀打ちできず、彼を暗殺しようとする悪党どもの「ただの操り人形」と化してしまった。マシューズは機転を働かせて逃れることができた。これはきわめて危険な作業である。彼は二重スパイに見えるかもしれないが、「グレート・ブリテン及びアイルランドを共和制化」し、「英国海軍を弱体化」させる計画をずっと注視し続けてきた内部告発者なのだ。我らがヒーローは自らの忠誠を明らかにするために長広舌をふるうが、今度は英国に対してであり、フランスへの親愛度は控えめになっている。エア・ルームの装置は数えきれないほどのロンドンじゅうの地下室や穴倉、病院の地下にさえひそんでいる。わたしたちはここで1世紀よりあとに登場するマダムMの地下はさらわれた子供たちであふれているという主張を思い出す。

中央警察裁判所が聴取を行い、マシューズの家族は当局に対して彼が正気であると訴えた。マシューズはいささか慎重を要する案件だった。たしかに彼は妄想を抱く陰謀論者だったが、彼が警察に話したもっとも本当らしくない部分は明らかに真実だったからだ。彼は紅茶商人だったが、世界史の劇的な転換となった、革命の動乱期の真っただ中のパリに滞在していたことは新聞社の調査によって立証されていた。紅茶の代わりに平和の仲介人とはあまりにも劇的なキャリアの転換だった。

彼は法曹院のケニヨン卿《きょう》の前に出廷したが、この厄介な「貧民」をもてあましていた南東ロンドンの行政区の役人たちの嘆願により、精神病院に送られることとなった。

1797年、フランスから国外退去になってから1年後、マシューズはベツレヘム精神病院——一般的には「ベスレム」もしくは「ベドラム」として知られている——に収容された。当時この病院はまだシティー・オブ・ロンドンの北の壁のすぐ先、ムアフィールズと呼ばれる場所にあった。記録によれば彼は1798年1月21日、「治療不可

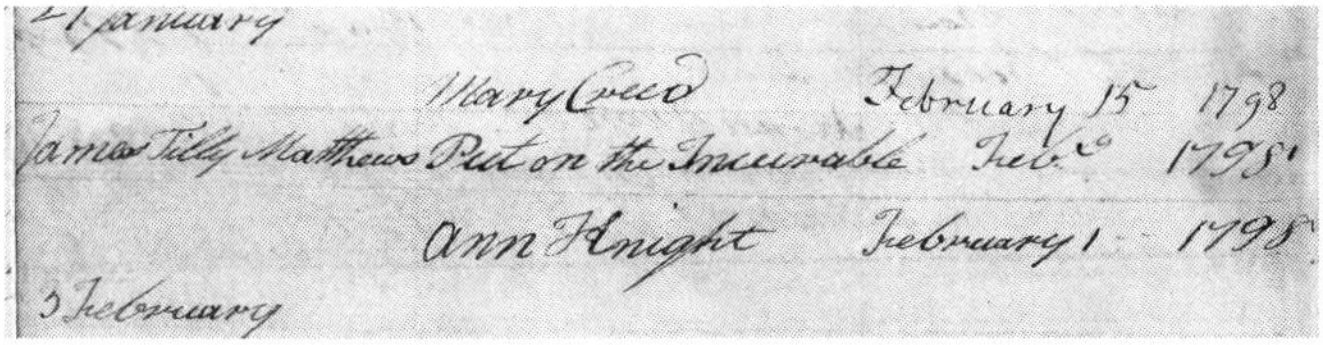


「ジェームズ・ティリー・マシューズ、治療不可能区画に移送」
1798年1月21日、ベドラム病院の治療不可患者記録簿

能患者」区画に移された。

マシューズはフランスの当局から「狂人」と宣告されたが、精神疾患に対してより心理学的な、人道的アプローチをする当時最先端のフランスの精神医学システムに委ねられることはなかった。その代わりに彼が連れていかれたのは当時英国ではもっとも著名な精神病院だった。ここベドラムではまったく様相が異なっていた。マシューズが到着したのは、外観だけは人目を惹く、特定の目的のために作られた施設だった。著名な博識家ロバート・フックによって設計され、その壮大な規模は、「狂人」たちの苦難に対する惜しみない慈愛をあらわしているかのように見える。しかし、入口玄関の石の柱の上部にはポートランド産石灰石で彫られた「メランコリー」と「狂気」の像が並び、訪問者たちに強烈な印象を与えると同時に警告を発している。この病院は「ロンドンのどぶ」と呼ばれた当時のゴミ廃棄場だった場所に建てられたもので、土台は不安定だった。マシューズが収容されたころには、建物全体が壊れかけていた。フックのデザインによる広めの独居房や明るい回廊はいまや湿気を帯びて、ひどく傷み、床は傾き、屋根は雨漏りがするありさまだった。収容された患者たちはいまだに手枷《てかせ》につながれ、過酷な冷水療法や、あらゆる非人間的な拘束や暴力による流血に耐えていた。病院における内科医は、ボランティアと名誉職としての報酬しかなかったので、ジョン・ハズラムのような無任所医師兼薬剤師にとって俸給などというものは比較的目新しいものに映ったのかもしれない。多くの医師たちは病院を出たり入ったりして、マッド・ドクターとして個人営業で稼いでいたが、ハズラムは薬剤師として病院に常駐していた。これがのちの彼の病院における出世の理由のひとつとなったと考えられる。

ベドラムという呼び名は、当時でさえカオスと同意語だった。ホガースの連作《放蕩《ほうとう》一代記》の最後の1枚には当時の精神病院の様子が描かれている。主人公トムは半裸で床に横たわり、忠実な妻サラがかたわらですすり泣き、その様子を見物客の婦人とメイドが眺めている。祝日や休日ともなると見物客たちが大勢押しかけ、目の前の光景をぽかんと口を開けて眺め、その不潔な環境にもかかわらず――あるいはだからこそ――もっとも有名な狂人の姿を探し求めた。フランス革命政府との長年にわたる戦いは国家財政を枯渇させ、このような施設の改装の優先順位は低かった。

1797年3月18日、ベドラム小委員会の朝のミーティングをひとりの女性が中断させた。「わたしはミスター・マシューズの妻です」と女性は名乗り、いったいどのような権限で夫を拘禁しているのかと詰問した。病院側はマシューズの入院許可証を見せたが、女性は納得しなかった。そのあとで彼女は夫を訪ねてはならないという命令を受けた。夫の病状を悪化させるというのがその理由だった。女性は壁の外側でいまだに名もない、おぼろげな姿のままであり続ける。だが、その存在は病院側のお偉方を長年にわたって悩ませることになった。

ふたりがいつ互いに目を留めたのかはわからないが、フランスの新聞に載った奇妙な外交秘話でしかなかったものを、妄想の研究における歴史的なケーススタディーに昇格させたジョン・ハズラムにわたしたちは感謝するべきだろう。ハズラムはベドラムでマシューズの治療にあたり彼の症例を『*Illustrations of Madness*（狂気の構図）』という1冊の本にまとめ上げた。マシューズの物語に対するハズラムの取り上げ方はきわめて独特である。彼は一人称にすることで妄想を、一種の活劇娯楽小説に仕立て上げた。彼は患者にとっての人形使いだったが、マシューズが進んで打ち明ける気を起こし、物語を共有し、ハズラムと協力して設計図や登場人物のスケッチなどを描いてみせたことは注目すべきだろう。これこそは個人の妄想のイマジネーションにまるまる1冊を費やした最初の書物であった。ハズラムはこの本に次のような副題をつけている。「ある狂気の一例、そして医学界における革新的所見。患者に加えられる攻撃の性質と、その経緯——爆弾が破裂するような、ロブスターの殻を砕くような、脳が引き伸ばされるような苦痛の描写付き」

ジョン・ハズラムは彼の患者の妄想を世間に初めて公表するまで、マシューズの収容されている部屋の近くに15年以上も住んでいた。我らが仲介者は、マシューズの長年にわたる拘禁のあいだにその「狂気」についてこと細かに記録し、マシューズの世界へあたかもストリートを歩いているような迫真的な旅へと読者を誘う。その妄想世界へのガイドはまさに18世紀の鮮明な総天然色版であり、人々がひしめき合う不潔な裏小路をどこまでも追いかけていくような気にさせる。全体に流れる雰囲気は怪しげで見苦しい。ドラマの登場人物が我々観衆の前に集められる。

ミスターMはロンドン・ウォールの近くのどこかのアパートメントに、空気化学に精通する悪辣なギャングの一団がいると主張する。ギャングの攻撃隊のメンバーは7人、4人は男性で、3人は女性である。彼らのうち4人は一般的なロンドン市民であり、ふたりは彼が迫害のターゲットとなってからは国外に出てはいない。そのふだんの習慣はほとんど知られていない。時折、彼らは通りに姿をあらわす。スリか密造酒業者のようにしか見えないごくありふれた人間として。彼らは同じ職業の者たちと連絡するために家を出て、スパイとして活動し、敵方のために政府の秘密を探り、あるいは共謀して極悪非道の極みともいえるような事件を起こす。家では相手を選ばない乱交と不潔な生活共同体をなして暮らしている。[4]

ハズラムはこのいかがわしい共同体への特別なアクセスを、現地の怖いもの知らずな調査員の目を通して約束する。マシューズの言葉のひとつひとつは忠実に書き留められている、とハズラムは強調する。彼はまたこの陰謀が世間の注目を浴びることに非常な喜びと満足を覚えているとも。マシューズは悪党たちのギャラリーにランタンを掲げて、彼のイマジネーションから生まれたキャラクターをひとりずつ照らし出していく。「ビル」はもっとも無慈悲かつ凶暴な極悪さを発しており、笑ったところを誰も見たことがない。彼の副将である「校長のジャック」は60歳くらいの年齢で、カツラをつけているのかどうか確かめるすべはないが、人差し指でぐいとカツラを押し上げるしぐさからそうではないかと推定される。口癖は「我々を捕らえてから好きにすればいい」。「ビル・ザ・キング」は冷酷な男で、機械を操作する器用さにおいては他の者たちを凌《しの》いでいる。年のころは64〜65歳で故ヴァランジン（ベドラムで一時期働いていた食餌療法と栄養学に関心を持つエキセントリックな医師）にも似ているが、その容貌はもっと粗野であり、むしろ故ウィリアム・パルトニー（とてつもなく裕福なピット支持派の国会議員）のそっくりさんとして創られた。誰でもわかるような現実世界の名士が登場することでシーンは混乱を見せる。見慣れた顔であると同時に別人でもあるそれは、まるで鏡の間に映る人物のようだ。粗雑なコピーが歩き回るマシューズのロンドンは、1世紀後に登場するマダムMの、手術をした痕跡のある「ペテン師」どもがうろつき回る世界を予想させる。「サー・アーチー」は長衣に股間をボタンで留める半ズボンをはいている。「何人かの者たちはサー・アーチーが男装した女性ではないかと主張している……心の卑しいごろつきで、しょっちゅう下ネタを連発したり、嘲りや皮肉を浴びせたりしている。そのしゃべり方にはどこか田舎の地方のアクセントが感じられる。彼は磁石を使って「脳の命令」を操っている。この機械の操作係は「手袋の女」としか呼び名がわからない不気味な醜い女性である。彼女は「痒《かゆ》み」があるということで常にコットンの短い手袋をしている。その顔は「一面のあばた」すなわち水疱《すいほう》の跡に覆われている。上唇と顎には産毛がはえており、淡黄褐色のありふれたノリッジドレスに、平織りのキャンブレットショール、黒いシルクで包まれたチップハットを身につけている……他のギャングのメンバーたちは、不思議な言語でミヤマガラスのように冷やかしたり突っついたりしているが、彼女がしゃべるところは誰も見ていない。「オーガスタ」はうわべだけは魅力的な「田舎の商人の妻」のようななりをして黒に身を包み、顔におしろいっ気はないが、反駁《はんばく》されるととりわけ悪意に満ちた陰険な反応を見せる。彼女はロンドンのウェストエンド界隈《かいわい》を、他のギャングのメンバーとともに密偵として歩き回っている。彼女が磁力を使う目的は女性に影響を与えるためである。「シャーロット」は一見すると、赤みがかったブルネットの髪のフランス女性に見える。ギャングたちは彼女をいつもほとんど裸の状態にし、わずかな食事しか与えていない。マシューズは彼女が鎖につながれているのではないかと疑っている。なぜなら彼女はマシューズと同じ囚人だといったことがあるからだ。いつもフランス語をしゃべっているが、彼女の母国語と「脳の命令」は英語のイディオムで伝えられる。シャーロットのキャラクターに体現される、フランス人と英国人としてのアイデンティティーの混乱を見逃してはならない。彼女自身はマシューズの混乱を、一方からもう一方の国に対する忠誠の支配力と不安を反映しているかもしれない。シャーロットはまた、彼自身の恐怖政治時代に獄につながれて過ごした切れ切れの記憶をも反映しているのだ。

　マシューズがベドラムに入所したとき、ハズラムのもとにはすでに有名な患者がいた。大人しく謎めいた女性、シェイクスピアとジンジャーブレッドを愛するその女性はマーガレット・ニコルソンという名前だった。ふたりの患者はそれから先、ご近所さんとして長い年月を過ごすことになる。彼女は他の患者に対する母親的存在だった。しばらくしてマシューズが父親的存在になるように。ニコルソンは彼より16歳年上で、彼がその実体化させた世界とキャラクターの一団を携えてベドラムに入院したときには、すでに10年を過ごしていた。彼女はジョージ3世をなまくらなデザートナイフで殺そうとしたことで知られ、彼女を観るのが目的でベドラムを訪れる観光客のあいだでは花形的存在となっていた。マシューズが女性病棟に入ることを特別に許され、彼女と面会していた可能性は高い。彼らはお互いの身の上話に耳を傾けたに違いない。ふたりには実際多くの共通するものがあった。どちらも誇大な幻想を抱いていた。ハズラムによれば、マシューズはしばしば平静さを失い、数年後にフランスのいくつもの精神病院に出現する「ナポレオン」たちのように威張りちらすことで知られていたという。彼らはあたかも世界の皇帝であるかのように、不服従な者たちに向かって命令を発し、その支配を侵害する者たちには、その玉座から飛びかかった。もしかしたらマシューズのこの傾向は、王位を簒奪《さんだつ》したジョージ3世にそれを返すよう要求したニコルソン自身から聞いたことがもとになっているのかもしれない。マシューズの被害妄想は彼を世界の中心に据え、人々の目を一身に惹きつけているような気分にさせた。マダムMと同じように彼は無力だ。だが、それは彼の権利を剥奪するほど世界が彼に関心を持っていることの根拠でもある。マシューズの外交使節以降の人生は、ナポレオン・ボナパルトの栄華と重なるが、ふたりの男はまったく反対の方向に進むことになる。「おまえはボナパルトの魔除《まよ》け人形なのだといっただろう」。ギャングは満足げにほくそ笑む。「そして我々は彼を絶頂の極みにまで押し上げ、おまえを人間以下のものに落としてやる」。ハズラムはマシューズの眉が「ナポレオンたちのひとりのように」アーチを描いていたと表現している。

ハズラムはマシューズを嫌っていたが、それには充分な理由があった。医師は正気と狂気を、昼と夜のような、明白に共存しないふたつの状態とみなしていた。だが、マシューズのやること為《な》すことは、彼が狂人なのかそうでないのかに白黒つけることを不可能にした。マシューズの製図者としての腕は見事なもので、ベドラムが南ロンドンに位置するランベスのセント・ジョージズ・フィールズの新たな敷地に移り（現在は王立戦争博物館のそばにある）その新館を建てるにあたってデザインのコンペを開催したところ、彼はいくつかのデザインを提出した。優勝こそしなかったが、その素晴らしい作品に感服した院長から30ポンドが支払われた。監禁生活中の彼は明らかに穏やかな患者だった。担当の医師は彼がまるで他人が世話するのを待っている「自動人形《オートマトン》」のようだといった（マダムMの怠慢のように）。またあるときは、学者のようで、人々の仲裁に入り、仲間の患者たちからは慕われていたという。彼は屋外の崩れかけた壁近くの一画を耕すことを許され、そこに見事な農作地を作り上げた。彼のパリで実現しなかった計画のひとつが、市内に菜園のネットワークを作って食糧難を解決することだった。そこで彼はベドラムに家庭菜園を作るプランを立てた。彼がベドラムに収監されているあいだも家族たちは彼の解放を目指して支援活動を行っていたが、訪問することは禁じられていた。家族との面会が禁止されるのはベドラムでは非常に珍しいことだったので、マイク・ジェイが『*The Influencing Machine*（影響を与える機械）』で指摘したように、彼が政治犯であり、国家の敵とみなされていたのではないだろうかという疑いがいっそう深まることになる。

マシューズがハズラムの権威に対して非常な脅威であったのは間違いないが、ふたりの関係は曖昧なままだ。マシューズが個人的な世界を描くために必要なペンや画材を与えたのはハズラムであり、彼はマシューズの製図に対する才能を奨励した。ハズラムは少なくともあるレベルにおいては、彼の患者のイマジネーション豊かな創造物——エア・ルームとそれが創り出す世界——に魅了されていたと思われる。たとえ自著の注釈でこの世界のリアリティーを嘲笑していたにせよ。この医師と患者の関係は古くから繰り返されてきた質問、対立する宗教的権威がしばしば取り上げてきた問題——すなわち、どれが妄想でどれがそうでないかを誰が決めるのかという議論を思い起こさせる。

マシューズの卓越した技能は、彼の図面の世界をまるで本当に存在するかのような正確さで実現化する。彼はこれらの見えざる力が、ファンタスティックな工作員たちの一団の手によっていかに動かされ、いかに利用されているかについて詳細に述べる。そしてわたしたちは妄想とはいったい何なのかという永遠の難問に戻ってきてしまうのだ。

装置から発せられる空気は「人間の口臭、壊疽《えそ》、疫病などの悪臭が入り混じった」腐敗のカクテルであり、「精液のような」液体、さらにはヒ素などがその主成分になっている。人間を攻撃すると、この装置のメカニズムは働き始める。注入された思考を通して相手を彼らの望むとおりに動かし、行動させる。あるいはさらに苦痛に満ちた、ハズラムの著書の副題にあるような「ロブスターの殻を砕く」、すなわち磁気を帯びた気体が人体の循環をはさんで止めることによって生じる圧力が苦痛をもたらす。これらの力は日常生活で使われる器具を通してももたらされる。「ナツメグすり潰し装置による溢血《いっけつ》」、そしてもっとも破壊力を発揮するのは、円筒形の鏡を相手の前にかざすことで、映像があらゆるグロテスクな歪みを帯び、攻撃を受けた人間はショックのあまり、その確固たる真面目な意見を翻す。自分たちのアイデンティティーに疑問を抱かずにはいられなくなり、どんな重要な論議であっても笑い飛ばさずにはいられなくなるのだ。それは分別を狂気に見せ、真実を誹謗《ひぼう》に変える。いかなる文明社会のもっとも賢明なる組織をも、野蛮人たちの策略の場に変え、聖書を笑話集にしてしまう。言い換えればこのシステムは一瞬にして世界を転覆し、何もかもを物笑いの種にするのだ。

このギャングはチームを組んで活動している。ひとりが対象の人間の感情を搾り取り、もうひとりがそこに無理やり新たなものを注入する。そこに人間の身体機能が加わると俗悪なコメディーが出現する。磁気流体は肛門《こうもん》より泡立ちながら抜き取られていく。磁気というのは精神的コミュニケーションの媒体であり、おそらくはもっとも驚異的かつ恐ろしい企みである。ギャングのなかで劣ったメンバー（多くは新入り）は磁気流体を詰めた圧力バルブ付きの罎《びん》を携帯している。もし攻撃対象がコーヒーハウスの椅子に座っていたら、磁気操作者はそのまわりをうろつき、おそらくは会話に加わり、その途中でバルブを開き、揮発性の磁気流体を勢いよく相手の顔に噴きつける。人体とこの液体の親和性はきわめて高く、たちまちまわりの者たちにも浸入する。コミュニケーションや自制は通常の空気振動を呼び起こすことなく、耳の穴にとどまり、それはまわりの者にも同じ影響をもたらす。ギャングは夜にあっても活動し、そのグロテスクなイメージを知的機能に「喜びと同時に苦悩を与える」方法で送り込んでくる。それはあなたが眠っていたり、コーヒーを飲んだりしているときにも起こりかねない。もしかしたら実習中の見習いたちに行き当たることもあるかもしれない。だが、これは笑いごとではない。そもそもマシューズに対して頭がおかしいという虚偽の申し立てをでっち上げ、彼の主張をすべて無効にしたのもこのギャングたちなのだ。彼らはマシューズを精神病院に入れた。この肺を冒す機械の効果は離れれば離れるほど薄れるが、コントロールを完全に失わせるには３００メートルも離れていなければならない。壁の介在による効果は微々たるものだ」。この陰謀は病院の壁をも突き抜け、彼に届いている。彼らはいまだに影響を及ぼし続け、そのうち彼を殺すだろう。たとえベドラムの強固な壁になかにいても彼に逃げ場はないのだ。メゾン・ブランシュに囚われたマダム

Mが、彼女を毒殺しようとする医師の替え玉たちに囲まれていたように。

マシューズにとってこれは決して悪ふざけなどではない。それは大逆の罪であり、今なお継続しているのだ。状況はまさに危機的である。

今日ならマシューズのこの空想は偏執症《パラノイア》と呼ばれるだろう。妄想性障害のカテゴリーのひとつで「関係妄想」（実際はそうでないのに、ほんのささいな偶然であっても、すべて自分に向けられていると思い込む）と「被害妄想」（他人が常に自分を監視していて、危害を加えようとしている）を含んでいる。「パラノイア」という言葉はヒポクラテスによる造語で、高熱で譫妄《せんもう》状態におちいった患者のうわごとを指している。彼はギリシャ語を用いて――〝para〟は「外れて」、〝nous〟は「心」――文字どおり〝out of mind（気の狂った）〟という言葉を創り出したのだ。この言葉はしばしば使われ、やがて譫妄を含まない精神の不調をあらわすようになる。世界保健機関《WHO》は１９６０年代にモーズリー病院で行われた調査に基づいて精神病症状の分類を行い、主要な妄想のタイプを確立した――関係、嫉妬、妊娠、終末、宗教、罪業、その他。20世紀になると妄想性障害はもっともよく知られるものとなる。

19世紀終わりごろ、精神衛生を医学的治療の対象とみなすことにより早発性痴呆、のちに統合失調症として知られるようになる病名が生まれた。そして妄想はその図式のなかのいくつもある症状のひとつとして呑み込まれることになる。マシューズの場合も過去にさかのぼってこの診断を下され、その枠組みのなかでエア・ルーム妄想は心理学上、もしくは人生体験における「理解不可能」カテゴリーに入れられてしまうのである。

『狂気の構図』に登場するマシューズはいささか誇張されたキャラクターであり、彼の幻想を実演するショーを見せる興行師である。そこに登場する人々の顔はスモークやミラーでぼやけている。ここで一度、この男の実像をちらりとでも見ることはできないだろうか。そもそもなぜ彼はベドラムにたどり着くことになったのか。

マシューズは革命政権下のフランスで交渉人として活動したあとに、明らかな精神不安定におちいった。だが、そもそも何が彼をパリに行かせ、このような実現不可能と思えるミッションを計画させたのか。その際に彼はどんな名前を使用したのか確かめる術《すべ》はあるだろうか。もともと彼には入国するたびに、その時々に応じて自分の名字を変える習慣があった。それは彼がどの国に行くのか、どの程度まで表に出ることを望むのかによって変わった。マシューズの伝記のほとんどが彼の生年が１７７０年であり、ウェールズの出身であると記しているが、その若き日々についてはほとんど知られていない。そもそもウェールズ出身というのも、中央裁判所の記録に、自分のマシューズという姓はウェールズ出身の父親から受け継いだものだという証言が残っているからだった。ロンドンで逮捕されてからの公的文書に残されている詳細は、また別の見方を与えてくれる。それによれば彼はジェームズ・ティリーの名前で洗礼を受けており、これは父方のマシューズではなく、フランスのユグノー教徒の血を引く母方の名前だという。このことが残された記録から彼の足跡をたどろうとする研究者をさらに悩ませた。当時は表記のスペルの不一致やミスなどごくざらにあったからだ。

このマシューズがごく不用意に漏らしたと思われるひと言が、実は新たな手がかりとなり、探求を絞り込む助けになってくれた。それは最初からそこにあったにもかかわらず、下院におけるマシューズの奇矯な行動を報じたロンドン・ガゼット紙の記事では見過ごされていた。彼の父親はウェールズ出身であるが、彼自身はスタッフォードシャーの出身である、とマシューズは語っている。マシューズが吹聴《ふいちょう》する出身地についてはいささか疑わしい点がある。わたしたちは彼が自分の立場を守るためならなんでもすることを知っている。だが、生まれ育った場所としてスタッフォードシャーを挙げたことには真実の響きが感じられる。なぜならその点について嘘《うそ》をつくような理由は見当たらないからだ。1796年11月12日のスタッフォードシャー・アドバタイザー紙はロンドンの下院で起こった事件を取り上げていたが（ロンドン・ガゼット紙を引用して）、彼らはマシューズが地元の人間だと思っていたのだろうか？

　最新の探索エンジンは、オンラインの記録に残っていれば、スペルに多少の相違があろうとさまざまな場所から相互参照することを可能にした。

　それによればジェームズ・ティリー・

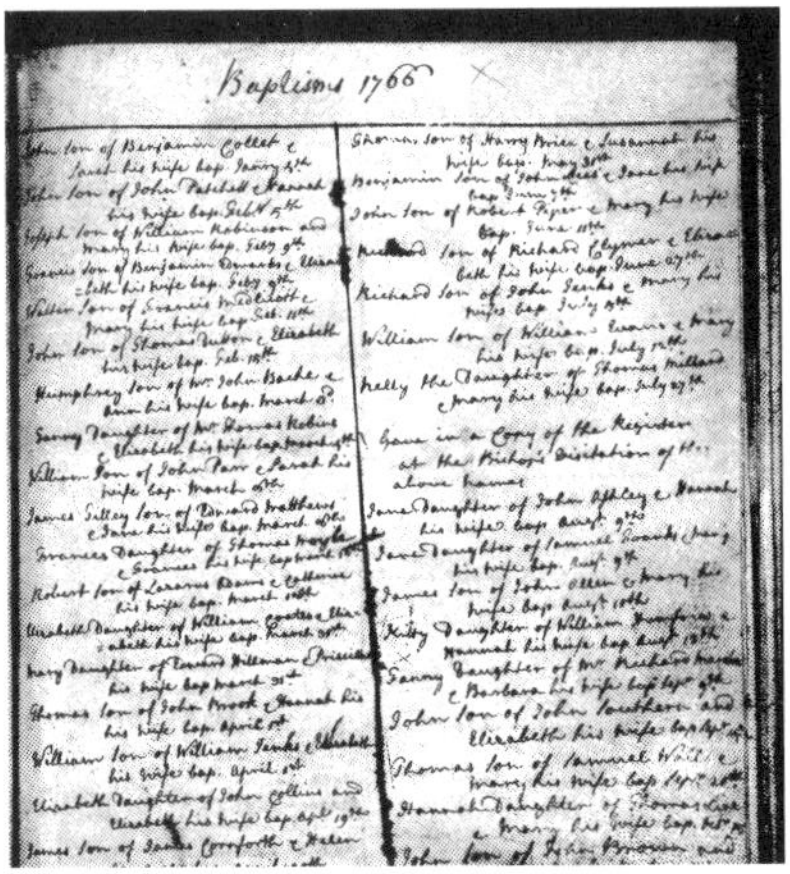
Baptisms 1766

「ジェームズ・ティリー・エドワード・マシューズと
妻ジェーンの息子、3月5日受洗」
1766年、教区における洗礼記録、スタッフォードシャー、キンバー

マシューズ（TillyではなくTilley）の洗礼記録が1766年3月8日、イングランドのキンバー（またはキンフェア）のセント・ピーターズ教会に残されている。その記載によれば「エドワード・マシューズとその妻ジェーンの息子」とある。

別の教区の記録によれば――今度はロンドンの――ジェームズ・ティリー・ジェームズ（またしてもTilley）21歳はエリザベス・サラ・ギブス同じく21歳と1787年に花嫁の教区であるカムデン、ブルームズベリーのセント・ジョージ教会で結婚したと記されている。

それより4日前、4月16日には公的に婚約したという記録があり――しかるべき負担金を払えば自由に結婚でき、この場合は200ポンドである――ジェームズ・ティリー（Tilley）・マシューズ「独身」がセント・アンドリュー・アンダーシャフト教会の教区民であることが記されている。

このふたりの男をつなげてみてはどうだろうか？　フランスの冒険に飛び込む前のマシューズの手がかりはごく限られているが、スパイ稼業を始める前の職業はわかってい

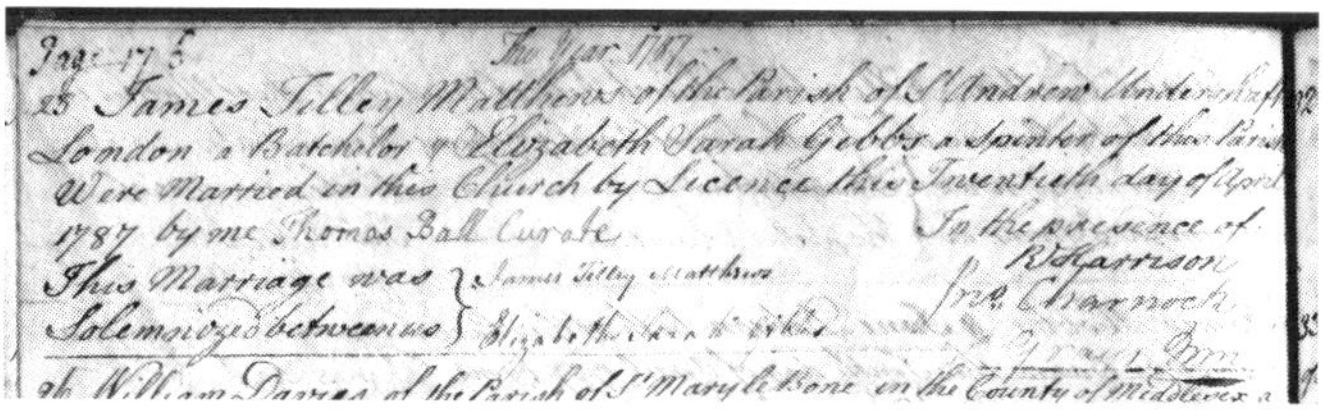
The Year 1787
25 James Tilley Matthews of the Parish of St Andrew Undershaft
London a Batchelor & Elizabeth Sarah Gebbs a Spinster of this Parish
Were Married in this Church by Licence this Twentieth day of April
1787 by me Thomas Ball Curate　In the presence of
This Marriage was Solemnized between us { James Tilley Matthews　R. Harrison　Jno. Charnock
26 William Davies of the Parish of St Marylebone in the County of Middlesex a

ジェームズ・ティリー・マシューズとエリザベス・サラ・ギブスの婚姻記録
1787年4月20日、セント・ジョージ教会、ブルームズベリー

る。彼は紅茶商人であり、その住所はシティー・オブ・ロンドン、リーデンホール84番地となっている。

このジェームズ・ティリー（Tilley）・マシューズが結婚したときの教区はセント・アンドリュー・アンダーシャフトだが、この教会はリーデンホール通りのセント・メアリー・エクスのすぐそばに立っている（教会はロンドン大火とロンドン大空襲を逃れて今でもそこにある）。マシューズが英仏外交に出る前に紅茶商人として働いていたリーデンホール84番地まではほんの数分の距離しかない。事実、セント・アンドリュー・アンダーシャフトはリーデンホール84番地からもっとも近い教会なのである。キンバー生まれのジェームズ・ティリー（Tilley）・マシューズは、１７８７年４月当時21歳になったばかりでまさにふたつの記録に一

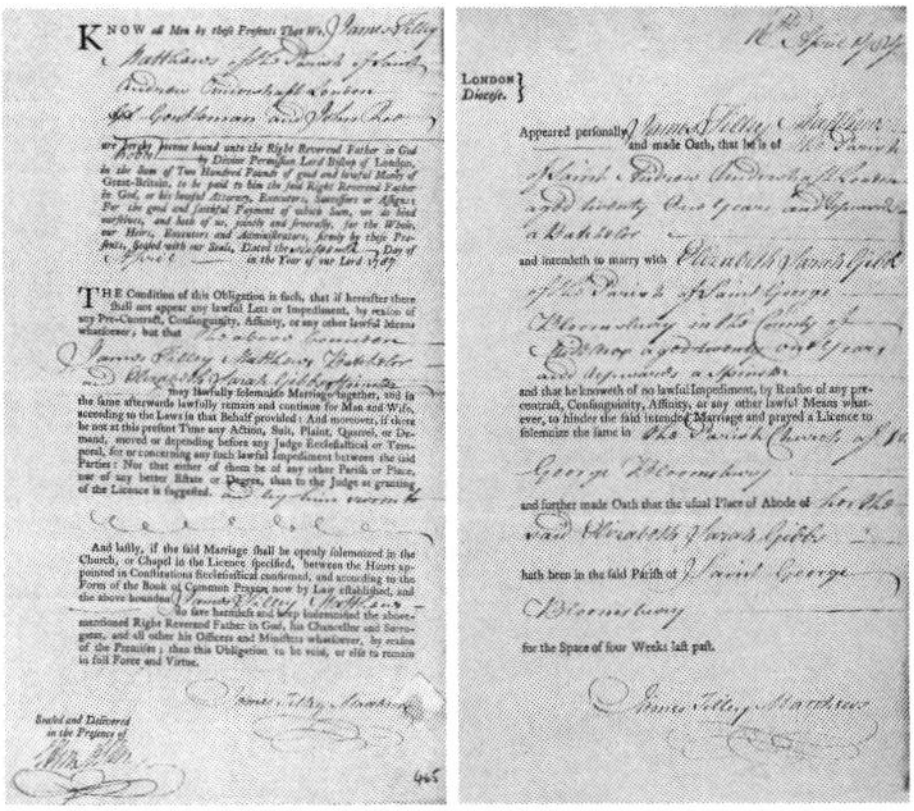
KNOW all Men by these Presents That We,

are held and firmly bound unto the Right Reverend Father in God by Divine Permission Lord Bishop of London, in the Sum of Two Hundred Pounds of good and lawful Money of Great-Britain, to be paid to him the said Right Reverend Father in God, or his lawful Attorney, Executors, Successors or Assigns: For the good and faithful Payment of which Sum, we do bind ourselves, and each of us, jointly and severally, for the Whole, our Heirs, Executors and Administrators, firmly by these Presents, Sealed with our Seals, Dated the Day of in the Year of our Lord 1787

THE Condition of this Obligation is such, that if hereafter there shall not appear any lawful Lett or Impediment, by reason of any Pre-Contract, Consanguinity, Affinity, or any other lawful Means whatsoever, but that may lawfully solemnize Marriage together, and in the same afterwards lawfully remain and continue for Man and Wife, according to the Laws in that Behalf provided: And moreover, if there be not at this present Time any Action, Suit, Plaint, Quarrel, or Demand, moved or depending before any Judge Ecclesiastical or Temporal, for or concerning any such lawful Impediment between the said Parties: Nor that either of them be of any other Parish or Place, nor of any better Estate or Degree, than to the Judge at granting of the Licence is suggested.

And lastly, if the said Marriage shall be openly solemnized in the Church, or Chapel in the Licence specified, between the Hours appointed in Constitutions Ecclesiastical confirmed, and according to the Form of the Book of Common Prayer, now by Law established, and the above bounden do save harmless and keep indemnified the above-mentioned Right Reverend Father in God, his Chancellor and Surrogates, and all other his Officers and Ministers whatsoever, by reason of the Premises; than this Obligation to be void, or else to remain in full Force and Virtue.

Sealed and Delivered in the Presence of

LONDON Diocese.

Appeared personally and made Oath, that he is of

and intendeth to marry with

and that he knoweth of no lawful Impediment, by Reason of any precontract, Consanguinity, Affinity, or any other lawful Means whatever, to hinder the said intended Marriage and prayed a Licence to solemnize the same in

and further made Oath that the usual Place of Abode of

hath been in the said Parish of

for the Space of four Weeks last past.

ジェームズ・ティリー・マシューズとエリザベス・サラ・ギブスの
結婚許可と負担金、1787年4月16日

致する。これが当人であるとすれば、ようやくここにおいて長年にわたって不明だった妻の名前が判明する。彼女の名前はエリザベス・サラであり家族はブルームズベリーに住んでいた。犬の物語のかたわらであまりにも長く名前のない存在だった彼女が、ようやくここで鮮明な姿をあらわす。ふたりが結婚した荘厳なホークスムーア建築のセント・ピーターズ教会を取り巻く一帯は富裕層の住宅地として発展しつつあり、優雅な公園に囲まれた中心には大英博物館が鎮座し、すぐ先にあるセント・ジャイルズのスラム街とは天と地ほども違う世界だった。

もし我らがジェームズ・ティリー・マシューズが１７６６年スタッフォードシャー南西部の生まれだとしたら、彼が成長するころには産業革命の真っただ中にいたはずである。18世紀後半になるとキンバーを含む州一帯には英国のどこよりも多くの金属切断工場が存在した。そこではまわりのブラック・カントリー（イングランド中部）に供給する釘《くぎ》を加工する過程で、鋼鉄の板を棒状に切断する作業が行われていた。スタッフォードシャーはまさに窯業、石炭産業、ガラス製造業などの工業技術における革新の最前線だったのである。大規模な機械化は地元の住民たち、とりわけ子供にとって、それがもたらす驚異的な光景と音は恐怖であると同時に苦痛でもあったはずだ。

彼はロンドンに徒弟修業をするために来たのかもしれない。当時若い男性はその階層を問わず、明るい将来を与えてくれそうな仕事の資格を取るために、すべからく同じ道を通っていた。もし父親が紅茶ビジネスになんらかのコネクションを持っていたとすれば——当時は通常そのようにして身分が確保されていた——息子の修業のために徒弟賃金を払っていたはずだ。１７８０年代から９０年代にかけて紅茶はまさに急発展中のビジネスとなっていた。当時のミドルクラスのあいだでは非常に人気のある飲み物であり、多くの若者たちをシティー・オブ・ロンドンに引き寄せていた。

18世紀、イースト・インディア・ハウスは、インドと中国における紅茶の輸入を独占していた東インド会社の本部として、リーデンホール通りの中心的存在だった。紅茶のオークションはここで行われ、マシューズが紅茶の仲買に携わっていたころ、ロンドンは国際的な紅茶貿易の中心となっていた。輸入紅茶のオークションは年4回行われ、商品は「蠟燭《ろうそく》競売」すなわち取引が始まると同時に蠟燭に火をつけ、燃え尽きると同時にハンマーが叩かれ値段が決まる、といった具合に次々と行われていった。

前途あるキャリアも手に入れ、マシューズは21歳になったわずか1カ月後にエリザベス・サラと結婚する。21歳というのはシティー・オブ・ロンドンで徒弟が独立を許される年齢でもあった。

彼が初めてフランスを訪ねたのはそれから5年後のことである。おそらくその間、彼はリーデンホール84番地の近くで茶の輸入業者か卸売業者として働いていたのだろう（その会社名は建物それ自体と同じく今は失われている）。自由民として、当時紅茶商人や仲買人を雇い入れていたドレイパーズのような同業組合会社に入ることにより、いっそう経済的基盤は安定したことだろう。ともかくもあらゆるチャンスに恵まれ、1790年代初頭には彼は比較的うまくやっていたといっていい。かくして彼はエリザベスと家庭を持った。

マシューズが受けた初等教育についてはいっこうに不明である。のちに彼がベドラムで披露した見事な筆跡は、あらゆる点で彼を忌み嫌っていた医師すら感服させた。彼はまたハズラムの著書の口絵ページを担当し、そのフォントやデザインはプロの出版社にも引けを取らないほどの出来栄えだった。おそらくベドラム収容中にカリグラフィーを習得したのかもしれない。彼の迫害者から庇護《ひご》者に転じた者が、常に必要な道具を供給していたことはわかっている。

ロンドンで日々の業務に携わっていた時代のどこかで、マシューズはウェールズ出身の牧師であり、著名な宗教家及び教育改革家として知られるデビッド・ウィリアムズと知り合った。この出会いは彼の人生の方向を根本から変えることになる。もしその言葉が本当だとすれば、マシューズの父親はウィリアムズと同じくウェールズ人であり、おそらくは両者にもなんらかのつながりがあったのかもしれない。若きマシューズがデビッド・ウィリアムズと知り合いになったことがわかるのは、1792年にマシューズが参加し、初めてフランスに足を踏み入れることになる旅行を率いていたのがウィリアムズだったからである。この遠征にはジョゼフ・プリーストリーも参加していた。彼は当時著名な実験科学者であり、気体化学の研究で知られていた。ウィリアムズはこの高邁《こうまい》な議論グループの中心的存在であり、当時の科学者や著名人たちを惹きつけていた。彼はかつてベンジャミン・フランクリンの共同経営者であり、ロンドン中央部のマーガレット通りの教会でさまざまなイベントを催していた。

マシューズはどのようにしてこの豪華な知識人グループに仲間入りしたのだろうか？　もっともあり得るチャンスは、ウィリアムズによる公開講座だった。当時スタッフォードシャーにそのような外部向けの教育講座があった、またはマシューズの家にそれだけの金銭的余裕があったかは定かでないが、マシューズにはさまざまな修練によって高度なスキルを身につけていった、生来の才能を持ち合わせた独学者であることを示すさまざまな兆候が見られる。ロンドンで逮捕されたあとの訊問《じんもん》で、彼は自分がそもそも英国を離れたのは「政府の方針が気に食わなかった」からだといっている。将来影響力のある人物になることを視野に入れた野心家の若者、それを賄うだけの成功したビジネスを持っている若者であれば、自己成長のために個人教授を雇うことも可能である。ウィリアムズは政治で名をなしたいと考える教育の足りない若者たちのために、個人的に生徒を取っていたことで知られていた。

ウィリアムズのサークルは必然的にマシューズを惹きつけたに違いない。メンバーたちはみな著名人で、理想主義に燃える共和主義者であり、フランスにおける一大プロジェクトに、いざとなれば参加しようと手ぐすね引いて待っているような連中ばかりだった。グループに賛同したマシューズは、誰もが有頂天にならずにはいられないようなオファーを受けることになる。それはパリ――よりにもよってヨーロッパの政治的混乱の真っただ中にある都市――への招待だった。彼らはフランス憲法の起草に助力することを申し出ていたのである。それは壮大な企てだった。マシューズは立ち上がり、直ちに代表団に加わる。大きなチャンスと生涯の大冒険への期待に燃えて。フランスに向かう航海の途中、ウィリアムズとプリーストリーや他の者たちは、おおいに議論を交わし、意見の一致を見た。はたしてプリーストリーがその最中に、気体化学における劇的な発見について何か語ることはあっただろうか――さらにはガスの話も。彼らの政治的もしくは科学的な情熱が同行の若者の心に影響を及ぼしたりはしなかっただろうか？　もし、このキンバー出身のジェームズ・ティリー（Tilley）・マシューズが求めている男だとすれば、パリへの旅に加わったときは27歳であり、いくつかの伝記よりは数歳年上だということになる。すべての証拠は、好奇心に燃え、粘り強く、より広い世界やそこで起こっている出来事に身を投じるのを今か今かと待っている若者を指し示している。彼は年齢相応の天真爛漫《らんまん》な確信に満ちていたが、やがて並外れたレベルの自信を身につけることになる。彼はそれから何度もフランスに渡り、英国議会と敵対者であるフランスを行き来し、さらにはときの首相であるウィリアム・ピットまで煩わせるようになる。現代の目を通してみれば、わたしたちは統合失調症に特徴的な誇大型妄想性障害の初期の兆候を見てとることができる。彼は自身に仕事を与えたのである――二国間に平和をもたらすスパイとして。

ハズラムの著書の中心的な争点はジェームズ・ティリー・マシューズが正気であったか、狂人であったかをめぐって堂々巡りを繰り返す。このストーリーはジョージ王朝時代のいささかたがの外れた主人公による冒険物語として伝えられてきた。ハズラムの備忘録はわたしたちにマシューズの実像を見えにくくしている。はたしてわたしたちは現実の世界で彼に何が起きていたのか、ハズラムの巧みな隠蔽を通して見ることができるだろうか？　逮捕されるまでパリとロンドンの市街でビジネスに精を出していたとき、彼はいったいどんな感化を受けていたのだろうか？

まずはこのエア・ルームという、想像上の工学技術のとてつもない傑作がどこから来たのかを訪ねる必要がある。このアイディアの種はいったいどこで蒔《ま》かれたのだろう？

『狂気の構図』ではそのもとになった出会いを示唆している。スパイ容疑で収監されていたとき、彼はいつのまにか反体制者になっていたという若者と、暇つぶしにしていた会話のなかで、この新しい科学の発見に出合った。それはジョゼフ・プリーストリーからは間違っても聞くことはないものだった。それは物理学と化学の最先端のいわば受け売りのゴシップだったが、目には見えないコネクションによってどうやって人間の心同士で会話するかというものだった。マシューズにとってまったく新しい概念だったが、彼はそれを受け入れた。

ミスターMがそのような精神感応コミュニケーションの可能性について最初のヒントを得たのは彼がフランスで拘禁されていたときだった。彼は同じ房で、父親がロンズデール卿の料理人だったというミスター・シャヴァニーと知り合いになった。ある日、ともに座っていたとき、ミスター・シャヴァニーはこういった。「ミスター・マシューズ、きみは脳同士で会話をする技術について知っているかい？」ミスターMは知らないと答えた。するとミスターCはこういった。

「それは磁石を使ってもたらされるんだ」

おそらくはそのようにしてマシューズは目に見えない力というものが存在し、それが人の心を変えられるということを初めて知ったものと思われる。そうした話題となれば、必然的にウィーンの著名な医師フランツ・メスメルの名前も出てきただろう。この医師は最近パリのブルジョワ層に新しい「催眠術」の理論を披露し、彼らを夢中にさせていた。「メスメリズム」は新たに発見された自然の力のひとつで、人間の体内に存在する、空気を伝わる目に見えない「動物磁気」というアイディアを用いて医師がさまざまな医療目的に用いるというものであった。

メスメリズムのデモンストレーションは革命のあいだは禁止されていたが、マシューズが初めてパリを訪れた1792年当時、メスメルはすでにパリを離れていたにもかかわらず、さかんにあちこちで行われていた。一般の聴衆でも観覧に選ばれ、あるいは被験者となることさえできた。1778年、メスメルはパリに到着してからまもなくコック・ヘロン通りで診療を開始した。豪奢《ごうしゃ》なオテル・ブイヨンの続き部屋で行われたそうした初期のデモンストレーションをマシューズは見ることはできなかった。メルメルはすでにウィーンでは嘲笑と疑惑の対象になっていたが、パリでは1日に20人もの患者を診察していた。診療は1対1だったので彼はそれにかかりきりになった。ニューイングランド・ソサエティー・マガジンはメスメルの診療室の息を呑むような素晴らしさを紹介している。それは心奪われるような体験だった。

　パリじゅうを探しても、ムッシュー・メスメルのこれほどまでに美しく飾りつけされたアパルトマンは存在しないだろう。見事なステンドグラスがほの暗い、おごそかな光をその広々としたサロンに投げかけている。その部屋はいたるところ鏡に囲まれている。廊下にはオレンジの花の香りがたちこめている。マントルピースに置かれたアンティークの壺《つぼ》ではおそらくもっとも高価な種類のお香が焚《た》かれている。遠くの部屋からどこからともなくエオリアン・ハープのメロディアスな歌が聞こえてくる……[5]

　やがてメスメルは「バケット」と呼ばれる装置を発明し、さらに多くの人々をいっぺんに治療できるようにした。このバケットとは大きな木の器のことであり、そのなかには放射状に16本のボトルが並んでいる。ボトルはどれもやすりで削った鉄の粉と粉末にした硫黄、そして細かく砕いたガラスで満たされている。木の器からは基部に強力な磁石をつけた何本もの鉄の棒が突き出ており、被験者たちは動物磁気が彼らの身体を通して流れ、その治療効果を経験するために全員手をつなぐ。

　メスメルの治療法を見学した英国の医師は、この器が集団療法でどのように使われるのかをさらに詳細に記している。

　部屋の中央には50センチほどの高さの器が置かれている……それはまわりに20人ほどの人が囲んで座れるほどの大きさがある。器を覆う蓋の端には、まわりを囲む参加者と同じ数の穴が開いている。これらの穴には鉄の棒が差し込まれるが、患部の場所に合わせて、それぞれ高さや曲がる角度が調整されている。これらの鉄の棒の他に器とつながったロープが1本垂らされており、患者のひとりがそれを握り、次の患者へと、数珠つなぎに回していく。もっとも著しい効果はメスメルが近づくことによって得られる。彼はその手の動きや目の動きだけで、患者に触れることなく流体を伝達することができるといわれている。わたしはその効果を目撃した人々と話したことがあるが、彼らは手の動きによって痙攣《けいれん》が引き起こされ、あるいは治癒したという……[6]

メスメルはしばしばその治療の終わりにグラス・アルモニカの神秘的な音楽を聴かせ、全体的な効果に催眠作用をもたらした。こうした集まりの洗練された、かぐわしくも薄気味悪い雰囲気は医療処置というよりは降霊術の会を思わせる。メスメルのサロンはファンタスマゴリアと同じく、心霊術運動があらわれるよりも前に登場した。心霊主義と降霊術が人気を得るには、1848年にニューヨーク北部にある下見板の家の寝室で、11歳のマーガレッタと14歳のキャサリン姉妹がそれを実演するまで待たなければならなかった。姉妹は木を叩く「ラップ音」を通じて死者と交信していると主張し、やがて姉妹を通して伝えられる死者からのメッセージを聞こうとする人々が、フォックス家のテーブルのまわりに集まってくるようになった。姉妹の名声が広まるにつれ、当時30代だったもうひとりの姉妹であるリアは巡業を決意し、最初はアメリカ、さらに海外にまで渡り、すっかり魅了された聴衆の前でそれを演じた。

かくしてこうした家内制手工業は国際的な流れとなっていく。メスメルのサロンの概念はフォックス姉妹の巡業よりも何十年も先んじていたが、彼のアイディアは大西洋を越え、1840年代に起きたこうしたオカルトへの熱狂にもその影響が感じられる。彼のメソッドは心霊主義と結びついた宗教儀式を予告していたともいえる。

パリでは18世紀後半、すでに人々はそうした見えざる力への嗜好《しこう》を見せていた。メスメルの聴衆たちは、街じゅうのいたるところで芝居じみたデモンストレーションを、さまざまなバラエティーから選ぶことができた――ファンタスマゴリアのスリリングな恐怖、マジック・ランタンの幽霊のような幻、ドッペルゲンガーやよみがえる死者にいたるまで。

マリー・アントワネットもまたメスメリズムの熱心なファンだったが、科学者たちによる調査によってメスメルがペテン師であるとみなされ、1785年彼はパリから逃亡を余儀なくされる。だが、一般の人々にとって彼は天才であり続けた。マシューズがパリに到着したころ、メスメルははるか前にいなくなっていたが、彼の起こした波はまだパリじゅうをうねっていた。監房での会話で、ミスター・シャヴァニーはメスメルの弟子であるアントワーヌ・ヒアシンス・ド・シャストネや、さらに重要なシャストネの兄マルキ・ド・ピュイゼギュールのことも話しただろうか。ピュイゼギュールはメスメルがスイスに逃亡したあともパリで信奉者たちを引き寄せた。ピュイゼギュールがストラスブールで設立した協会は革命政府の命令によって解散させられ、ピュイゼギュール自身も所領を没収され、数年間の投獄生活を余儀なくされたが、メスメリズムとマグネティズムはそれから100年以上にもわたって人々に影響を及ぼし続けた。その魔力は1920年代の婦人雑誌の世界にまで及び、術者はマダムMのような女性やその顧客たちを対象とした広告を雑誌に載せていた。マシューズ自身はメスメルに会うことはなかったが、メスメルは多くの者に対してと同じように彼の精神に磁気のような引力を及ぼした。リヨンの博物館に唯一残されている、メスメルが使用した器（1846年にたまたま民家の在庫一掃に出くわしたババリアの毛皮商人が手に入れたもの）の図を見てほしい。マシューズのエア・ルームとの著しい相似に気づくだろう。明らかにマシューズは現物を見ていたか、少なくともそれがどのようなものか詳しい説明を聞いていたと思われる。

メスメルの最大の呼び物こそはエア・ルームの原型だったのである。ヒース・ロビンソンの描く馬鹿げた機械仕掛けはマシューズのイマジネーションのなかで再現された。外目にはどちらも稚拙で、ほとんど素朴ともいっていいほどの産業工学のサンプルではあるが、どちらも、見えないエーテル［光・熱・電磁気などを伝える媒質と考えられていた架空の物質］によって形成される強力なネットワーク世界へ未来の光を投げかけたといえる。どちらもまさに「スチームパンク」と呼ばれるSF世界からそのまま抜

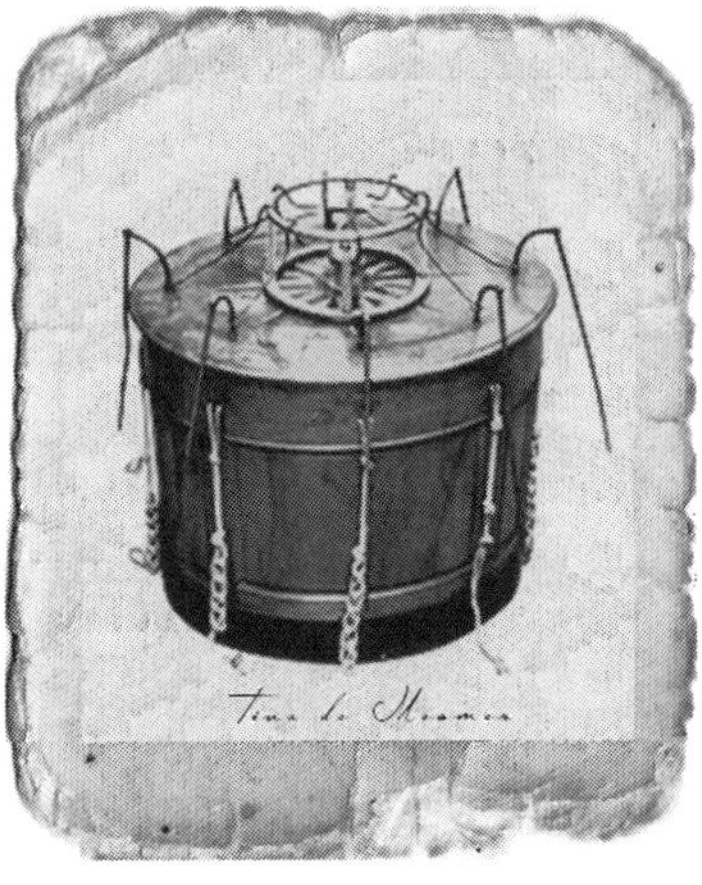

現存するメスメルの「バケット」図
リヨン第1大学医学薬学歴史博物館蔵

け出てきたような発明品であるが、それが登場したのはそのジャンルが受け入れられるようになる200年も前のことなのだ。スチームパンクはもうひとつのビクトリア朝時代を、耳ざわりな音を立てる蒸気機関によるレトロと未来のコンビネーションの世界を見せてくれる。エア・ルームはジョージ王朝時代だが、同じルールにのっとっている。どちらも驚異的な力を謳《うた》っているが、その大本には現実のアナログなテクノロジーが用いられていた。『狂気の構図』ではギャングたちが、現代の科学技術への侮蔑を高らかに謳っている。マシューズのエア・ルーム工作員たちは旧世界の過剰な科学技術をあざ笑う。彼が生み出した機械は最先端であるが、危害をもたらすべく設計されている。それは最新の科学的発見の基準に対する不安を駆り立てる。自然の法則の新たな発見はどのように使われるべきなのか、誰がいい目を見て、誰が取り残されるのか、それが日々の生活をどのような混乱におとしいれ、あるいはどこに導くのか。

当時は多くの見えざる力が発見され、いたるところで使われていた――例を挙げるなら重力、電気、磁気それ自体――そして科学者たちはそれらを発見し、利用し始めていた。それまでの超自然の王国はいまや啓蒙された科学になった。アーサー・C・クラークは未来についてのエッセイで、3つの法則を紹介したが、その3番目はこのようなものだ。「充分に発達した科学は魔法と区別がつきにくくなる」[7]。先鋭的な科学といかさま科学のはっきりとした線引きはますます難しくなりつつあり、なかでも気体化学は議論を呼ぶ分野だった。テクノロジーの発展を理解するにはある程度の魔法的な思考が必要だった。これらの新たに発見されたエネルギーは、これまで何世代にもわたって信じられてきた「見えざる力」に置き換わっていく。たとえば「狂気」の原因とみなされていた、罪人に対する神の復讐《ふくしゅう》であるとか、悪魔の力であるとか、悪魔憑きなどといった。いったんメスメリズムを信じるようになれば、マシューズのような人間にとっては、なぜ自分がこのように精神的に不安定なのかを説明してくれる、とらえがたいが強力な自然の力なのだと解釈するようになるのはたいした飛躍ではない。人々のあいだに磁気流体が流れているという考えは、ロマン主義者や実存的不安を抱えている当事者にとって、すっきりした説明を与えてくれる。マシューズの妄想ではこれらの流体はいかなる壁も人間をも通り抜けることができた。のちの章に登場するレア＝アンナ・Bもまた1920年代に、エロトマニア妄想の一部として同じような考えを抱く。その力は心霊体《エクトプラズム》の霧に似た存在で、彼女は「ラ・モルヴ」と呼んでいたが、人々のあいだに混ざり合い、彼女の行動に影響を与えているというのである。

マシューズがパリを訪れた1790年代、通りの下では巨大な都市計画が進行中だった。それは満杯になった墓地に埋められている骨を、地下の採石場に移そうという身の毛もよだつような作業だった。昼間マシューズが政治家との面会にいそしみ、外交官としての信望を高めていたのと同じ通りでは、夜になると労働者たちがパリの死人たちの骸《むくろ》を運んでいた。1774年に採掘が始まった14区の採石場は実にダンフェール・ロシュロー通りの300メートルに及び、のちにマダムMのエピソードに登場するモンパルナスとなった。死者を安置する場所の不足に加え、劣悪な公衆衛生は病の温床となり、耐えられないほどの悪臭を生み出した。ルイ16世はこの危機を解決するための策を考案し、骨を墓地から掘り出す作業は1785年に始まり、愛する故人の安息の地が暴かれるのを嘆くパリ市民の目には極力触れないように進められた。夜を徹しての隠れた作業は市民の記憶につきまとい、100年以上ものちに地下鉄の掘削作業がそのネットワークを乱すに及び、マダムMの妄想となってあらわれる。おそらくマシューズはこの計画を知っていたのだろう。夜に行われている作業をどこかで見かけ、労働者たちが次から次へとシャベルで死体を積み込む姿に深い印象を受けたのかもしれない。マダムMが道路に停められたトラックに第一次世界大戦の兵士たちの軍服が積み込まれるのを見たときのように。カタコンベはマダムMの妄想で中心的な役割を果たす――第一次世界大戦中に消えた兵士たちを閉じ込める監獄として、あるいは数限りない「消えた」子供たちの監禁場所として。そのルートはどうであれ、カタコンベはその時代にも人間のイメージ装置に働きかけ、エア・ルームすなわち隠れたスパイたちの結社というマシューズのそれとつながったのである。死者たちを移動するという作業はフランス革命で中止を余儀なくされたが――メスメルのデモンストレーションがそうであったように――マシューズは初期のパリ滞在で、そうした夜闇に行われている異様な光景に遭遇していたかもしれない。ベドラムの独房でその出来事を思い返しているうちに、それが何か不吉な兆候に思えてきたかもしれない。

彼の担当医師ジョン・ハズラムはマシューズの申し立てをどのように解釈したのだろうか？　１８１０年、彼についての本を書き始めたとき、ハズラムは10年あまりこの患者とつき合っていた。彼は妄想の原因について、心理学的あるいはその他の観点からもあまり深く立ち入ろうとはしていない。彼の最大の関心事はマシューズが法的に正気であるか狂人であるかにあった。これにはれっきとした理由がある。マシューズは彼の家族による長年の法廷論争の末、判事から正常だと宣告されたばかりだった。彼が精神病院に収容されてから家族は本人に代わって抗議を続けていた。彼らは１８０９年に発行された人身保釈令状を手に入れ、医師と弁護士の一団は彼に長いインタビューを行ったが、異常なところはまったく見られなかった。『狂気の構図』でハズラムがもくろんだのは、鼠をもつかせぬ謀略の物語を再現することだけではなかった。この書は彼の職業人としての生命を護り、彼がベドラム在職中は精神障害に対する医学的アプローチに先手を打っておくためだった。ハズラムはその序文で、先ごろの法裁判でマシューズの精神状態に対して下された判断にもっぱらスポットライトを当てている。ハズラムはここで巧みに敵方の陪審員団の資質についても称賛している――たとえ相手が自分の陪審員団と対立していようとも。彼はまた自著が、マシューズ自身の言葉による本人の狂気の証《あかし》になると固く信じていた。彼は最初からずっと狂人だったのだ、そうハズラムは主張する。彼はマシューズと約束したとおり、スパイの陰謀を暴く本を出版してやったのだというが、その唇にはかすかな冷笑が浮かんでいる。その行間で、彼はベドラムの診断は正しかったのだと、それゆえに医療過誤の告発から赦免されるべきだとほのめかしている。いたるところに辛辣さが滲《にじ》み出し、ところによってははっきりと非難している箇所もある。外部の力が自分をコントロールしているなどというたわ言は、とうてい法の支配する場所で弁護として成り立つものではない。自分の行動に対して責任が持てないことを示しており、そのような人物を野放しにするのは危険な先例を作ることになるだろう。「そうでなくともあまりに多くの狂人たちが、危険な自由を楽しむことを許されている」と彼はもったいぶった口調でいう。「医療における技術とその高潔さにおいて信頼できるベドラム病院の管理者たちは、このような有害な狂人に社会の秩序と平和を冒されるのを好まない」

『狂気の構図』で彼が自分の名声を護るためにとった策略は、マシューズと彼の話に耳を傾けようとする人々のあいだに入って邪魔をした。にもかかわらず、ハズラムとマシューズの関係は長く、当初に比べるとずっと落ち着いたものになっていた。二者間の争いは、医師と患者の伝統的な力関係が不安定だったころを反映していた。誰が狂人で、誰がそうでないか、それを決める力を誰が持っているのかという問題は、これまでもずっとセンセーショナルな話題だったが、いまやそれは激烈な論争の争点となっていた。ジョージ3世の精神状態でさえ俎上《そじょう》にのせられるありさまだった。精神的なアンバランスをどのように治療するかという問題には、いまだに決定的な結論が出ていなかった。

妄想を精神医学的な病として認める動きは19世紀初め、革命のあとに起こった。1800年もしくはその少し前まで、妄想は悪魔憑きとみなされ、その治療法は医学的なものではなかった。それはもっぱら聖職者の悪魔祓《ばら》いによって行われていた。17世紀の哲学者トーマス・ホッブズは社会一般に広がっていた見解を二元的に要約している。「世間における見解――古代とそれに続く時代を通じて――によれば狂気の原因はふたつとされていた。ひとつは情熱から起こり、もうひとつは悪魔もしくは良いものであれ悪いものであれ、精霊などが人間のなかに入ることで起こると思われていた[8]」

革命後、妄想を宗教から切り離して精神障害として扱うという考え方が明確化した。パリはこの破壊的な新しいアプローチの自然な発信地となった。革命は個人の自由裁量による監禁――前の体制下では標準的治療として行われていた――を撤廃に導き、精神疾患をどのように治療するかという新たな概念が求められた。もはや書類1枚の強制力で病院に収容されることはなく、鍵は投げ捨てられた。その代わりに何かがなされねばならなかった。ビセートルやシャラントン、女性専用のサルペトリエールといった精神病院が次々と建てられ、メゾン・ブランシュそして1867年にはサンタンヌ病院が創立された。患者たちは初めてその症例を記録され、入念に観察され、治療効果のある療法が探し求められた。

革命による刷新は、医師たちに妄想への新たな見方を開放することになった――精神の病として。その先駆者にはしばしば最初の近代的な精神科医といわれるフィリップ・ピネルと、その弟子のジャン＝エティエンヌ・ドミニク・エスキロルなどがいた。ふたりはこの激動の時期に、精神病理学の基本的な用語を定めた。

パスポートのないジェームズ・ティリー・マシューズが恐怖政治のさなかオテル・ド・ビエビルの独房に座り、次にどうするか必死に策略を考えていたころ、ピネルはビセートル精神病院の職に就こうとしていた。ほとんどの医学書には、ピネルがサルペトリエール病院で狂人たちの鎖を英雄的に断ち切っている1876年のロバート・フルーリーの絵画が掲載されている。とはいえ、独力の解放者としての彼の名声は、続く年月のあいだに少しばかり翳《かげ》りを帯びてくる。それでも精神医学の初期におけるピネルのリーダーシップが心の治療に改革をもたらしたことはたしかだ。精神分析はまだ存在しておらず、その当時広く流行していた梅毒にともなう妄想症患者を助けたかもしれないペニシリンも、おそらくジョージ3世が罹患《りかん》していたと思われる肝臓疾患のポルフィリン症もまだ発見されていなかった。それでもこうした妄想を発症している人々の症状に耳を傾ける動きは重大な変化をもたらした。医師たちは患者たちを理解しようと努め、患者たちは理解してもらおうと懸命になった。

ピネルのあとはジャン＝エティエンヌ・ドミニク・エスキロルがその仕事を受け継ぎ、妄想の諸症状をまとめたリストを作り上げ、公に初めてカテゴリーに分け、役に立つ分類法を、治療のための地図を作り上げた。〈誇大妄想〉〈替え玉妄想〉〈被害妄想〉〈エロトマニア〉そして〈ソマティック〉――身体の変容を含む妄想であり、もっとも悪名高いフランスの医師たちによって次から次へと創り出された病名――も含まれている。エスキロルはそのテキストで偏執症《モノマニア》（妄想に伴う強迫観念の一形態）の概念についてこう述べている。「患者たちは誤った真理に飛びつくが、論理的な推理からそれることなく、そうした特定の妄想以外には、彼らは普通の人々と同じように考え、論じ、普通の人間のように行動する」[9]

この注意深く傾聴するというレガシーは、パリの精神病院の文書保管所に残されたケーススタディーの多くに残されている。[10] ピネルは患者たちの「逸話」や「スケッチ」と呼んでいたが、彼は――エスキロルともども――こうした患者の吐露した情報こそは、もっとも重要なソースであり宝庫であると知っていた。ノートにはまだたくさんの空白があったが、それぞれの症例はひとつの野心的なプロジェクトの一部をなしていた。それは近代医学の誕生だった。医師たちはそのようにして互いの記録を比べ、さらなる治療を考案することができた。大量の医学ジャーナルがこの時期に同じ目的のもとに生まれた。世紀の変わり目に妄想の報告数が急上昇するのは、あらゆる種類の処方箋の数が急上昇したことで説明されるだろう。

対照的にロンドンでは、いまだにベドラムがその古びた姿をさらしていた。だが英国ではもっと先進的な動きがあちらこちらで生まれていた。そのひとつは外見においても、患者の自由度においても、革新的な本家フランスでさえ凌駕《りょうが》するほどの規模だった。茶の交易でそこそこの富を得たクエーカー教徒のチューク一家は、その志と財産を投じて精神病院の改良に取り組んだ。家長であるウィリアム・チュークとその息子ヘンリー、そして孫息子のサミュエルは、ヨークに「リトリート」と呼ばれる施設を創立した。その〝treatment moral（倫理的な治療）〟というフレーズはピネルの〝traitement moral〟からそのまま取られたものである。リトリートは精神を患う人々の拘禁とケアに対してより親身な、思いやりのあるアプローチを取り、パリをお手本に、患者たちが自由に散歩して「思いにふける」ことができるようなふたつの豪壮な開放された庭園をデザインに取り入れた。こうした庭園は次世代において必須の目玉商品となっていく。たとえばパリ郊外に建てられた、田園風景を模して入念に設計され、のちにマダムXがその風景を眺めながら、担当医に自分はもう死んでいるのだと告白する庭園のあるヴァンヴのような。サミュエル・チュークはヨーク・リトリートの一般向けの案内書を作り、そのビジョンをさらに広く全世界へと広げていった。そしてベドラムがやがてランベスに再建されることになったとき、その管理者はインスピレーションを求めてヨーク・リトリートを訪れ、その雰囲気をおおいに称賛したという。

マシューズは残りの半生のほとんどをベドラムで過ごし、小さな畑を耕し続けたが、家族は彼が再び病院に埋もれてからも決して忠誠を失うことはなかった。妻のエリザベス・サラと並んで当局に圧力をかけ続けたのは彼の義理の甥だった。たゆむことのない訴訟の歳月は多大な支出をもたらしたに違いない。とりわけ自分の名声を護るためならどんな戦いも辞さないハズラムのような相手では。

ジャマイカの教会区の記録によればエリザベス・サラが、長年にわたる夫の釈放の嘆願の末に、子供たちと一緒にジャマイカ島に移住したことが記されている。おそらくはベドラムに入れられるような男と結婚していることによる風評的なダメージから逃れたかったのかもしれない。だが、それよりはのしかかってくる金銭的重圧から逃れようとするほど、追い詰められていたとも考えられる。当時繁栄していた植民地の大邸宅には召使いの職ならいくらでもあった。これほどまでの長きにわたり連絡を保ちながら、一度も塀のなかの夫に会うことが許されないのは相当な痛手だったに違いない。わたしたちが彼女の最後の姿を認めることができるのはかつて住んでいたカンバーウェルはおろか彼女がジェームズと結婚したブルームズベリーの美しい教会からも遠く離れた場所である。

それでも家族は今一度マシューズが正気であり、ベドラムから解放されるべきだという訴えを裁判所に起こした。粘り強さこそは間違いなくこの家族の特質であり、ついにそれが報われる日が訪れた。マシューズは正気であるとの判決を受け、1813年6月27日に解放された。彼はベスナル・グリーンの個人療養所に移され、ミスター・フォックスの管理のもとに置かれた。フォックスは彼の精神が正常であるということに同意し、マシューズは療養所を自由に出入りできるようになった。彼はまたベドラムでしていたように、ガーデニングの手伝いをすることさえ許された。

十数年にもわたるハズラムとの闘争ののち、マシューズは彼に強烈なしっぺい返しを食らわせた。いわゆる「マッド・ハウス」の実態に関して、特別委員会で彼が述べたベドラムで受けた虐待の証言は委員たちを納得させ、ハズラムは1816年、本が出版されたのちに解任されることとなった。マシューズの証言は施設の改革におおいに貢献した。

そしてマシューズが信じていた妄想はどうなったのか？　裁判と評決で彼の正当性が認められ、実証されたことで少しは薄れたのだろうか？　それとも彼の主張が受け入れられ、彼らの陰謀を阻止できたと納得したのだろうか？　マシューズはミスター・フォックスの療養所で1815年1月10日、48歳で亡くなった。入所してから2年も経っていなかった。ベドラムは病院の日誌に彼の死を記入することでかつての収容者にわずかばかりの敬意を表した。

パラノイア妄想の殿堂にはジェームズ・ティリー・マシューズを始めとして、さまざまな注目に値するキャラクターが集められてきた。そのなかでも特筆すべきはダニエル・パウル・シュレーバーのケースだろう。彼は世紀末ドイツの判事だった。その症例は1903年にシュレーバーが著した『ある神経病者の回想録』［講談社・2015年刊］をフロイトが論評した1911年のコメントによって不朽の地位を得ることになる。判事の行動はもっぱら担当医師のフレクシッヒ博士に向けられ、シュレーバーは彼の精神科医が「神経の言葉」を使って自分の考えや行動をコントロールしていると信じ込んだ。それは複雑な伝達システムであり、魂を神とつなぐものでもあった。他の者たちも「聖なる光線」によって彼の神経とつながることができる。彼はまたフレクシッヒが自分を女性に変えようとしていると信じていた。シュレーバーが回想録を書いたのは、人間をその意志に反して精神病院に閉じ込めることに対する、法的倫理を問いただすためだった。だが、フロイトは違う解釈を示した。シュレーバーの抑圧された衝動と、兄や父――あるいは神――に対する相反する感情が、彼の担当医であるフレクシッヒを「投影」の目的にしたのだと。

文書保管所にはそれよりもう少し穏やかなパラノイア妄想のケースも収められている。ロンドンのセント・ジョンズ・ウッドに住むエレン・ハミルトンという41歳の女性は、1892年1月10日にベドラムに収容された。解放されたマシューズがミスター・フォックスの個人療養所に移されてから79年後のことである。入院の際の症例ノートによれば、ハミルトンは人々が「彼女の耳のなかに電話してくる」ことに苦しんでいた。「電話を使って彼女の家を吹き飛ばし、彼女から不当に財を奪ったといい、患者の姉スーザン・グリン……は妹がしばしばひと晩じゅう外を出歩き、財産を盗んだといって非難し、想像上の電話で不快な非難を浴びせかけてくる声が聞こえるといっていた、と語っている」[11]

パラノイアと陰謀論はこの100年間におけるもっとも典型的な妄想である。超微細技術《ナノテクノロジー》やソーシャルメディア、テレビのリアリティーショーがかつての気体化学やメスメリズムに取って替わり、21世紀の恐怖への案内役となった。

1945年以降、次々に発見されるスパイの小道具がニュースを賑わせ、冷戦下のアメリカ合衆国では、数えきれないほどの人々が国家保安機関によって自分たちの思考が超小型のトランスミッターに伝達され、自分たちの思考を読んでいると信じていた。

なかでももっとも悪名高いのが「アメリカ国章装置」または「ザ・シング」という名で知られたスパイ小道具である。それは盗聴のための装置であり、1952年に発見されたが、1960年に一部始終が海外メディアに書き立てられたことによって一躍知られることとなった。それは木彫りの壁かけ用のプレートで、アメリカの国章を模したものであり、ソビエト連邦からモスクワの合衆国大使W・エーヴェレル・ハリマンに1945年8月に贈られたものだった。その裏側に装置は仕掛けられ、モスクワのアメリカ大使館の書斎にずっと掛けられていた。やがて英国のラジオ放送が、たまま会話を傍受し、ソビエトが合衆国のビルにラジオ電波を発信していることがわかった。その装置の性能たるやまさしく小説はだしだった。それは外部から周波数の合致する強力な電磁波信号が送られたときだけ作動した。電力源を必要とせず、実質的に永久に動き、非常に小さく、隠す場所を選ばない。1960年代アメリカの人気テレビ番組『それ行けスマート』は、対情報機関のスパイ、マックスウェル・スマートを主人公にしている。そのスマートは「靴型電話《シューホン》」という当時最先端の発明品を使っているのだが、踵《かかと》の部分にはレシーバーが、つま先の部分にはトランスミッターが仕込まれ、見たところ初期の携帯電話に形がよく似ている。スマートがシューホンを耳に当て、額に皺《しわ》を寄せて眉を吊り上げている番組宣伝用の写真は、一見軽いコメディーのコミカルなポーズに見えるが、それは同時に誰かに――なんらかの方法で――聞かれているかもしれないという、膨れ上がりつつある不安を反映するものでもあった。

もっとも強力な武器はやはり目に見えないものであり、それはわたしたちの金を、票を狙い、スクリーンの向こうに正体不明の敵として存在し、わたしたちの事実やアイデンティティーを見極める能力を混乱させる。ナノテクノロジーの発展により歯にチップが埋め込まれて人間の思考を盗んでいるというアイディアは、300年前ほどには荒唐無稽なものに思えなくなっている。発展したテクノロジーと誤った思い込みに一線を画すのはますます難しくなりつつある。家庭にあるワイヤレス機器はわたしたちの会話を聞き、わたしたちについてのデータを集め、そのアルゴリズムを適宜に調整している。機械たちは本当に聞いているのである。

陰謀の妄想は敵を見やすくしてくれ、曖昧なものに形を与え、正体不明のプレーヤーや恐怖に顔を与えてくれる。それは人間にやるべき仕事を与えてくれる。戦うべき悪者を、そして妄想を経験している当人には正義の味方という役割を。それは次に続く行動を正当化してくれる。[12]彼らが信じていることが真実ではないという証拠は、むしろ陰謀の証に思えてくるのだ。彼らの信念は常識とは合致しない。なぜならそれはそれでうまく働いているからだ。さらに彼らを駆り立てる強力な理由がある。

1974年の論文でハーバード大学の心理学者ブレンダン・メイハーはこのように述べている。「妄想における信念は、通常ならそれを打ち消すようなエビデンスに直面した際にも維持されるものではない。それが維持されるのはエビデンスがそれを支持するほどに強力だからである」。多くの妄想はある意味において世界の単純化である。そこはより生きやすく、安全だと感じられ、自分が重要な役割を果たすような世界である。陰謀論はしばしば過度の単純化の危険をはらんでいる。人間をなだめすかして、輝かしい、白黒はっきりつけられる世界から、陰影のある複雑な世界に引き戻すのは簡単なことではない。

マシューズ本人に関しては記録にあまりにも空白が多く、その本当の姿をたどるのは難しい。だが、彼が他の人々にどのような影響を及ぼしたかという観点から見れば、よりはっきりとその姿が浮かんでくる。彼の妄想の働きは、そのもっとも単純なレベルにおいて、同じように望ましくない要求やショックや転落を受け入れ、自分が生きていける別の世界を創り出すことに苦闘している人々とを結びつける。彼は自分のための世界を綿密に描き、そのランドマークや住人たちについて描写する。彼は自身の情報機関を持ち、そこにおける彼の役割は非常に重要なものだ。

マシューズの妄想の中心にはどこかオリジナリティーを感じさせるものがある。それは不可思議で空恐ろしい装置である。エア・ルームは19世紀の機械化社会さらには20世紀の、人間はおろか神まで引きずりおろしてしまうテクノロジー社会を予告するかのようにわたしたちの前に立ちはだかっている。マシューズは続く世紀に急増することになる、より陰鬱でより深刻な陰謀論を予知する、降霊会の霊媒のような役割を果たしているのだ。さらにそこへ個人的なストーリーが加わる。ここにいるのは屈辱と拒否と無力さを味わった独力独行の理想主義者である。彼の魂はとてつもないストレスにさらされ、あまりにもいろいろな方向に引き寄せられた。彼は平和を実現できなかった仲裁人であり、行く先々で嫌われた。彼はその問題に芸術家のイマジネーションをもって取り組み、エア・ルームこそはその創造物だったのである。

# 第3章

# 「憂鬱《メランコリー》」に呑まれ自死した『憂鬱の解剖』の著者 R・バートン

The Melancholic Delusions of Robert Burton

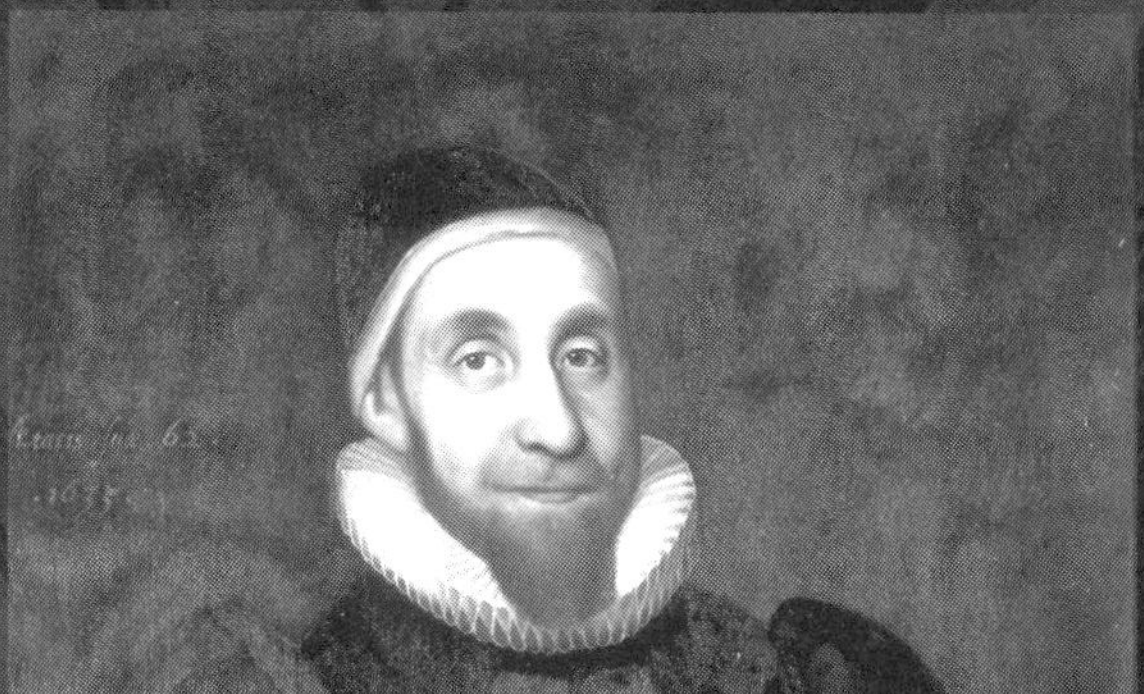

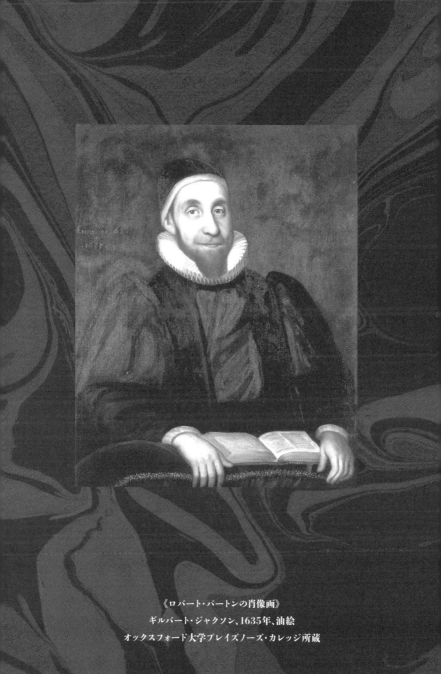

《ロバート・バートンの肖像画》
ギルバート・ジャクソン、1635年、油絵
オックスフォード大学ブレイズノーズ・カレッジ所蔵

1640年1月25日、オックスフォード大学クライスト・チャーチ・カレッジ。上級研究員のガウンをまとい、角帽と襞飾りをつけた63歳の男が、建物中央のいちばんいい場所を占める一室で机の前に座している。その顎髭は刈り込まれ、岬のような三角形をなしている。彼は全精神を注ぎ込まなければならない重要な書き物をしているのだ。ゆっくりと時間をかけ、唇にかすかな笑みを浮かべ、そのわし鼻越しに、憂いに満ちた茶色の瞳をひたすら仕事に注いでいる。もし彼の肩越しにのぞくことができれば、それが彼自身の辞世の言葉だとわかるだろう。その言葉はやがて彼の死後、クライスト・チャーチ大聖堂の左側廊に、いきいきとした自然色で生命を吹き込まれた胸像の下に表示されることになっていた。

そして彼は今、何かの図形を描き始める。ホロスコープだ。彼は生まれた日時の星の並びをもとに何年も前から計算していた。彼はこれらの文書類を兄のウィリアムに託し、しかるべき時機が来るまで預かるよう指示をする。

それから彼は角帽とガウンと糊《のり》の効いた襞飾りを外し、さらに机の上の刺繍を施した飾り布を手に取って、引けば締まるような結び目を作る。これは彼が首にかける輪になるはずだ。そして彼が一生を注いで改訂を続けてきた大著——メランコリーとそれにともなう妄想についての百科全書を著したまさにその部屋で首を吊る。

もしその場にホロスコープの知識がある者が居合わせたら、机に残された表からバートンが厄年

（63歳）を迎えたその年に死ぬことを読み取るだろう。それは避けられない運命なのだ。死んだ男がまさに63歳であることがまわりの者たちに知れ渡ると、彼らはバートンが予言されたとおりの齢《よわい》で死んだのだと結論せざるを得なくなる。予言は正しかったのだ、少なくともバートンはあまりに強く予言を信じるあまり、それが正しいことを証明しようとしたのだと。死のその日まで、彼の健康状態がすこぶる良かったのはみなの知るところだった。かくして噂はこっそりと学生たちの口から広まっていった。

オックスフォード大学の主《ドン》、ロバート・バートンは死の前に、現在においてもなお、精神障害とそれに付随する妄想に関する、もっとも重要な百科大全といわれる『憂鬱の解剖』数巻を１６２１年に編纂《へんさん》し終えていた。[1]この著作においてバートンは、彼自身がメランコリーの発作に苦しめられていたことを明らかにしているが、彼ほどの学識のある人物が、ホロスコープに自分の死の日が予告されていると本当に信じていたのだろうか？　もちろん彼は妄想に関しては偉大な蒐集《しゅうしゅう》家であるが、バートン自身にもやはり妄想の兆候はあったのだろうか？

バートンは近代初期のクリスチャンの読者に向けて書いているが、彼はそのケーススタディーとして彼の時代のものに匹敵するほどたくさんの古典的ソースから症例を引き出している。そのカササギにも似た蒐集癖のおかげで、わたしたちは歴史をはるかにさかのぼる妄想の症例を参照することができる。多くの物語はバートンの目に留まるまで、何百年ものあいだに何度も形を変えて繰り返されてきたものなので、彼の探索もさほど昔までさかのぼらずに――それらはすべて英国内の書棚にあった――すんだ。彼は「図書館が所有し得る限りの、あるいは友人たちが骨を折って探してくれた医師たちの著作」[2]のページを次から次へと繰った。あらゆる時代にわたって彼の目を惹いたもっとも興味深い物語はすべて彼の著作のなかに収められた。タイトルページには、「あらゆる種類、原因、症例、そして予後やいくつかの治療法について……哲学的かつ薬学的かつ歴史的に切り開き、掘り下げた」メランコリーの探求が予告されている。これこそは膨大かつ多様な症例を初めて系統立てた書物である。彼はここで「メランコリーのカオス」の実に多岐にわたる症例について記している。「それらは作用し、あらゆる過剰を、矛盾と相反をはらみ、それゆえに限りなく変化に富んでいる……かろうじて同じカテゴリーに収まるのは2000例のうちの2例に過ぎない。バベルの塔でさえ、メランコリーの症例の多様さほどには、言語の混乱を招かなかった」。だが、彼はそれらをどこまでも追いかけ、参考文献のカオスをかいくぐり、あくまで秩序正しく並べようと固く決意していた。『憂鬱の解剖』は彼がまだ存命のうちに出版界にセンセーションを巻き起こし、多くの読者を獲得した。美しい高価な書物は17世紀だけでも8版を重ねた。ローレンス・スターンはその1759年の著作『トリストラム・シャンディ』のなかで、その一節をまるまる引用している。1650年、占星術師であり、著名な年鑑の編者でもあったジョン・ガドバリーは、ベッドのなかでこれを読んでいたとき、ホロスコープについての記述が目に飛び込んできたとたん、何を自分の生業とするかを決めたという。

バートンの死をめぐる方法と意義についての噂は根強く存続した。オックスフォードでは何十年にもわたってさまざまな憶測がはびこり、それはいくつかのルートを経て繰り返された。オックスフォード大学の年代記作者アンソニー・ア・ウッドは、事件の50年後にも学生たちのあいだにバートンの死をめぐるゴシップが飛び交っていたと書いている。彼らはその死が「彼が何年か前に自分の出生時から計算して予告されていたまさにその日時、もしくはきわめてそれに近い日時だった」[3]と語っていた。

ウィリアム・テッグの1863年版『憂鬱の解剖』はウッドから多くを引用し、自分のバージョンの脚色に利用しているが、それにはこう記されている。「かくしてクライスト・チャーチ・カレッジの自室において、彼は何年か前に自身の出生時の計算により予告されていたまさにその時間、もしくはきわめて近い時間に、この世に別れを告げた」。ウッドによればそれはほとんど予告された時刻ぴったりで、「学生たちの幾人かは、自分の計算が間違っているとわかるよりも、首に紐《ひも》を巻きつけて自らの魂を天国に送ることを選んだのだと、囁かずにはいられなかった」[4]

伝記作家ジョン・オーブリーは17世紀後半に、ロバート・フック——啓蒙運動の博識家でありムアフィールズのベドラム病院を設計したのと同一人物——が語った一連の出来事についての別バージョンを記している。

「グレシャム・カレッジのミスター・ロバート・フックによれば、ミスター・バートンはクライスト・チャーチ・カレッジの居室に横たわっていたそうだ。その占星術の知識とメランコリーに関する著書にもかかわらず（non obstante）、自室で首を吊って生涯を終えたと噂されている」[5]。ラテン語〝non obstante〟のほのめかしは、信用できる書き手によって囁かれたものである。

ロバート・バートンは『憂鬱の解剖』を著すにあたり筆名を用い、それをタイトルページに刻印している。その名前は「デモクリトス2世」であり、彼がその隠れ蓑に選んだギリシャ哲学者は、笑うことしかできない世の中の愚かしさを見いだしたことで知られている。バートンはどこまで真剣だったのだろうか？

オックスフォード大学クライスト・チャーチの壁に設置された記念碑の胸像の下にはバートン本人が要望し、その指示に従って彼の兄弟たちが刻んだプレートが飾られている。それはこのような謎めいた言葉で終わっている。

Paucis notus, paucioribus ignotus, hic jacet Democritus Junior, cui vitam dedit et mortem Melancholia

　これは次のように訳すことができる。

「知る者は少なく、知らぬ者はもっと少なく、メランコリーによって生と死を与えられしデモクリトス2世ここに眠る」

　胸像の横の金めっきを施した突起装飾にはホロスコープが描かれている。それはふたつの組み合わされた菱形で、その4本の線は星のように放射状に広がっている。中央には1576年2月8日という日付が記されている。そのまわりには数字や星の配置図が繊細なカリグラフィーで描かれている。それはまさに彼の運命を記す装飾的なポートレートだった。

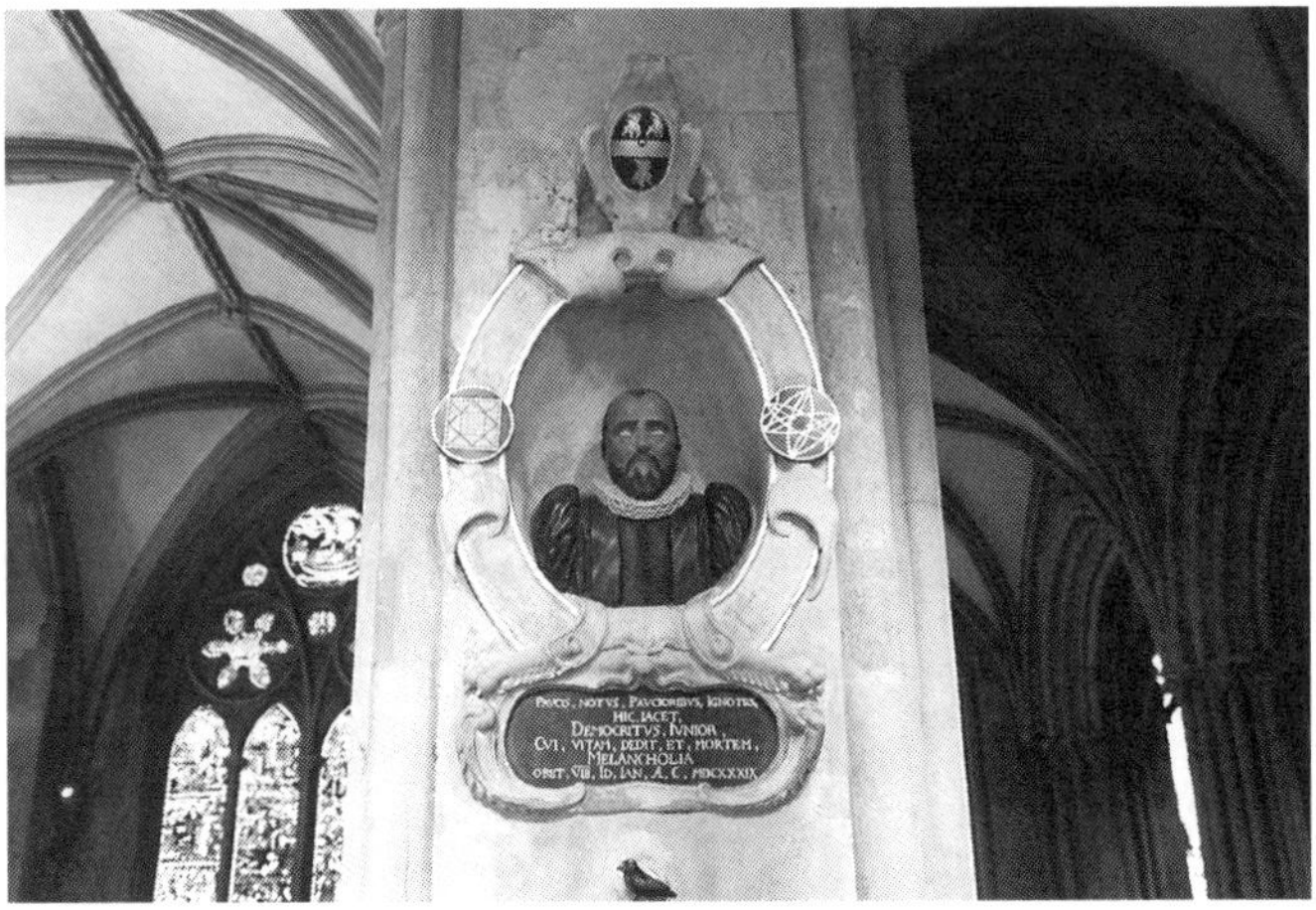


《ロバート・バートン記念胸像》
オックスフォード大学クライスト・チャーチ大聖堂

ここにホロスコープを配置することは、彼が永遠にそれに結びつけられることを意味している。すべてを手配したのはバートンの兄であるが、指示したのはバートン本人であった。アンソニー・ア・ウッドは断言する。彼は占星術に支配されていたのだと。[6]

碑文の出だしはむしろおどけた調子だ。彼は自分自身を「知る者は少なく、知らぬ者はもっと少なく」と認めながら、実はたいそう有名であり、同時に複雑で謎に満ちた人物であり、その隠された深みを理解するのは不可能であると、含羞の笑みとともに認めているのである。他にもジョークはあるだろうか？　実はあるのだ。墓碑銘は彼の生と死をつかさどる、もうひとつの力としてメランコリーを挙げている。彼はその子供であり奴隷であり、常にその支配下にあった。メランコリーと占星術は彼のふたりの主《あるじ》だった。この銘文はもっとも根本にまで削《そ》ぎ取った彼の人生をあらわし、その内容は彼の精神状態とホロスコープを公然と結びつけていた。それは厳粛な告白でもある。

バートンはそれを信じていたように見えるが、彼のような著名な学者が、この世界は星の影響下にあると語るのは、自らのアカデミックな名声に傷をつけるようなものではなかったのか。この信念はいったいどこから来たのだろう？　一見したところ、このクライスト・チャーチの大聖堂の壁に明らかにされた信念は、彼のような地位にあるものにはふさわしくないように思える。それは彼に何をもたらしたのか？

バートンは『憂鬱の解剖』の前書きで、日々の日課についていきいきと描写している。彼は40代中ごろで、「静穏な、座ったきりの、孤立した私生活を送り……そのほとんどを書斎での書き物に費やしている」[7]

……わたしはいまだにカレッジの学徒として、庭園のデモクリトスのように、隠遁《いんとん》した生活を送っている。最小限の娯楽で自分を楽しませ、世界の災難や争乱から引きこもり……外で起こっていることについては見たり聞いたりし、他の者たちが走り、乗り、騒ぎ回り、その国や宮廷で身を細らせているのを眺めている。口角泡を飛ばす訴訟から遠く離れ、わたしは宮廷の虚栄や公務における陰謀をあざ笑う。わたしはすべてを……戦争、疫病、虐殺、流星や隕石《いんせき》、異端などについてのありふれた噂を笑い飛ばす。こんにち我々は、世界の雄々しさと悲惨のさなかにいる……新たな君主や官吏が生まれ、明日にはどこぞの偉大な人物が罷免されたことを知る。わたしは完璧なプライバシーにまみれ、これまでもそうしていたように、孤高の生活を送り、私生活における不満のなかにこもるが、少しだけ本当のことをいえば、ディオゲネスが街に出ていたように、あるいはデモクリトスが気晴らしとして世間の時俗を眺めていたように、わたしも気晴らしのために時折外を歩き、ちょっとした観察にふけらずにはいられないのだ。それは鋭い観察力ある発言のためというよりは、単純な感想をつぶやくだけのものである。彼らのように冷やかしたり笑ったりするためではなく、雑多な情熱をもって。[8]

彼は片目をつむり、自分に小さな娯楽の時間があると認める。だがそれもふけりすぎることはないと強調してもいる。ここで彼のプロフィールを描いてみよう——自らに孤独を課し、禁欲的な存在として生活を送り、机の上にかがみ込んで、探求と改訂を繰り返している。彼は社会を悩ませている「メランコリア」と、それにともなう妄想について人々のために定義しようとしていた。その原因について思いめぐらし、それぞれの症例を書き留め、著作の第2部のほとんどを可能な治療法についいて費やしている。

アンソニー・ア・ウッドはそれとは異なったプロフィールを描いてみせた。彼の描くロバート・バートンはどちらかといえば陽気な人物だ。ウッドによれば「クライスト・チャーチの古参たちはしばしば彼との同行は楽しく……活気に満ちているといっていた。そして同時代人のなかで、ふだんの会話において彼ほど熟練し、変化に満ちたおしゃべりのできる者はいなかったという。それは詩から古典作品の一節にいたるまでバラエティーに富んでいた。当時の大学においてはそれがもてはやされる流儀であり、彼の同行をいっそう喜ばしいものにした」[9]。彼はまさに大学の談話室の花形的存在だったのである。

英国の日記作家であり古物蒐集家であるトーマス・ハーンは、このバートンのキャラクターを裏付けている（とはいってもハーンはバートンが死んだあとに生まれているので、元の情報源から引用したわけではない。おそらくはアンソニー・ア・ウッドの記述をもとにしているものと思われる）。「ミスター・バートンは当代人にとってもっともひょうきんで愉快な仲間のひとりだったが、その談話はきわめて飄々《ひょうひょう》としていた。現在ではいささか衒学《げんがく》的に思えるかもしれないが、その当時はラテン語を多く会話に織り交ぜるのが主流だった。なかでも彼のラテン語はひどく流暢《りゅうちょう》だった（彼の著書と同じように）」[10]。ラテン語と英語を交互に織り交ぜる巧みな会話術は人々を魅了した。バートンの隠遁者としてのポーズは、彼が一時期カレッジの図書館司書であり、司教であったことと考え合わせるといささか異なった印象を与える。彼は猥雑《わいざつ》なオックスフォード市場の書記として、小競り合いに加わることさえあったのである。

カレッジの規則により彼は結婚が許されていなかったが、『憂鬱の解剖』の序文におけるラテン語の詩は、バートンの著作を手に取る、彼が「命と同じくらい愛《いと》おしく……その美しい姿を望むことを」願う優美な乙女への愛好ぶりを臆面もなくあらわにしている。彼は「一度も旅行をしたことはないが、地図やカードのなかでは、縛られることのない思いを自由にめぐらせる」。彼自身は動けない身であっても、その想像力でいつでもどこにでも行くことができた。
『憂鬱の解剖』の膨大なテキストのなかで、バートンが自身の占星術に対する信念について述べている重要な箇所がいくつかある。彼はそのひそやかな諫言《かんげん》のなかで読者に対して、懐疑的であれ、そしていかさま師について気をつけるようにと痛烈な警告を発している。占星術は空《むな》しい選択であり、予言である。すべては魔術であり、迷惑な過ちであり、有害な浅見であると。[11]
だが別の箇所で彼はその利点について相反する見解を取っている――天候や病気といった分野における「自然的効果」と呼ばれるものと、ホロスコープにあらわれる「神罰的」あるいは「予告的」な力と呼ばれるものの双方について。これについて彼は如才なく中立的な立場を取っている。「わたしはここでそれ以上の議論に固執するつもりはない。星々をなんらかの理由やしるしとみなすつもりも、あるいは神の怒りとしての神罰的占星術について弁護するつもりもない」。彼は占星術対科学の論争に引きずり込まれることも、そのあいだを仲裁することも望んではいないが、それでも攻撃者と同等に擁護者についても列挙している。たとえばセクストス・エンペイリコス、ピコ・デラ・ミランドラ、チェンバーズなどといった、天体の星図など市井の板囲いほどの重要性しかないと主張する人々については「天空にも、太陽にも、月にも、居酒屋や個人商店にぶら下がる看板以上のいかなる価値をも見いださない」。だが、ある種の病気にかかりやすくなることを予告するために星を利用する著名な物理学者たち、ベランティウスやピロヴァヌス、マラスカエルスといった学者たちにも触れている。そしてもちろん人々から崇敬を集めるクリストファー・ヘイドンの存在も忘れてはいない。英国国会議員であるヘイドンは科学としての占星術の擁護者でもあり、それが有益であるだけでなくキリスト教の信仰とも完全に両立できるとしている。占星術を科学とみなす側に味方すると見せかけながら、彼はここでまた後退する。星について訊《たず》ねられると彼は「わたしの意見はと訊《き》かれれば、わたしはそうした学識的な過ちをあまりにもよく知りすぎている。そうしたものはいつのまにかそうなっているものであり、決して無理強いはしない。その必要はないのだ……そしてその感化の仕方はあまりにも穏やかなので、賢明な人間は影響されずにはいられない……それらはわたしたちを支配する。だが、それを支配するのは神なのである」[12]と述べている。星々は「感化を与えるが、強制はしない」と彼は如才なく結論する。影響はあまりに微妙であり、その兆候を見逃したからといって、愚かだというわけではない。バートンはここで戦略上優利な立場を発見する。それは二面的な観点である――占星術の予言的な力に対する信仰からの、そして強力なキリスト教信仰からの。星々は我々を支配している、だがそれを支配しているのは神であり、神は依然としてすべての上に立つ。バートンはまたしてもその問題から離れて暗がりのなかへ歩み去ってしまう。

『憂鬱の解剖』の別の箇所でも、彼がその隠れ場所から出てきてその問題について率直に吐露する場面がある。それは未来を知るということの危険への警告である。未来を恐れるだけでも、それが本当になってしまうことがあるのだと彼はいう。

　それらは想像力や恐怖や悪魔の企みの力によって大きな影響を受けやすい。「それらは頭のなかで想像している不幸を呼び寄せてしまう。かくして恐怖が本当に訪れる」とソロモンが予言しているとおりである。「わたしが恐れていたことが」とヨブはいう。「本当にやってきてしまった」……これから何が起こるかという予知は多くの人間を苦しめる……ギリシャのアカエアにあるケレスの神殿近くに、いつ病気にかかるのかわかるという泉があった。リュキアの泉の湧くキューアネアイには預言者アポロの託宣所があり、「きたるべき病、健康、あるいはそれらに付随するものが語られ」、一般の人々は常に未来に起こることに惑わされ……その日に病気になると予言されれば、その日に病気になった……そしてこれまた予言されたとおりに多くが死んでいった。[13]

バートンはここで文字どおり読者の胸倉をつかんでいる。これは術学的な使い古されたジェスチャーなどではなく、自身の体験に基づいた、熱気に満ちたアドバイスなのだ。彼は「未来に起こることに惑わされ」る危険を断言する。彼はもっとも有名な犠牲者であり、その信仰の深さを測るための天の賭けの犠牲になったヨブの名を、アポロの託宣によって身を滅ぼした哀れな魂と並べて引き合いに出している。ある意味で彼は、これまでの、そしてこれからのあらゆる先のことを知ろうとする未来学――古代ドルイドたちの占いからお茶の葉で運勢を決める20世紀のティーカップ占いのペテン、さらには手相やタロットカード読みまでをも含んでいるのである。人がこれから待ち受けるものを聞かされ、それが不幸なものであった場合、想像力というものがいかに人間に悪影響を及ぼすか彼は熟知していた。

だがアンソニー・ア・ウッドはバートンが必ずしも自らのアドバイスを気にかけていたわけではないという噂を再び持ち出してくる。彼は「多くの者たちによれば、彼は厳粛な学徒であると同時に貪欲な作家であり、メランコリーとユーモアを持ち合わせた人間だった。彼をよく知る者たちにとっては、おおいなる高潔さと公明正大さと博愛の心の持ち主だった」。だが、この尊敬される良識に富んだ学者はときとして、「出生時のホロスコープの熱心な計算者」であったともいう。バートンはどうやら占星術に手を出さずにはいられなかったようだ。彼は未来をのぞき込むことへの誘惑に抵抗できなかった。たとえその知識が人の人生を破滅させるものだとわかってはいても。

それは当時の人々のあいだでも格好の話題だった。１６０５年前後、バートンがクライスト・チャーチで、占星術と一線を画そうと悪戦苦闘していたころ、別の作家が劇場の観客たちにその思うところを開陳していた。シェイクスピアの『リア王』は占星術に熱狂する騙《だま》されやすい人々への強烈なカウンターパンチである。グロスター伯の反抗的な非嫡出子エドマンドは、その父親である占星術信者に対して批判を浴びせかける。太陽や月の「食」が悪いことの起きる前兆だと手を揉《も》むグロスター伯に対し、その息子はこういって批判する。「まったくなんという愚行だ。未来病にはうんざりさせられる。自業自得だというのに。災害を太陽や月や星々のせいにする。まるで我々が天に強制されて悪党になったかのように。ごろつきに、泥棒に、裏切り者に、酔っ払いに、嘘つきに、姦通《かんつう》も星のせいだと」。エドマンドの攻撃はさらに続き、シェイクスピアは陰険な冷笑を込めてさらに罵りの言葉を吐く。「竜座の尻尾で親父《おやじ》とおふくろは乳繰り合い、わたしは大熊座の下で生まれた。だから荒くれ者の好色者だということになる。笑わせるな、わたしはもともとこうだった。たとえ私生児として生まれたときに、汚れなき乙女座の星が輝いていたとしても」

より広範な文化においては、そうした天体の掟《おきて》はもはや古臭いものとみなされ始めていた。星々の力を人々はおおっぴらに問題視するようになった。占星術の信者たちは騙されやすい者としてロンドンの舞台で嘲られる存在になっていた。そうした過去のものとなった天体の法則を信じる者たちが、その信仰を隠したいと思うのは無理もなかった。

『憂鬱の解剖』のなかには、バートンが自らのメランコリーを星の配列によるものだと明確に述べている箇所があり、またオックスフォードのボドリアン図書館に所蔵されているバートンの蔵書を見ても、決して不偏不党とはいえなかったことがわかる。その書物のひとつには署名と1603年の日付が記されており、彼は当時26歳だった。書物の余白にはびっしりと注釈が書き込まれている。これらの注釈はすべてホロスコープの使い方に関するものだ。占星術者のためのハンドブックであるスタディウスの『*Ephemerides*（天文暦）』はちょうど彼がオックスフォード大学の学生で20代だった1554〜1606年の期間をカバーしている。また蔵書のなかには愛蔵版のプトレマイオスも含まれている。これらのなかには彼が『憂鬱の解剖』のなかで警告していた、いわゆる「神罰的」占星術に対する細かい注釈も見られる。[14] 計算表を含むノートにもまた占星学に関連するメモが走り書きされている。驚くことにエリザベス1世のホロスコープまで残されているのだ。このノートで彼は自身のホロスコープも作成している。彼はそこに自らの生誕した1576年2月8日午前8時44分という日付を記しているが、これはクライスト・チャーチ大聖堂の墓碑銘に記された日付と符合する。彼はまた自身の「受胎」の日付と時間をも記しており、それによれば1575年5月25日の夜9時となっている。もし彼の両親が息子と同じようにこうしたことの知識を持っていたのだとすれば、彼らもまた占星術に興味があったことを示している。

占星術は依然として一般市民のあいだでは天候や病を予測する「自然的効果」と「神罰的」ホロスコープの双方とも人気があった。占星術師は子供の人生を予測するだけではなく、失踪人や失われた財産の行方を捜すために呼ばれることもあった。星の配列で未来を占うことは定義上、そうした重荷を人間から取り除き、その先にある救済を期待して信心深い生活へと導くカトリックの教えに相反していた。だが、バートンはキリスト教徒としての信仰と、占星術への関心の双方とうまく折り合いをつけていた。予言を掲載する年鑑は毎年出版され、多くの読者を得ていたが、その読者のほとんどは教会に通い続けていた。

16世紀、オックスフォード大学はエリザベス1世の治世下で復興を遂げ、その繁栄は隆盛を極めていた。ジェームズ1世はバートンがクライスト・チャーチに腰を落ち着けた１６０３年と１６０５年にオックスフォードを訪れ、女王ともども大学より金貨のカップを授与されている。[15] 疫病はそれまでも何度か街を脅かしていたが、本格的に感染が拡大したのは１６０３年で、教会は閉ざされ、市場には雑草がはびこった。すでに１５９３年、市長によって予防対策が認可され、そのなかには塵芥《じんかい》や豚を通りから取り除くこと、部外者の宿泊の制限――とりわけロンドンからの――そして芝居の上演が禁止された。大学における大規模な集会は疫病の元凶として非難された。

だがバートンがいたころのオックスフォード大学の真の危機は、新たな教会と古い教会の対立にあった。セント・トーマスの司祭でもあった彼はその真っただ中にいた。ピューリタン的な要素は１５８０年代から大学に存在したが、17世紀初めにはオックスフォード大学内の教会の儀式にも変化を及ぼすようになっていた。たとえば聖体を受ける際は、ひざまずくのではなく、座って受けるようになった。聖霊降臨祭と五月祭のスポーツや祝典には反対の声が挙がった。古い教会の復活も見られ、街のいくつかの教会には十字架像が掲げられた。セント・メアリー教会の袖廊には聖マリア像が置かれ、ロード大主教の裁判にあたってはそれがカトリックの証拠とみなされた。バートンもまた、反ピューリタンの立場を取る同僚たちとこのロード主義運動に加担し、プロテスタントの予定説を否定し、ローマ・カトリック教会に共通点を見いだしていたと思われる。バートン自身は英国国教会派だったが、聖体拝受にはパン種の入っていないウェハースを用いるなど、カトリックの儀式を守っていた。バートンの属するセント・トーマス教会は前世紀初めに解体されたオズニー修道院の跡地で、その後クライスト・チャーチに与えられた土地に建てられたものである。プロテスタントの聖職者であるクランマー、リドリー、ラティマーは1555年から56年にかけて宗教改革の余波を受け、オックスフォードで公開火刑にされた。エリザベスがカトリック教徒だった姉のメアリーから王冠を受け継ぐと、市内の多くの教会は国教会を奉じ、その儀式や設備を再度変更したが、いくつかの教会は双方に顔をつないで礼服や蠟燭を保持していた。

ロバート・バートンが『憂鬱の解剖』の素材を集め始めたころ、ジェームズ1世が王座に就き、宗教的権威は妄想と悪魔憑きを直接的に結びつけることを定めた。『憂鬱の解剖』に登場する妄想は、哲学論と宗教論、医学論文と詩、迷信と体液異常、キリスト教の見解と心理学的見解がごっちゃに絡まりあった網のなかにからめとられている。それは当時の人々もまた同じだった。

バートンのクライスト・チャーチは数学研究の中心的存在でもあった。占星術を妄想と片づける学者たちはごくわずかだった。なぜならそれは天文学の最先端科学とあまりに結びついていたし、その分野における発見のスケールには、ある程度の魔術的な思考が働いているとみなされていたからである。ジェームズ・ティリー・マシューズの時代に台頭しつつあった新たな力のように。

天文学の革新は、バートンが研究を行い、自著を刊行し、改訂しているあいだにも加速度的に進んでいった。西ヨーロッパは1543年に発表された、地球が太陽のまわりを公転しているというコペルニクスの説に依然として揺れ動いていた。1572年、バートンが生まれるすぐ前に、ひときわ明るい「超新星」がデンマークの天文学者ティコ・ブラーエによって発見された。ブラーエは星々が地球の大気の向こうで動き回っており、それゆえに天空はその位置を変えることを証明した。1608年、バートンが32歳のとき、オランダの眼鏡製作者ハンス・リッペルスハイが屈折式望遠鏡を発明した。この技術革新は瞬く間にヨーロッパじゅうに広がり、科学者たちはそれぞれのバージョンを開発した。やがてドイツの天文学者ヨハネス・ケプラーが惑星運動の軌道が楕円《だえん》形であることを発見した。1610年ガリレオ・ガリレイは著書『星界の報告』において伸縮自在の望遠鏡を使用した、さらなる高倍率の天体観測について記した。さらにガリレオは「太陽中心説」を支持したが、これはあらゆる天体は地球を回っているというキリスト教の信念に反することであり、教会を怒らせることになった。

突如として惑星は、かつて人々が想像もしたこともなかったほど強力な存在になった。ガリレオは月面のクレーターの存在を、裸眼では見えない星々があること、さらに木星のまわりを複数の月が回っていることを指摘した。バートンがメランコリーへの理解を深めていくにつれ、天空についての新たな発見が彼のまわりで渦巻いていた。

とはいえ、占星術に関する受け止め方は何世紀も変わることはなく、持続性と安定を人々に与え続けていた。占星術者たちはその時点で知られている惑星にだけ言及していればよかったからだ――水星、金星、火星、木星そして土星。1781年にサー・ウィリアム・ハーシェルが天王星を発見するまで新たな惑星が発見されることはなかった。アイザック・ニュートンは惑星がその軌道を定める際に作用する物理法則を論証することで、それまでの占星術の有効性を無意味なものと片づけた。彼はまたそれまでの分厚いガラスレンズではなく、鏡を使った反射望遠鏡を作製し、さらにサイズを小さくして精度を上げ、多くの人々が夜空を身近に観測できるようにした。だが彼は本来信仰心の篤《あつ》い人間であり、神学と数学を世界の単一システムを発見するためのプロジェクトとみなしていた。そのひそやかな趣味は錬金術だった。

ロバート・バートンが少年だった16世紀後半、占星術は依然としてれっきとした科学であり、おおっぴらにみなが楽しめる趣味でもあった。

バートンの生年月日は公的な記録には残されていないが、あらゆる証拠は１５７６年２月８日の朝であったことを示している。彼は9人きょうだいの4番目で、ふたりいる息子の年少であり、レスターシャーの田園地帯にあるリンドリーの郷紳の家に生まれた。一家はリンドリー・ホールと呼ばれる荘園《しょうえん》屋敷に住んでいた。ロバートの兄ウィリアムは古物蒐集家であり、１５９７年から州の歴史及び地形の調査を行い『*The Description of Leicestershire*（レスターシャーの地勢学）』としてまとめ上げ、『憂鬱の解剖』が出版された直後の１６２２年に刊行した。その最初のページにウィリアムは「太陽から食を除くがごとく、作為や占星術の計算を除いて」レスターシャーにもっと光を当てたいと述べている。

おそらくこの一家もまた当時の多くの家庭がそうであったように天文年鑑を読んでおり、また占星術師を個人的に頼んで、未来に関する質問のアドバイスや回答を得ていたものと思われる。

バートン兄弟が生まれた荘園屋敷は「奇妙な建物で、いくつもの小塔があり、周囲には屋敷に向かう道を除いてぐるりと濠《ほり》がめぐらされ、並木のある広い道に囲まれている」[16]と描写されている。小塔での孤立した生活は、のちのオックスフォードにおける隔離生活の予行演習であったといえるかもしれない。屋敷自体は水の流れにより、さらには何エーカーにもわたる先祖伝来の広大な敷地に囲まれ、音響的には外の世界と完全に隔絶されていた。この屋敷を訪ねようという者は、馬か馬車を雇わなければならなかった。荘園屋敷はその後18世紀に取り壊され、周囲の環境には、人々のアクセスを楽にし、荒廃をとどめるために手が入れられた。バートン一家は必要なものはすべて、リンドリーの自分たちの小さな世界で事足りた。そこには果樹園、馬小屋、礼拝堂まであった。兄弟はいずれも天文学と占星術という対をなす科学について考え、窓から夜空を眺めながら、一方の分野を他方の分野と切り離すこと、あるいは科学と魔術を分離することの難しさについて考える時間はたっぷりあったものと思われる。

リンドリーの周囲は歴史的環境に恵まれていた。レスターシャーに捧げた著作のなかでウィリアムは素晴らしい土壌と牧草地と蛇のいない幸運を、さらにはリチャード1世と聖地パレスチナまで同行した高貴なる祖先にまでさかのぼるバートン家の血統についてもスペースを割いて自慢している。リンドリー荘園はリチャード3世が戦死したボスワース・フィールドの近くにあり、地元の墓地にはその戦争で死んだ兵士たちの多くの墓があった。宗教改革後も領地を維持できたことを考えると、一家は何十年にもわたるローマ教会との綱引きにおいて常に正しい宗教的権威の側についていたと思われる。バートンの母ドロシーがイエズス会のアーサー・フォーントの親戚であったことが、カトリック側の心証をよくしたであろうことは考えられる。母ドロシーは骨接ぎなどといった簡単な処置を含む「外科医術」に優れていたようで、おそらく次男の医学に対する関心は母親の膝元で育まれたものと思われる。また母方の別の親戚であるアンソニー・フォーントは、メランコリーによる病で亡くなったといわれていた。[17]

バートンは地元のグラマー・スクールに進学するためにリンドリーを離れた。最初はヌニートン、次にサットン・コールドフィールドに移ったが、ワーウィックシャーとの州境近くにある双方の学校では天文学と占星術の授業がカリキュラムに組み込まれていたものと思われる。彼は兄ウィリアムのあとを追ってオックスフォードのブレイズノーズ・カレッジに入学し、第1学位を獲得するためにクライスト・チャーチに移り、そのまま残り続けた。

そしてオックスフォード大学時代のある時点で、彼とメランコリー――占星術と並んで彼の人生に決定的な影響を与えたと墓碑銘に記されたそれとの陰鬱な関係が始まる。自分はその奴隷になってしまった、と彼は述懐する。『憂鬱の解剖』では、それまで楽しい仲間であり、おしゃべり好きで、ユーモラスな姿を見せていたのに、突如として彼は残酷な真実を読者に叩きつける。「世界はすべて狂っている……それはメランコリーに満ちている……それは我々人間なら誰でも生まれつき持っている病なのだ[18]」

1593年にオックスフォード大学ブレイズノーズ・カレッジに入学した彼は途中でクライスト・チャーチ・カレッジに移り、卒業したのは1602年、26歳のときだった。当時の卒業平均年齢が19歳であることを考えると、この長い在学期間は、おそらく彼に取り憑いた抑鬱性の病によって説明されるだろう。

ピーター・コッデの描いたある若者の肖像《書斎の若き学者――メランコリー》は、こちらをうつろな目で見返している若き日のバートンの姿だったかもしれない。

「メランコリア」こそはバートンの生きていた時代の不安と関心と、古代の世界を結ぶ糸だった。その概念についてはすでに2000年近くも前から知られていた。アルブレヒト・デューラーはその要素を抽出してメランコリーを擬人化した女性の銅版画に残した。女性は世間に向かってうつろに目を見開き、まわりは占星術の器具に囲まれている。彼女の隣には砂時計が置かれ、見る者に時間が残されていないことを思い出させる。空の彼方《かなた》には彗星《すいせい》と虹があらわれている。

バートンの時代のヨーロッパは、この古い病の新たな波にさらされていた。メランコリアは16世紀と17世紀ヨーロッパにおいて一種の流行病《はやりやまい》のようなものだった。心ここにあらずといった様子で中空を見つめ、せせらぎのかたわらに横たわっていれば、それは知的な優雅さのあらわれとみなされ、「学者の病」という診断が下されるだろう（当然ながらそれは富のしるしでもある。金持ちにはのらくらする時間があり余っており、症例を記録してくれる医師に診せる余裕があっ

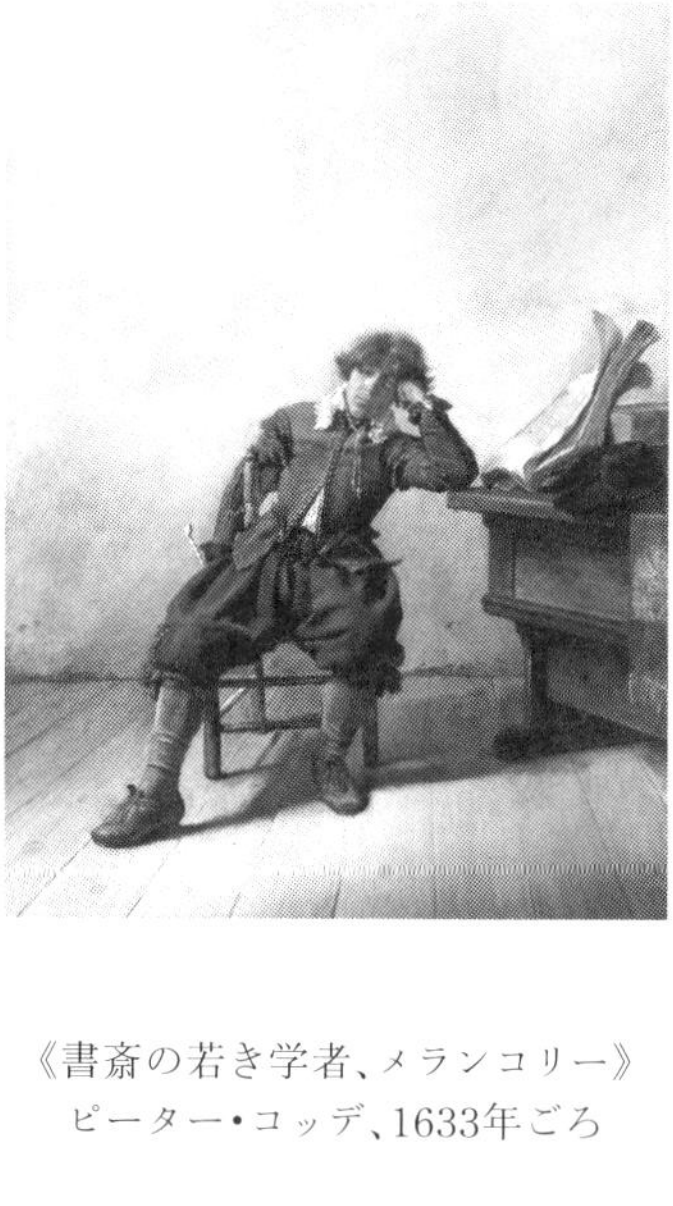

《書斎の若き学者、メランコリー》
ピーター・コッデ、1633年ごろ

た)。ニコラス・ヒリアードが第9代ノーサンバーランド伯爵ヘンリー・パーシーを描いた、書物をかたわらに、肩肘をついて横に寝そべる若者こそ、まさにメランコリーな学者そのものの姿である。

こうした精神障害をあらわすいにしえの用語は、何もかもを心理学や神経学の言葉でひとくくりにしてしまう近代的な世界で適切に言い換えられることはなかった。だが古代医術における「メランコリア」という概念は、現在わたしたちが憂鬱や妄想と考えるようなものも包含してきた。古代の「メ

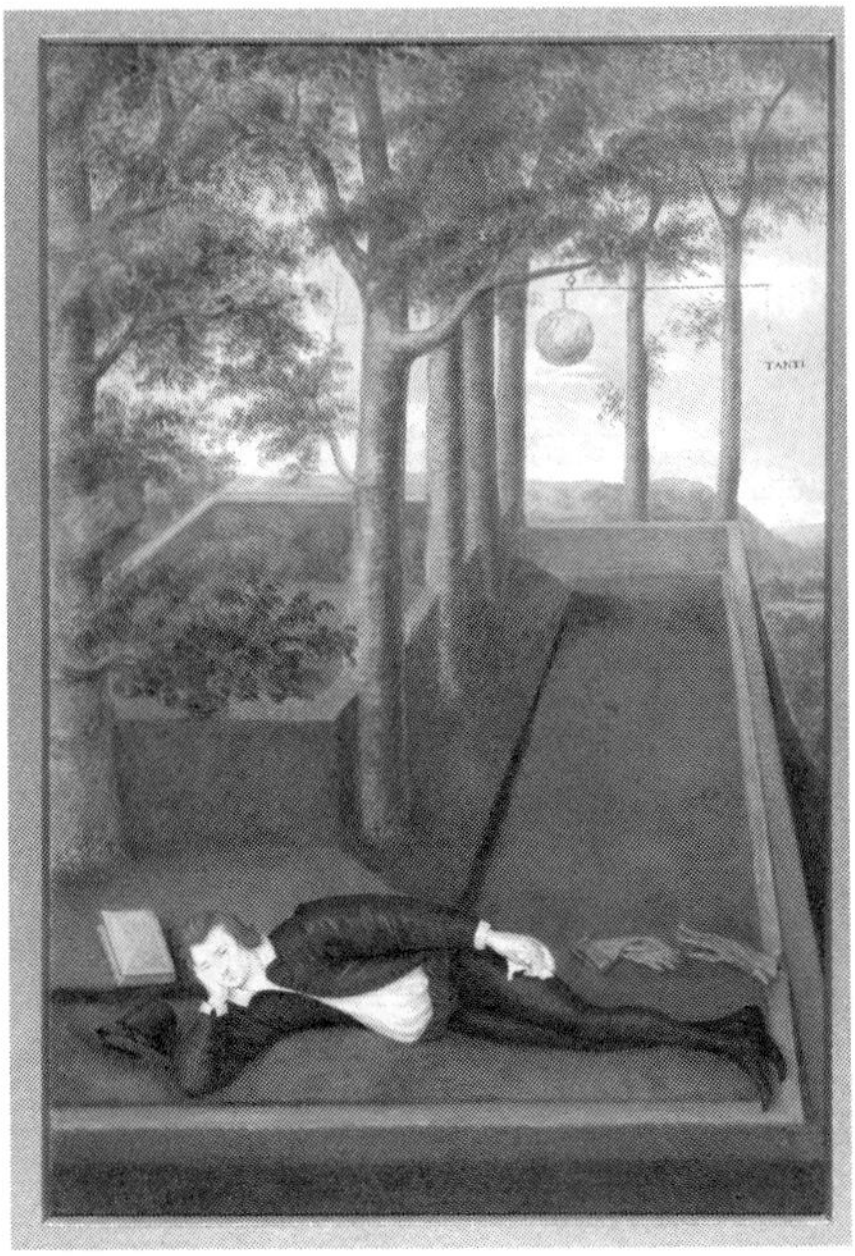


《第9代ノーサンバーランド伯爵ヘンリー・パーシー》
ニコラス・ヒリアード、1595年ごろ、ミニアチュール

ランコリア」の定義とは「哀しみ」に近いものだったが、それは現代のわたしたちが思うようなひとりよがりの瞑想《めいそう》というよりは重い精神障害と解釈されてきた。

ヒポクラテスは「メランコリック」を4つの体液──人体に存在する要素であり、その人の気質や健康状態を決定すると思われていた──のひとつが過剰に分泌している人間のことだと診断した。この場合、メランコリー患者は黒胆汁が過剰であり、それが特定の精神状態、とりわけ恐怖と哀しみを特徴とする症状を引き起こす。彼は「メランコリア」をすべての精神障害に適応できる言葉として定義し、現在では妄想とみなされるものもその範疇《はんちゅう》に入れた。

ローマ帝国で医師をしていたペルガモンのガレノスは、メランコリアをめぐるアイディアを発展させ、メランコリー患者のなかには抑鬱の兆候の他に、奇妙な固定観念を抱く者たちがいると論じた。「患者のなかには」と彼は著書『身体諸部分の用途について』に記している。「自分がカタツムリのようなものになってしまい、殻が壊されないように、他人を避けるようになった人々もいる」[19]。また、アトラス──タイタン神族であり天を支える者──がそれまで支えていた世界を落としてしまうのではないかという信念に取り憑かれた男についても記している。

古代医学におけるもっとも際立った妄想の描写は、ガレノスの同世代人であり、ギリシャの辺境カッパドキア（現在のトルコ）の医師アレタイオスによるものである。彼は『*Of the Causes and Signs of Acute and Chronic Diseases*（病の原因とその兆候について）』という著書で、メランコリー患者の症例をいくつか挙げている。「患者には自分が人間以外の形を取っていると信じている者もいる。ある者は自分がスズメだと主張している。あるいは雄鶏《おんどり》や土でできた甕《かめ》であると。また、自分が神である、ある者は雄弁家である、あるいは役者だと主張し、藁《わら》の束を世界の笏《しゃく》と称して、うやうやしげに捧げ持っている者もいる。ある者は赤ん坊のような泣き声をあげ、腕に抱き上げろと要求する。または自分が辛子の粒になったと信じ、いつ雌鶏《めんどり》に食われるのではないかと常に震えている。洪水を引き起こすことを恐れて排尿を拒む者もいる」[20]。ここに述べられている深刻な精神障害——妄想による幻覚の悪夢——はメランコリアの一形態であり、ロマン主義の詩人たちによる好き勝手な想像力の暴走とは程遠い。これらの患者は極端な肉体的変身を遂げ、世界を救うためのとてつもない力と責務をになう存在になるか、赤ん坊や小動物、あるいは動物の餌のように無力な自身を見いだすのである。

メランコリー患者は何度となくその妄想と関連づけて論じられてきた。その理由はメランコリアが脳の想像力をつかさどる機能にダメージを与えると信じられてきたからである。そしてどれもが風変わりで魅惑的な物語であったからだ。

ここで少しばかりバートンのひそみにならって脇道に入ってみよう。人々が自分に毒を盛ろうとしていると思い込み、人類への憎しみをつのらせ、孤独に逃げるか、ひそかな宗教的儀礼にふけるようになる人々のことを初めて記録に残したのはアレタイオスである。[21] 彼はもっとも一般的な妄想のタイプとしてパラノイアと被害妄想と宗教的妄想を挙げ、それらがもっともよく見られるタイプであり、いかに不変的なものであるかを論証した。

バートンはこうした昔の記録をたどることに新たな情熱を燃やし、誇大妄想の症例を17世紀の読者の前に披露した。彼はそれらのごった煮のなかにさらに別の物語を加えた。「アリストパネスの［古代ギリシャの詩人］カエルが腹のなかにいて〝ゲコゲコゲコ〟と鳴き続けていると信じ込んだ男が、それが理由で7年間医学を修め、治療法を求めてヨーロッパのほとんどの場所を旅した」

バートンの情報源のなかには、イタリアの都市フェラーラのメランコリーに取り憑かれたあるパン職人が、自分の身体がバターでできていると信じ込み、溶けてしまうことを恐れてパン焼き窯の近くには近づこうとしなかったという例が報告されている。またフランス王ルイ11世は自分のまわりのものがすべて悪臭を放っていると主張し、医師の処方したいかなるかぐわしい香水をもってしても彼を納得させることはできなかったという。バートンがこれらの物語にどうして抵抗できるだろう。彼は手に負えないほど膨大な資料と知識を一定の秩序に従って並べ直し、同じ悩みを抱える同胞たちに、さらには未来の世代の助けとなるような、実用的な手引きの編纂に取りかかる。彼は10年近くにわたって情報源となる素材を熱心に研究してからようやくペンを取るが、彼の書く文字は堰《せき》を切ってあふれる彼の蓄積された知識に追いついていないような印象さえ受ける。

『憂鬱の解剖』は特殊な精神障害とその原因、治療法についての臨床研究書ということになっているが、むしろ意識の流れを読んでいるような印象を受ける。途方にくれるほど膨大なリファレンスと枝葉末節が展開され——こっちにはシェイクスピアがちょっぴり、あっちにはチョーサーの切れ端がといった具合に——多くの自己矛盾に満ちている。バートンはそのカオスになんとか秩序を見いだそうと格闘するが、しだいにそのカオスが彼の内なるものなのか、外にあるものなのか区別するのが難しくなってくる。

バートンが慣例を破って自身のメランコリーに対する思いを読者に吐露している箇所がある。「汝《なんじ》こそは我が論考の対象である」と彼はいう。あたかも読者に鏡を向けるかのように。バートンはわたしたちに何か潜在的に不愉快なことをさせようとしているのだ。己の妄想の存在に気づけ、と。

彼はその著書を読者に捧げるが、自分の仕事に関しては常に忙しさのなかに埋もれようとする。怠慢こそは、メランコリーの主原因であると彼は説明する。「そしてわたしの書いたものが、見栄えだけはいい立派な丸薬のように、食欲を誘い、味覚を欺き、全身に薬効を及ぼすように摂取されることを望む。わたしの文章は楽しむだけでなく精神を調整するものでもあるのだ」[22]

オックスフォード大学ボドリアン図書館のアシュモール・コレクションにはロバート・バートンとその精神状態についての重要な手がかりが記された別のノートが残されている。そこには若き日のバートン――のちには熱心なアドバイス魔となる――が助けを求めてある人物を訪ねたことが記されている。そのノートは当時の占星術界における最大のスターであった人物のものだ。彼の名はサイモン・フォアマン。フォアマンは占星術師であるだけでなく、著名な医師としても知られ、1590年代と1600年代にロンドンやその周辺で診療を行っていた。予約日誌には1597年6月18日午後5時40分の診察予約が記されている。その日フォアマンは「ロバート（Robert ではなく Robart）・バートン、20歳」なる人物の訪問を受けている。[23]

リンドリー出身のロバート・バートンの生年月日はまさにこの年齢に相当し、このロバート（Robart）・バートンなる人物に該当する。もうひとつの証拠はいささか副次的だが充分に説得力がある。それは我らがロバート・バートンが兄のウィリアムを訪ねていったことを示唆する手紙だ。ウィリアムは当時ロンドンの法曹学院に加入を許されていた。[24]

アシュモール・コレクションに残された幾百ものフォアマンの所有物のひとつである「ケースブック」は、手垢《てあか》のついたくたびれたノートである。それは売れっ子占星術師のありふれた日々使いの品であり――あっという間に1冊が埋まる――フォアマンの蜘蛛《くも》の脚のような筆跡でびっしりと覆われ解読を困難にしている。

だがその暗号のような走り書きに並んでバートンの名前がたしかにあり、1597年6月18日にバートンがフォアマンのもとを訪ねたときのことが書かれている。診療室はテムズ川北側のシティー・オブ・ロンドン、ビリングスゲートのストーン・ハウスにあり、のちにロンドン大火で焼失することになるプディング・レーンの隣の通りにあった。時代はまだエリザベス1世の治世下だった。

フォアマンは机の向かいに座る若者の倍以上の年齢だった。顎には豊かな髭をたくわえ、額は突き出ていた。その分野における当代きっての著名人の常として、相手を怖《お》じ気《け》づかせるような威圧感の持ち主だった。彼はまた何年か前にロンドンじゅうを席巻《せっけん》した疫病から回復したことでも知られていた。フォアマンは1年間に2000もの診療をこなし、それによって生計を立てていた。彼は社会的に不動の地位を固め、同じような当時の社会的大物とも親交があった。またしばしばグローブ・シアターの公演に出かけ、その体験を『*The Bocke of Plaies and Notes therof per forman for Common Pollicie*（観劇記）』という別の日誌にまとめている。1611年から始まるこの日記には、いくつかのシェイクスピアの芝居をじかに見聞した体験が、そのなかには『マクベス』のバンコーの幽霊に対する批評や、マクベス夫人の夢遊病に対する鋭い考察などが含まれている。医療施設というものがあらわれるのはフォアマン以降だったが——彼はいかさま師とみなされていた——慢性的な不調の治療に定評があり、人々は彼に健康上の相談を持ち込んだ。

机の背後には彼が選んだ占星術師の肖像画が掛けられている。棚という棚はぎっしり詰め込まれた、ベラム革で装丁された占星学関係の書物で埋められている。フォアマンの前には「天体位置表」と呼ばれる惑星の運行を記したテーブルが置かれ、これをもとに必要とあらばいつでも天体の配置を計算できるようになっていた。フォアマンはペンを取り上げ、バートンの問題を書き留めていく。

ケースブックによればフォアマンはまず診察を受けに来た若者にいくつかの質問を投げかける。名前、年齢、どこが不調なのか。記録によればバートンは全体的に気分が優れず、腸の不調を訴えている。彼は塞ぎがちな気分を直してくれるものを求めていた。おそらくその時点で、彼はそれが多くの書物に出てくる「病」すなわちメランコリアではないかと疑っていたかもしれない。

フォアマンは天体位置表を前に、診察の日時に相当する位置を探し求める。彼はさらにそれを12の星座あるいは宮に分かれた天体図に記入する。ホロスコープは当時知られていた惑星——水星、金星、火星、木星、土星そして太陽と月の位置と12の星図との関連によって算出された。そしてまた別のホロスコープがある。「誕生図」には生誕したときの惑星の位置が描かれる。それはその人物の過去をさかのぼり、過去に何が起こったかをもとにしたホロスコープである。さらにそれとは別に、何かをするためのふさわしい時期はいつか、あるいは「イエス」か「ノー」かだけで答えられるような、日時占星術のホロスコープが作られることもあるが、ほとんどはその質問をしたときの天体の配列によって計算されることが多い。最初の診察時の星の位置と惑星の位置はもっとも重要とされた。これはバートンの最初の訪問であり、彼は健康問題を相談するために来たのだった。

フォアマンは宮にある惑星の配置のルールにのっとってホロスコープを読んでいく。それぞれの宮は独自のカテゴリーをあらわしている。たとえば「生」や「死」といった主要な原則（第8宮）、「家庭」といったものの概念（第4宮）、あるいは人間関係（第7宮）といった具合に。第1と第6、そして第8宮は医学関連の質問にもっとも重要であり、それらの宮に土星あるいは火星があるのは不吉とみなされた。

フォアマンは書棚にずらりと並んだ法則集を参照していく。惑星・星の配列は幾千にも及ぶ組み合わせが可能だった。

フォアマンはメランコリーの診断を下し、彼の症例に応じたいくつかの薬品と下剤を処方する。バートンは診断にじっと耳を傾け、やがて退出しようとしたとき、フォアマンはさらに別の情報を投げかける。学生はうなずき、代金を支払い、よろめき出るようにしてストーン・ハウスをあとにし、馬車を拾ってオックスフォードに帰った。

一般向けの占星術の案内書のなかで、フォアマンは医師と患者の関係の重要性について強調し、いかなる治療法よりも両者間の信頼ほど重要なものはないと述べている。彼の診察は何世紀かのちに登場する心理療法の「対話治療」に先駆けるものだった。膨大なケースブックの束は、多くの人々が彼のもとに人間関係のアドバイスを――ときにはセックスに関して――求めに来たことをあらわしている。

疫病の大流行のさなかにもロンドンに居続けたことで、１５９０年初めには、フォアマンは勇敢な人物としての名声を得ていた。彼の医療者としての成功は学会の医師たちの関心も惹きつけたが、それは悪い意味においてだった。彼らはフォアマンをいかさま師と決めつけ、彼もまた医師たちが自分を迫害していると信じ込み、被害妄想が高じて友人たちに彼らが自分を殺そうとしていると言いふらすほどだった。彼はウィルトシャーの一族の出身だったが、先代の時代に修道院が解体されたことで権利をすべて剝奪されていた。彼は小間物商人や食料雑貨商の見習いなどを経て独力で叩き上げた人物だった。

次の患者が来る前に、彼は診断の結果をノートに書き留める。

「悲嘆が引き起こす脈の激しい乱れ。腹痛。血流の滞り、及び異常な流れ。頭がひどく重く、眠気がある。腸のねじれ。軽度の痺《しび》れもしくは熱」[25]

彼はさらに先ほど若者に告げたばかりの内容を記録する。「メランコリーの薬を3日分と吐瀉《としゃ》薬を調合。彼は自ら死を招き……突然の死を迎えるだろう」[26]

6月25日午後5時30分、バートンは同じ症例に対して2度目のフォアマンの診察を受ける。

「ロバート（Robart）・バートン　2度目の訪問。鼻と腹に症状。丸薬1錠を与える」[27]

さらに3回目の訪問が記録されている。

「1597年7月21日。ロバート（Robart）・バートン、20歳　頭の痛みと腸のねじれ、メランコリーの残留。血液の滞留が今から17日後に熱と苛立ちをもたらす。4日分の吐瀉薬。RC2、4日分。ノーブル金貨で支払い」[28]

「1597年8月19日午後　ロバート

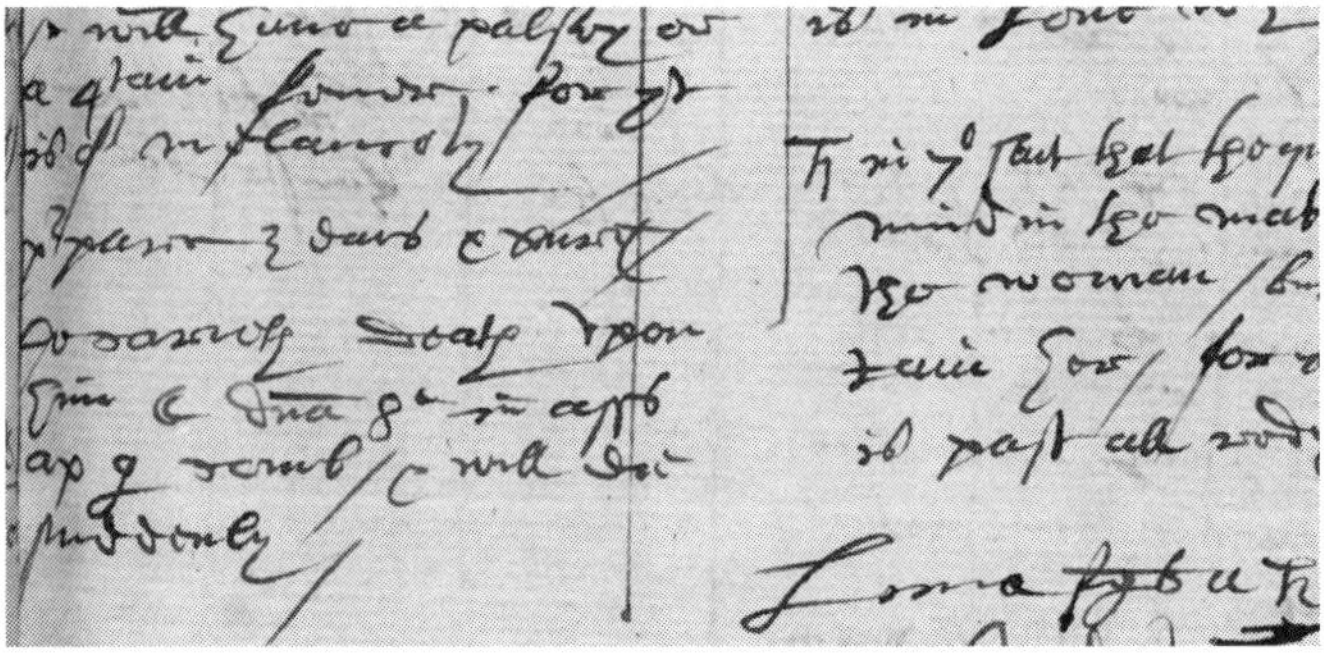

「ロバート・バートン、20歳……突然の死を迎えるだろう」
1597年6月18日、サイモン・フォアマンのケースブック

（Robart）・バートン、22歳［原文ママ］。胃の不調、腸のねじれ。身体が重く不健康。頭に刺すような痛み」[29]

「10月11日午前。ロバート（Robart）・バートン、20歳　手と膝に燃えるような痛み、腸のねじれ[30]」

バートンは何度も何度もフォアマンのもとを訪れた。彼は入念な計算ののちに「自ら死を招き、突然の死を迎えるだろう」という宣告を受けていた。だが、それでも彼はフォアマンのもとに通い続けた。おそらくフォアマンはホロスコープ以外の、彼のメランコリー状態に役立つような何かを提供したものと思われる。

『憂鬱の解剖』におけるバートンには一貫性がない。文章のスタイルはあちこちに飛び、その意図するところは、気軽なエンターテインメントから深刻な警告までと実に振れ幅が大きい。彼はいつのまにか忍び寄るこの恐るべき病について「怠惰や自発的な孤独は、メランコリーという死にいたる悪鬼を引き寄せ」、人間を「不平や欲求によってやつれさせられた潰瘍だらけの魂」にして、さらに「苦悩」におとしいれるものと述べる。[31] そうかと思えば、人間の無益な活動、とりわけ学者たちの、どんどん膨れ上がっていく著作を終わらせるための長年の絶えざる不毛な苦悩について冷笑的に眉を吊り上げてみせる。出版者は英語で書くことを要求したが、バートンはラテン語のほうにずっとなじみがあった。たとえばのちに〝delusion〟という言葉になり、一種の精神錯乱を意味する〝decieving〟（誰かを誤った方向に導くこと、欺瞞《ぎまん》）にもなる〝delusionem〟という言葉に。そこには文字どおり「もてあそぶ」という意味の〝ludere〟という動詞が含まれている。人を誤った方向に迷わせるようなこうした言葉のなかに、ちらりと茶目っ気が感じられる。妄想とは謎解きゲームであるが、その一見からかいのように見えるなかには非常に深刻なメッセージがこめられているのである。

最初にフォアマンの診察を受けてから15年というもの、バートンはいつか突然の死を遂げると予言する天空の惑星の位置を意識しながら生き、働いてきた。サイモン・フォアマンのようなカリスマ的人物の予言が、若い学生に、とりわけ憂鬱に苛まれ続けてきた若者にどのような影響を及ぼしたかは想像にかたくない。

　１６０３年前後になるとバートンは自分のノートに、フォアマンの占星術ガイドを手引きに自分の誕生のホロスコープを描き始める。彼は自分が生まれたときの夜空に輝いていた十二星座の配置を記入する。空にのぼる星座は彼の第1宮に入り、その星座につながりのある11の宮は楕円の向こう側に反時計回りに配列されていく。

　彼は天文配置盤に、自分の生まれた日の惑星と、太陽と月の位置の場所を求め、それらがどの宮に入るかを決定する。それぞれの宮にはテーマが存在する――たとえば「健康」「コミュニケーション」あるいは「家」といった。それから彼は天体図を横切る線の分析を始め、それらの天体の配置がどういった関係になっているかを把握する。そしてそれらの神秘的な意味を探り出そうとする。彼は解釈の助けにフォアマンのガイドを使う。天体図は土星か火星――もっとも不吉な惑星――がいつ第8宮に入るかを告げる。この宮は生と死に関する事柄に関連している。見てはならない、だが……。

　それはそこにあった。惑星が彼の第8宮を横切り、そのときに起こる災厄を知らせる。それは彼が63歳のときに起こる。

　自分がいつか「突然死ぬ」という思い込みはいまや、はっきりとした日付となって具体性を帯びてきた。彼は限られた時間のなかで仕事をしなければならなくなった。

　バートンが古代文学の世界に戻ったのも無理はない。超自然な力が優位であり、神々が人間を生きる歩兵《ポーン》として妄想芝居をさせていた時代に。詩人や劇作家たちは万物の秩序に対する人間の無力さをさんざん描いてきた。この世において妄想というのは誘惑的な力を持っている。そもそもの概念は古代ギリシャの万神殿《パンテオン》に住まう快活な若い女性の姿であらわされている。エリスまたはゼウスの娘といわれる「アテ」はまさに人間の形を取った妄想と愚行の象徴である。紀元前8世紀に書かれたホメロスの『イリアス』でアガメムノンはアキレウスに次のように述べている。「Delusion（アテ）はゼウスの年長の娘であり、すべての者をたぶらかす呪われし存在である。その足は柔らかく、固い地面を踏むことなく、人間たちの頭の上を柔らかい足で歩き、彼らを迷わせる。彼女はわたしの前にも多くの者たちを巻き込んできた。あのゼウスさえたぶらかされたことがあるのだから。神々と人間のもっとも上に立つあのゼウスさえ[32]」

ロドスのアポロニオスによる古代ギリシャ時代の英雄叙事詩『アルゴナウティカ』ではヘラがテティスに次のように語る。「神々とて時折アテの訪問を受けるのです[33]」

ノンノスの5世紀の詩『ディオニュソス譚《たん》』では、ディオニュソスへの復讐に燃えるヘラはアテ（妄想）をつかわし、神の若き恋人アムペロスに、牡牛《おうし》の背中に乗るように仕向けさせる。そうすることで夫の恋人を殺そうというのだ。死をもたらす女神アテは、無謀な若者が狩猟中に山に入り込んでさまよっている姿を見る。そして若者と同年代の麗しき青年に変身して、アムペロスを甘い言葉で欺く……。[34]アイスキュロスは『アガメムノーン』で娘を殺した王の精神状態について述べる際に「妄想」について触れている。「だが、彼がひとたび必然というくびきに頭を差し入れるや、吐く息は汚れ、清きものの神々しきものをなぎ倒し、思慮分別のない、むこうみずな決断が取って替わる。人間を大胆にするもとは、悪魔に駆り立てられた妄想であり、かくして彼は我が娘の殺戮《さつりく》者とあいなり果てる。女を取り戻すための戦いの、彼の船の最初の生《い》け贄《にえ》として[35]」

黄金時代のアテナイは早くも心の見せる風景を知っていたのである。それらはアイスキュロスやソフォクレス、エウリピデスの芝居において初めて詳細に紹介された。いずれものちにフロイトが回帰することになる風景やキャラクターたちだ。バートンは彼のコレクションに文学から集めた世の偉大な愛の物語も加える。それはのちの心理学的問題に近代的アプローチの可能性を与えるものだった。彼は何世紀もあとに登場するサミュエル・ジョンソンやローレンス・スターンやロマン派詩人たちの先達者として高く称賛されるようになる。

だが、いかに努力しても彼は自身のメランコリーを封じ込めることはできなかった。彼のキャリアがどんなに称賛されるようになっても、禁欲的な学者の声は聞こえてこない。そこにあるのはフラストレーションを抱えた男の声である。「わたしは貧乏ではない。金持ちでもない。持てるものはほとんどなく、望むものも何もない。我が財産はすべてミネルバの塔にある。わたしの立場を良くしてくれようとする友人たちの将来への配慮や心遣いは決して途切れることはなかったが、高い地位も決して得ることはなかった。わたし自身の怠慢や不運、機会の看過あるいは無視、あるいは時代との不適応、無分別な行為のせいで、我が望みはいまだにかなわず、わたしは浜に打ち上げられたイルカのように、桶《おけ》のなかのディオゲネスのように取り残されている」[36]

彼は自身を、昇進がかなわず、アテナイの通りで壊れた樽《たる》に寝ていたことで知られる落ちぶれたギリシャの哲学者になぞらえる。失われた夢を諦めたといいながら、彼は腹を立て、自分自身に批判的であり、ややパラノイア気味でもある。彼の日常生活のスケッチは、そのキャリアの初期に自ら描写してみせたように「世界の災難や争乱から引きこもり」、申し分ない孤立のなかでクライスト・チャーチでの仕事に打ち込んでいる。濠に囲まれたリンドリー・ホールで過ごした子供時代のように。だが、彼自身の心の災難や争乱から隠れることはできなかった。メランコリアは彼を放っておいてはくれなかった。

　サイモン・フォアマンの死はやはり占星術師のウィリアム・リリーよって記録されている。リリーはそれが起こるより何年も前に、木版画でロンドン大火を予言した。そこには家々と人々が迫りくる悪魔の鉤爪《かぎづめ》のような炎に巻き込まれる情景が描かれていた。

　リリーはフォアマンの死について、自伝的な記述のなかにはさみ込ませている。彼は当時のゴシップから始める――1611年9月のとある日曜日の朝、ロンドンでの訴訟を逃れてランベスに住んでいた当時52歳のフォアマンは、妻に自分は次の木曜日に死ぬだろうと告げる。

> 月曜日になったが、何も変わらない。火曜日になったがいっこうに具合が悪くなる様子もない。水曜日が来ても彼はまだ元気なままだった。生意気な妻は面と向かって彼をあざ笑った。木曜日がやってきて夕食が終わっても彼はすこぶる元気だった。彼は川辺に行くと、船だまり近くの建物に行くためにオールで漕《こ》ぎ出し、テムズ川の真ん中に差しかかったところで彼はボートから落ち「定めどおりだ。定めどおりだ」といいながら死んでいった。[37]

　それに先立って起こった出来事や交わされたやり取りがどうであろうと、フォアマンが死んだことは間違いない。はたして彼の死はオックスフォードのバートンの耳にも届いただろうか？　フォアマンが自身の死をぴったり予言していたという報告を受けたのだろうか？　1611年当時バートンは35歳だった。彼は少なくとも10年間はメランコリーについて研究し、病のもたらす憔悴と抑鬱の波のなかで生きていたはずだ。もしフォアマンが自身の死を予言できたのなら、別の人間の死だって予言できるのではないか？　すでに作成していた自分自身のホロスコープがさらなる証明となるだろう。バートンはそれを自分の本に取り入れるというプロジェクトに没頭し、何十年にもわたって蒐集した情報のスクラップを体系化していく作業に突き進んでいく。それから10年後、45歳のとき彼は『憂鬱の解剖』を刊行する。それはいまや全3巻にも膨れ上がっていた。版を重ねるごとに、そのときの彼の考えの変化に応じて意識の流れに修正が加えられた。彼はさらに何年にもわたって素材を加えていき、読者にめくるめく体験を提供するとともに、病に向き合う方法を求める人々のために実際の治療法を提供し続けてきた。そして多くの者たちはそれに従った。『憂鬱の解剖』は彼が死ぬころにはさらに4版を重ねていた。バートンはさらに新しいケーススタディーを、症例を、治療法をどんどん詰め込み、死後刊行された1652年の第6版は実に50万語もの新たな大冊に膨れ上がっていた。市場は貪欲にそれを求め、出版者のヘンリー・クリップスは改訂版にも金を払った。バートンの遺言が書かれたのは死のわずか5カ月前であり、そのときの彼はあらゆる意味において健全な状態だった。『憂鬱の解剖』は彼に富をもたらした。さらに17世紀ケンブリッジにおけるリチャード・ホールズワースのような影響力のある神学者のもとにも届き、ホールズワースは若者たちのための必読書リストに『憂鬱の解剖』を入れた。彼の著書はいまだかつてないほど世界を駆けめぐっていた。

他の者たちがメランコリーと闘うのにどれだけ助けになったのかは判断が難しいが、バートンは一度も自らのメランコリーを支配することはできなかった。墓碑銘にバートンはその生涯最後の言葉を残している。彼はメランコリーに形を与え、メランコリーは彼に形を与えた。バートンの死の状況についてはいまだにはっきりしておらず、何世紀にもわたるゴシップにまみれて曖昧になってしまった。もしかしたらバートンは自殺したのではないかもしれない。噂は単なる大学内の伝言ゲームに過ぎなかったのかもしれない。バートンが大聖堂内に埋葬されたことを考えれば自殺説の可能性は薄くなる――自殺なら許されるはずがないからだ。だが彼はその罪を墓碑でさりげなくほのめかしている。その銘にメランコリーが彼に死をもたらしたと記しているのだ。わたしたちにはフォアマンの死をめぐるウィリアム・リリーの物語しか残されていないのと同じように、すべては伝聞に過ぎない。

メランコリーにどれほど強く支配されていたのかを伝えるバートンの逸話がある。メランコリーから逃れることができないとき、そしてめったにないことだが仕事から離れる時間ができると、彼は外に出て川に向かい、はしけを係留している場所を訪れ、そのいきいきとした野卑なやりとりを眺めている習慣があったそうだ。1863年版の『憂鬱の解剖』の序文において、ウィリアム・テッグはグレンジャーという人物の発言を引用している。それによれば「バートンは自分のメランコリーを軽減するためにこの本を作り上げた。だが、症状はどんどん進み、何をもってしても彼を笑わせることはできなくなった。ただひとつ、橋のたもとで、はしけの人夫の口汚いやりとりだけは彼に心の底からの笑いをもたらさずにはおかなかった」。バートンはその分身であるデモクリトスと同じように、人間たちの愚かしさを笑い飛ばすふりをしてみせる。だが、彼に笑みを浮かべさせることのできる唯一の出来事でさえ、冷笑的な孤立がその効果を薄め、彼の笑い声はうつろだ。

彼の作ったホロスコープはなかなかよくできている。メランコリーの海が彼を囲んでいる。ここには定義が、基準が、論理がある。バートンは未来に惑わされ、嵐の海のブイのようにしがみついていた。だとすれば星の配置図における定められたポイントは、彼にとっての救命具だったのではないだろうか。だとすれば、それは彼自身を導くための何かだった。占星術の惑星の位置は彼の包容力ある精神に、その成人としての人生のほとんどに影響を及ぼし、彼を導いていたのではないか。

バートンは風刺的な文学の仮面に隠れようとした。彼は愛するクライスト・チャーチにおける学究に避難所を求めた。占星術師のケースブックに残されたわずかな記述だけが、傷つきやすい若者の精神の断片をあらわにしている。陰鬱な病の正体をなんとかして究明しようとした男。もしかしたらそこにある数行こそが、バートンのもっとも真実の声に近いのかもしれない。

# 第4章

# 新興宗教に心奪われた弁護士F・スピエラの「絶望」の果て

## Francis Spira and the 'Delusion of Despair'

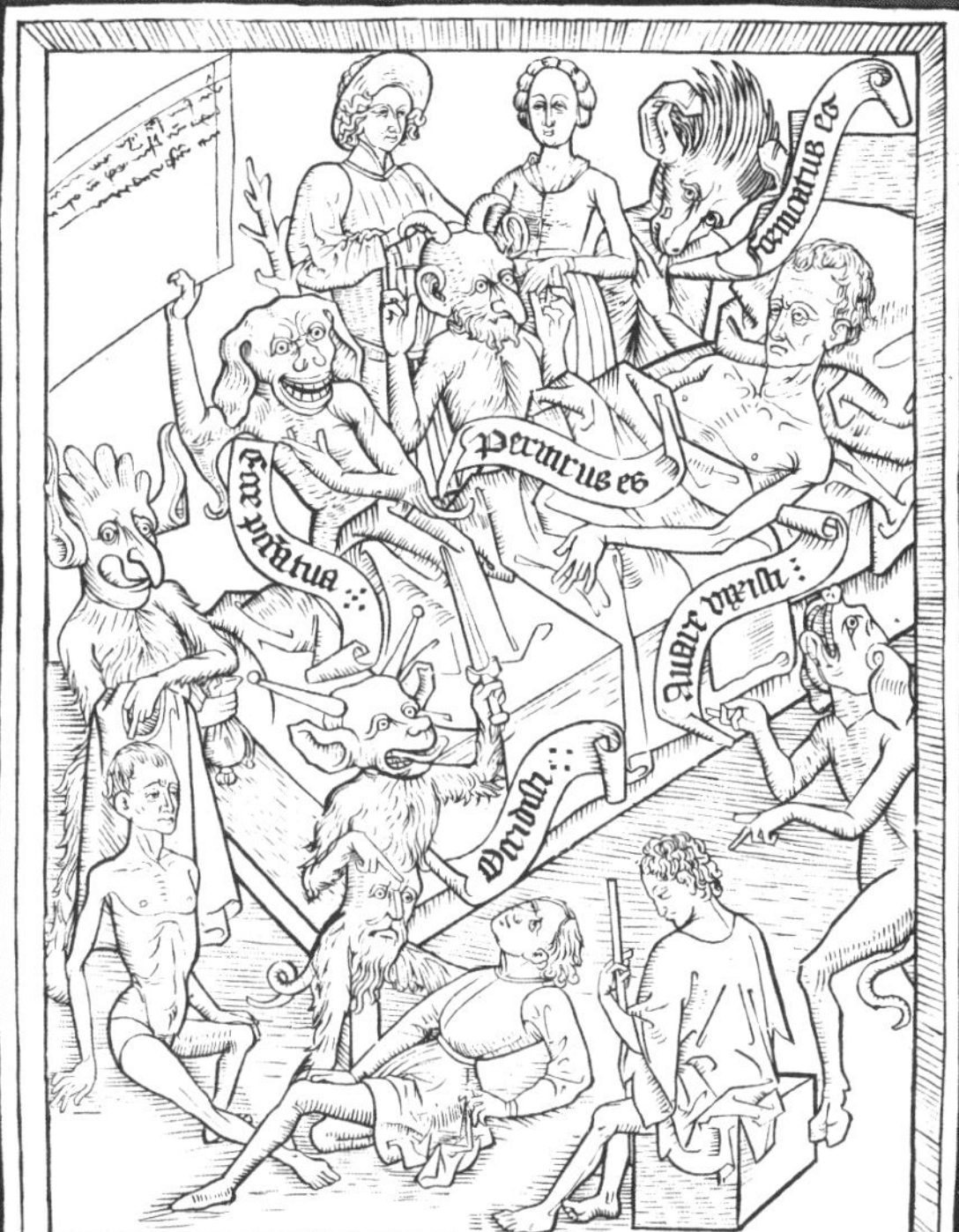

《絶望の誘惑》

Master E. S. 制作、1450〜1467年

『アルス・モリエンディ（死亡術）』収録

1548年、北イタリアのベネチア。46歳の弁護士フランチェスコ・スピエラは、ベネチア教皇特使団の前に立っていた。彼は自らのプロテスタント信仰の異端性を問う審判にかけられており、信仰を撤回するかイタリアを去るかを迫られていた。彼は簡素な平服――布の帽子にシンプルなチュニックに胴衣《ダブレット》――に身を包み、審判員の厳しい視線にさらされていた。髭はきれいに切り揃えられ、目は彼らに理解を訴えかけている。だが、それは得られそうにない。スピエラに勝ち目はなかった。改宗を破棄することのとてつもない重圧にもかかわらず、彼はルターの理念を信じていた。同時にまた、信仰を放棄しなければ彼の家族に何が起こるかを危惧していた。宗教的権威と彼の神の要求にはさまれ、どこにも逃げ場がない。スピエラはその場で卒倒する。意識を取り戻し、最後の選択を勘案した末に、彼はプロテスタント信仰を破棄する旨の書状をしたため、必要な書類に署名をした。

スピエラは故郷であるパドバ近くのチッタデッラの街に戻ってくる。つい最近まで彼は地元の名士だった。だが、今やその評判は地に落ちた。人々は彼を警戒していた。隣人たちは彼と目を合わせようとしなかった。そのなかには彼を当局に告発した者もいたが、それが誰なのかはわからなかった。だが、心当たりの者はいた。彼は長年にわたって地域社会の法をつかさどってきたが、それが今度は自分自身を罰するために向けられることを思いながら臥所《ふしど》についた。彼はまた真実の信仰を公に否定したことに対する羞恥に苛まれていた。家には11人の子供たちが彼のまわりで眠りに就いていた。子供たちをなんとかして護らなければならない。もはや眠ることもできなかった。輾転《てんてん》反側したあげく、彼はある決断を下した。自身の自由を護るためなら必要なことはなんでもしようと。彼は罰金を払い、聖体拝受のための聖堂さえ建立した。さらには２０００人の公衆の前に出てベネチアで署名した書類を一言一句にいたるまで読み上げた。

だが、彼がたった今その安全を揺るぎないものにしたはずの家族と、彼らが住む家に向かう途中で神がその姿をあらわした。ピューリタンの法律家であり、スピエラに関するもっともセンセーショナルな物語を出版し、それによってこの物語を有名にしたナサニエル・ベーコンによれば神は容赦ない言葉で彼を譴責《けんせき》したという。「おまえはキリストよりも妻や子供たちを優先するのか？　現世の人々の称賛を神の栄光よりも良しとするのか？[1]」現世における苦難は、正しいことを為し、真実の道に戻ることによって得られる栄光に比べれば何ほどのものでもない、と神は警告した。

神への恐れに直面したスピエラはその場に凍りついてしまう。現在の彼の家族を脅かす世俗的な危険と、未来に待ち構える苦痛をどうやって比べることができるだろう。彼はすでにプロテスタントとしての信仰を裏切ってしまった。今またルターの道に戻れば、現世における罰はたとえようもないほど過酷なものになるだろう。

なんとか家にたどり着いた彼のもとに、またしても神の声が襲いかかる。「悪しき輩《やから》よ、わたしを否定し、わたしに服従するという誓約を翻し、誓いを破ったからには、おまえは背教者である。おまえに永劫《えいごう》の呪いを申し渡そう」。ベーコンの物語はまるで芝居の台詞か、警察の報告書で証人の供述を聞いているかのような趣があり、この真に迫ったドラマのような語り口がいかに人々に広まっていったのか理解できる。

この出来事はスピエラに激しい衝撃を与えた。肉体的精神的危機のクライマックスのさなかにもたらされた言葉は彼に取り憑いて離れなかった。彼は恐れおののき、肉体も精神も激しく震え出し、その場で失神する。肉体的な救済はすぐ手の届くところにあったが、それ以降、いかなる心の平和も救済も得られなくなった。彼は最後の審判者たるキリストの恐るべき判決を何度も聞かされることになる。彼は完膚なきまでに堕落したのだと……神の審判にさほど重きを置かない者たちは、それを彼のメランコリー気質のせいにし、それが彼の審判に影を落とし、一種の狂気へ追いやったのだといった。

ベーコンはさらにその状況から、スピエラの症状を当時ヨーロッパじゅうに吹き荒れていた、スピエラやその他の学者たちの想像力を迷わせた抑鬱性の精神障害によるものとする者たちもいたと述べている。スピエラのメランコリーは、小川のほとりに寝そべり、物思いにふけりながら中空を見つめているようなものではなかった。彼の失神は肉体的健康の不可思議な衰弱と精神的崩壊の始まりを意味していた。

スピエラは天啓を受け――呪われた者として――その啓示の物語は瞬く間にヨーロッパに広がっていった。その途中でスピエラの名前も英語式にスピラとなった。

その事件が起こってから50年ほどのち、それはある男の耳に――スピエラの気質と同じような「メランコリー」の物語を蒐集していたロバート・バートンなる男の耳にも届くことになる。その物語はバートンの注意を惹いた。彼は『憂鬱の解剖』という著書でその物語を引き合いに出した。「ここにパドバの法律家フランチェスコ・スピエラのもっとも注目すべき例がある。1545［原文ママ。原注2を参照］年、あまりの絶望に、いかなる賢人たちの勧告にも慰められることがなかった彼の魂は地獄の苦しみを味わった（と本人は語る）。それ以外のことについては正しい理解を示していたが、これに関してはもっとも狂っていた」[2]。バートンはその著作に収めるさらなる途方もない妄想の症例を得たのだ。彼は症例を観察しながら、痛いほど感じていた――自分が呪われし者だと信じること自体が、最悪の恐怖を結実させるのだと。たとえ、どれほどの反証があろうとも。

話をもとに戻すと、１５４８年12月27日、卒倒してから数カ月後、いまだチッタデッラにとどまり、スピエラはその絶食の８週間目の終わりを迎えようとしていた。彼の病床のまわりには彼をなんとか助けようとするさまざまな人々――同僚の法律家や医師や聖職者たちが集まっていた。彼は骨と皮ばかりに痩せ細っていたが、彼に食料や飲み物を摂《と》らせようとする友人たちのあらゆる試みを拒否し続けていた。彼はこれが自身に対する断罪であり、決してそれに屈するつもりはなく、友人たちの差し伸べるいかなる治療法にも応じようとしなかった。バートンによればスピエラの理解力はまだ「活動的」だった。彼はすばやい理解力を示し、会話は機知にあふれていたが、自分が地獄の業火に焼かれる身だという固い信念は揺るがなかった。

友人たちはこのメランコリー状態の治療法を見つけようと彼をパドバ大学の医師のもとに連れていった。「だが彼らはスピエラの身体に体液の異常な分泌がもたらすいかなる脅威も不調も見いだすことはできなかった。彼のこの病はなんらかの悲しみ、心の深い苦しみから来ているもので、その重荷がのしかかり、精神を圧迫している。それゆえに自由を求めるそれらの感情が体内の悪い体液を攪拌《かくはん》し、それが脳にまでのぼって想像力に変調をきたし、判断をつかさどる中枢を曇らせ、腐敗にいたらしめている。これこそが彼の病状であり、目に見える形であらわれた部分である。これらは解毒によって改善されるはずである……だが、彼らの施術はなんの効果も奏さなかった」[3]

友人たちはもはやスピエラの病を体液の異常によるものだと決めつけることはできなかった。彼らはその原因となる要素を探し求め、精神的・肉体的な原因そして少しばかりの心理学的理由に見いだそうとした。彼らが思いついた最善の説明は、精神的な重荷の一種だろうということだった。スピエラは彼らがまったく問題点を誤っていると感じた。彼は助けようとする人々を激しく非難した。自分の医師は神ひとりしかいないことを理解すべきだと。これは薬や解毒などで治るような病ではないのだと。「いかなる説得も彼を救うことはできなかった」とバートンは語る。「この男ほど、自分のなしたことのために嘆願した者はいなかった」

スピエラはその日遅くなってから絶望のために死んだ。ある者は彼が食を断って死のうとしたのだといい、あえて自ら死を選んだ——もちろん忌まわしい罪である——という噂も流れた。

さらに物語は続く。それはスピエラの病床に集った興味深い組み合わせの一団だった。ピエル・パオロ・ヴェルジェリオはカポディストリアの司教であり、その宗教的な立場をめぐって彼自身異端審問の審査を受けていた。マッテオ・グリバルディはパドバ大学の市民法の教授であり、スピエラの同僚だった。セント・アンドリュース出身のスコットランド人プロテスタント信者ヘンリー・スクリムジャー（もっとも流通しているスピエラの物語では単に「スコットランド人」としか出てこない）、そしてトランシルバニア出身のシジスムンド・ゲラウス。[4] このグループは当時パドバでもっとも権威あるふたつの機関を代表していた。すなわち「法」と「教会」を。

死の場面はまさしく典型的な中世である。『アルス・モリエンディ』すなわち「死亡術」は死に際の実際的なガイドであり、当時ヨーロッパのいたるところで売られていた。冊子には自分の死に際して何をするべきかの助言が載っている。それはヨハネス・グーテンベルクによって発明された持ち運び可能な印刷機によって、ヨーロッパじゅうにあまねく、かつ急速に頒布された最初のテキストのひとつであった。そのなかの1章には、死が近づいてきたときに忍び寄る絶望への誘惑に対抗するためのアドバイスが書かれている。文章につけられたふたつのイラストレーションが、その危機をいっそう際立たせる。ガーゴイルの姿をした悪魔やさまざまなグロテスクな怪物たちが、本人が絶望に屈したとたんに飛びかかろうと寝台のまわりで待ち構えている。もし誘惑に屈することなく、信仰を保ち続けていれば天使がその人間を導くだろう。寝台の足元には敬意を表して馬が横たわっているかもし

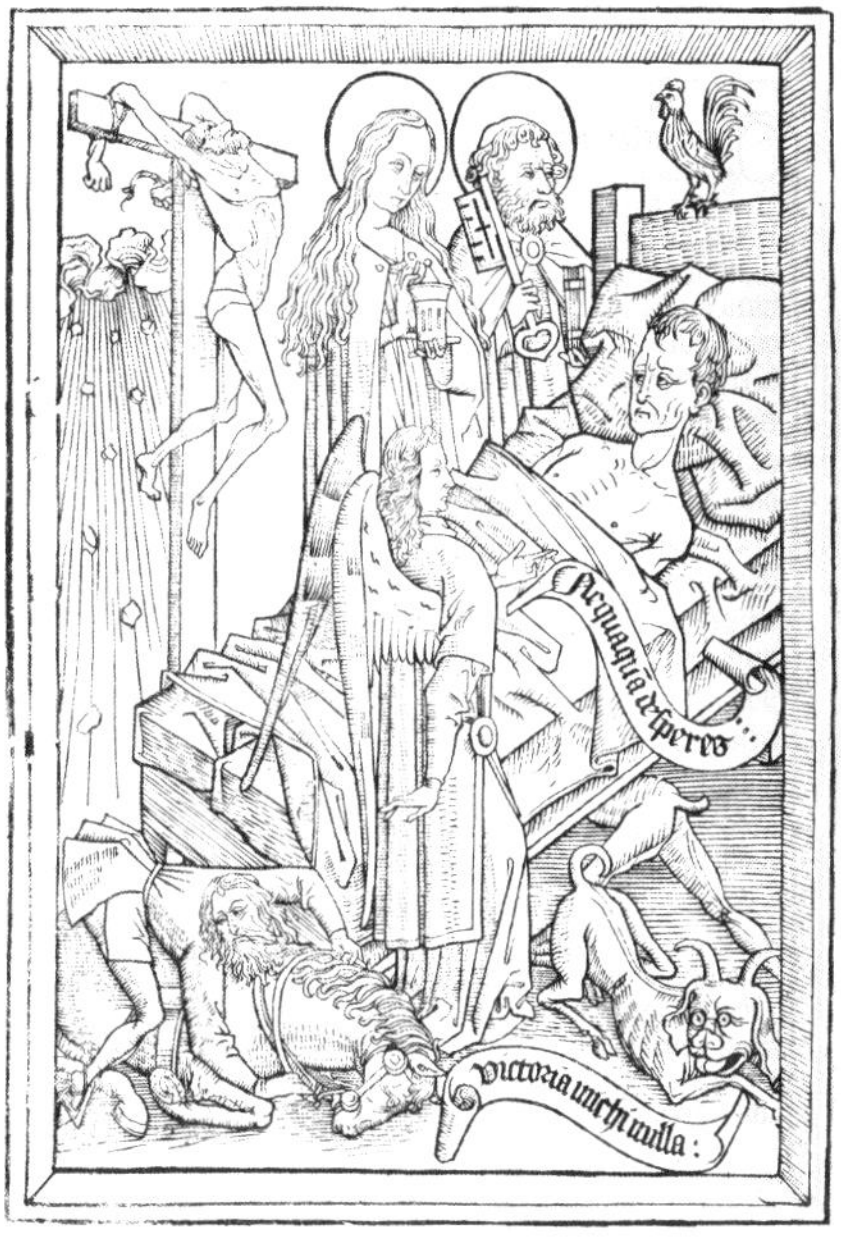

《告白を通しての慰め》
Master E. S. 制作、1450〜1467年
『アルス・モリエンディ』収録
オックスフォード大学アシュモリアン博物館蔵
章始めの《絶望の誘惑》も参照

れない。
おそらくは最初に公刊された記録であるマッテオ・グリバルディのバージョンによれば、スピエラは自身のプロテスタント改宗を否定したことでさまざまな苦しみを味わい、悪魔が枕に針を突き刺したり、壁に止まっているハエが突然悪魔に化けたりするのを見たという。[5] これらのイメージは明らかに『アルス・モリエンディ』の解説本から来たものである。プロテスタント信仰と中世世界はスピエラの身体のなかで死ぬまで戦い続けていた。

彼の死をまのあたりにした者たちは、その苦しみに満ちた最期の言葉や動作を記憶にとどめ、それぞれのペンで各々の物語を書き記した。これらの林立するさまざまなバージョンは北イタリアからヨーロッパ全土に、脚色を施しながら広まっていった。それは単なるイタリアの地方の一法律家の零落の物語ではなく、異端ゆえに真の宗教を捨てた者にはどのような運命が待ち構えているかの格好の手本となった。宗教改革のもたらした地殻変動はヨーロッパじゅうを震駭《しんがい》させ、人々はどちらかを選ぶことを余儀なくされていた——ローマ・カトリック教会側に残るか、あるいはマルティン・ルターとジャン・カルヴァンの側に飛び移るか。

スピエラの故郷チッタデッラはベネチアの管轄下にあり、パドバの前哨《ぜんしょう》地ともいえる小さな「砦都《とりで》市」である。多辺形をなすその城壁は、外敵からの攻撃を最初に食い止める防衛線として建てられ、何世紀にもわたる都市同士の数えきれないほどの戦いに役立ってきた。32基の塔や門は、どこかバートンのオックスフォード大学をほうふつさせるところもあったかもしれない。イタリア北部の国境近くに位置するチッタデッラはプロテスタント信仰がイタリアに流入してきたまさにその場所だった。またムラノ島のガラスを新たな棲《す》み処《か》へと運ぶ要衝の地でもあった。

マルティン・ルターの書に出合った時点では、スピエラは（この点においてはすべての物語が一致している）パドバの市民社会における成功者であり、高い教育を受けた名士でもあった。彼はこの新しい思想を最初は慎重に受け入れ、しだいに心を奪われ、ゆっくりと、だが確実にとらわれていった。改宗から6年後には、彼の住んでいる地域の公の集まりで、ルーテル派の理念を説くようになっていた。その演説があまりに説得力がありすぎたのか、1547年、隣人たちが異端審問所に通報した。当時ベネチアやその市民は非常に神経質になっていた。この地域はちょうど北の国境に面しており、カトリック教会はそうした異端の考えが流入するがままにさせておく国境にとりわけ神経をとがらせていた。ローマ教会はこれらの脅威に対して教皇や国王による取り締まりを強化していた。

スピエラに対する印象はいいものとはいえなかった。彼はブラックリストに載せられた書物を入手していた。1548年5月に審判がベネチアで始まると、彼は『*Beneficio di Cristo*（キリストの死のもたらした福音）』を見たことを認めた。この書物はイタリアの宗教改革において一大センセーションを巻き起こした出版物だった。とりわけ最後の章はカルヴァン派の教えと予定説に割かれているといわれていた。彼の有罪は明らかだった。

宗教改革の歴史家であり教育者であるカエリオ・セクンド・クリオーネは、グリバルディをも含めて、スピエラの苦難に関するいくつかの異なる説を速やかにまとめ上げ、英国で最初に紹介した人物である。生来攻撃的なクリオーネは、それまでの諸説を武器となすべくラテン語の1冊にまとめ上げ、カルヴァン本人が序文を書いた。物語はたちどころに大陸じゅうに広まり、説教や論文などに取り上げられ、広く世間に行き渡った。プロテスタントの理念を最初に広めるのにおおいに貢献した同じ印刷業者は、スピエラの物語をヨーロッパじゅうに流布させた。それは英国にも渡るが、当時の英国は父王ヘンリー8世の死によって即位したエドワード6世の治下にあった。それから数年後にその異母姉のメアリーが、英国をカトリックの国に戻すことになろうとは誰も想像だにしていなかった。

オックスフォードにスピエラの物語を伝えたのはイタリア人プロテスタントの国外追放者ピエトロ・マルティレ・ヴェルミーリだった。1549年にクランマー大司教の招聘《しょうへい》によってエドワード6世治下の英国に渡ったヴェルミーリは、スピエラの死のわずか1年後にスピエラの物語を講義の一部として語った。これらの講義は書き留められ、スピエラの訓戒の物語は、事件が起こった半世紀後にロバート・バートンに届くことになる。[6]

クリオーネの編纂したストーリーの写本を手に入れ、スピエラの物語のさわりを読んで心の準備をし、冷え冷えしたオックスフォードの寮の一室で、溶け落ちる蠟燭の光のもと物語をむさぼる彼の姿が目に浮かぶ。クリオーネの写本は見たところ、バートンにとっては彼の住むオックスフォードの教会で日常的に戦わされている教義上の議論のいわばイタリア版だった。はるか離れたイタリアで起こったこの不可思議な物語は、彼自身の体験と直接的かつ密接に関わり合っていた。スピエラはバートンのイマジネーションを捉えてしまった。物語事体は半世紀も前に起こったことであり、本は宗教的な内容に基づいているものであるにもかかわらず、それはバートンのなかに巣くっていた予兆のような何かを反映していた。

バートンは表向きスピエラに対して距離を置いている。彼は物語に注釈を加え、スピエラについて、宗教的メランコリーの一例であり、妄想の一形態であると記した。スピエラは宗教が原因によって起こる精神の病を患っていたのだと。バートンは彼を「もっとも狂っていた」者と呼び、その原因をスピエラの信心に求めている。スピエラは予言者ではなく狂人だった。絶望は精神的な堕落ではなく病なのだと。不信心者にとって、スピエラの苦しみは疎外と否定のもたらす苦悩にすぎないと彼はいう。だが、内心ではさほど理性的ではいられなかった。初めてこの物語に出合ったとき、彼は自身のホロスコープに取り憑かれていた。その著書では、人々に予言を単純に信じすぎると本当にそのとおりになってしまうと警告していたにもかかわらず。だが、彼は差し迫る破滅への予感がいかに無頓着につきまとうかを痛いほどよく知っていた。

永劫の罰が待っているという信念は、実に2000年にもわたって数えきれないほど多くの登場人物たちを、書物や舞台から破滅に追いやってきた。その主唱者のひとりがクリストファー・マーロウの悩める創造物である。

おお、フォースタスよ。
おまえの命はあとわずか1時間だ、
そのあとは永劫の地獄に落ちねばならぬ……
だが、星は動き続け、時は流れ、やがて時計が鳴る。
そして悪魔が来る。フォースタスは地獄に落ちるのだ……
我をこの世に生み出した親たちに呪いあれ、
いや、フォースタス、おまえ自身を呪い、ルシファーを呪え。
それらがおまえから天国の歓《よろこ》びを奪ったのだから。

クリストファー・マーロウ『フォースタス博士』1592年

1592年、マーロウが『フォースタス博士』の執筆に着手したとき、彼の頭のなかではバートンと同じ男が役を演じていた。フランチェスコ・スピエラである。宗教上の派閥主義の集中砲火を浴び、自分は神に断罪されたと信じた男は、16世紀末になってもまだ人々の脳裏を離れなかった。

スピエラの物語の英語版としてもっとも流布したのは、1548年に発表されたナサニエル・ベーコンの版だろう。英国下院における傑出した法の専門家であるベーコンの『*A Relation of the Fearfull Estate of Francis Spira*（フランチェスコ・スピエラの恐るべき実態）』はオリジナルのラテン語版に新たなひとひねりを加えたものだった。わかりやすい感動、神と背教者のあいだに交わされるいきいきとした会話は読者の心を捕らえた。この原稿は出版される前から話題を呼んでいたが、それは1535年にロンドンの職人ネヘマイア・ウォリントンによる一字一句を写し取った、綿密な作業のおかげだった。[7]『憂鬱の解剖』と同じようにその訴えるものは生き続け、何度も再版された。18世紀だけでも英国では10回、植民地アメリカでは8回にも及んだ。

マーロウもまたバートンと同じように何年にもわたり異なったバージョンのスピエラの物語を読んでいたと思われる。だがベーコンの筆による「神より見捨てられしユダやカインのごとく、あらゆる赦《ゆる》しの望みを捨て、絶望におちいった」姿は、あらゆる二番煎じを出し抜くほどの途方もないパワーがあった。

スピエラが亡くなってから10年も経たないうちに、その生と死は新たな意義を帯びるようになった。彼はいまや手本であり、永遠の断罪を受けた者にふさわしい苦しみのシンボルとなった。続く10年というもの、スピエラの物語は聖歌や説教や芝居やバラッドや「奇跡の書」の素材となった。プロテスタントの女王レディ・ジェーン・グレイでさえも、父の牧師であったミスター・ハーディングへの手紙で、メアリー女王治世下でカトリックに改宗するのがどういうことなのかを警告し、彼のことに触れている。彼女は「フランチェスコ・スピエラの嘆かわしい事件についてはまだあなた様の記憶にも残っているはずです」と述べ、「師が同じ罪を犯そうとしているのを見るにつけ、このような時代にそれがどのような迷惑をもたらすかを恐れるべきだと思うのです」[8]。スピエラの轍《てつ》を踏んではならない、と彼女はいう。明らかにハーディングがこの物語を知っていることを念頭に置いている。同時代の宗教家・作家ジョン・バニヤンは間違いなく知っていた。1666年に彼は「わたしはかの哀れなフランチェスコ・スピエラという男の恐ろしい物語に行き当たった。その書は我が悩める精神にはまるで生傷に塩をすり込まれるような効果をもたらした。ひとつひとつの文章が、その男のうめきのひとつひとつが、その他すべての彼の嘆きが、涙を流し、祈り、手を揉み、身もだえし、もがき、衰弱し、彼に置かれた神の力強い手の下でやつれ果てていくさまは、わたしの魂にナイフや短剣のように突き刺さった」[9]と記している。バニヤンもまた同じような苦しみを味わい、与えられることのない赦しを求めていた。

ある人間の妄想が、他の人間にとっては宗教的な信条になることがある。また「真の宗教」と「異端」は必ずしも簡単に分けられるものではない。なぜならその判断は「信仰」上の問題だからである。これらを前提に、この物語を片づけてしまうこともできる。

だがスピエラの妄想は宗教改革のもたらした分裂によって引き起こされたものであり、彼の苦悩はまさしく当時のヨーロッパを覆っていた不安を代弁している。人々は信仰を選択しなければならない岐路に立たされ、永遠の断罪を、異端者を責め立てる永劫の苦しみを、もしくは絶望に堕《お》ちる罪人を信じていた。ここにはクエスチョンマークの入るような余地はなかった。

英国のピューリタンたちのあいだで絶望への誘惑は、サタンの誘惑のなかでももっとも恐れられていた。なぜならそれは救済への望みを失うことを意味していたからだ。スピエラの物語は牧師たちによって、死後の生を語る罪を警告するものとして取り上げられた。スピエラの「道行き」を描いた木版画が世に出回っていたころ、同じように出回っていたのが、もうひとりの有名な英国の悲観主義者であり1684年東ロンドンのスピタルフィールズ、ブリック・レーンで「自分自身に対して不自然な殺人」を犯したジョン・チャイルドだった。

宗教体制の大きな交替は次の世紀にも及び、スピエラの苦悩は、順応という難題を共に体験していた社会の広い範囲にわたって通じるものがあった。スピエラの存在が当時の社会の分裂に対して鋭い感受性を持っていた、マーロウのような作家に影響を及ぼしたのも不思議ではない。またスピエラの物語が、続く何世紀も信者たちに正道を歩ませるための、プロテスタントのプロパガンダとして振りかざされたのもうなずける。そもそも初期のスピエラの物語のもととなった作者たちも冷静な観察者ではなかった。ピエル・パオロ・ヴェルジェリオ、マッテオ・グリバルディ、ヘンリー・スクリムジャー、シジスムンド・ゲラウスたちはみな元プロテスタントであり、彼ら自身も政治的神学的カオスを必死で泳ぎきろうとしているところだった。彼らの記述もまたどこかプロパガンダめいてくる。[10]

カトリック界も同じようにスピエラの物語を利用した。彼らは少しばかり解釈を拡大し、彼の苦難をルター主義の危険を示す好例として巧みに取り入れた。ピューリタンたちはむしろスピエラに同情を示し、絶望に対するスピエラの心の葛藤は、すべての信心深いクリスチャンにとっての極端な例と受け取っていた。

この宗教的な揺り返しは18世紀まで続き、人々が依然として必要な術を駆使して生き延びていかなければならなかったことが、もう少し砕けた形であらわされている。当時ポピュラーだった風刺歌〈ブレイの司教代理〉は気まぐれな王や女王のもとで、なおも職にとどまろうという恥知らずな心がけのために信条を捻《ね》じ曲げる、バークシャーの聖職者のことが謳われている。そもそもスピエラの物語はもっと苦しみに満ちたものであり、指を振りながら歌うような戒めの歌というよりはもっと共感しやすいものだった。ある意味ではこれは個人的な、実存の危機だった。それは異端などではなく、スピエラを重要な地位から身を引かせることになったのはその妄想的な考えに原因があった。スピエラの絶望はあまりに激しく、それは直ちに彼の精神的・肉体的崩壊へと導いた。だが16世紀と17世紀を生きていた者なら誰でも、俗世間から身を引きたいという欲望を意識していたはずである。どのように努力しても身の安全が保障できない世界から。

スピエラという人物とその妄想を、彼の時代における神学上の争いがもたらした象徴としての姿からいったん引き離して考えることはできないだろうか。民衆に流布しているベーコンの著作は彼の特性についてもっとも生彩に富んだ細部にわたる描写が含まれる。それによればスピエラは「地位の高い、尊敬を集める弁護士であり、博学と雄弁、その豊富な経験で知られていた。その演説は厳粛かつ冷静であり、顔つきは鋭く生真面目で、彼が築き上げてきた地位にあらゆる面でふさわしいものだった。またそれ以外にも妻と11人の子供たち、そしてあふれる富に恵まれていた」

このいきいきとした描写は、スピエラの残されたパズルのピースを示している。端的にいえば、絶望の妄想は彼に屈服する方法を与えたわけだが、それだけでは全体像をつかむことはできない。彼の苦境は決して珍しいものではなかった。スピエラのトラブルが頂点に達していたころ、反宗教改革運動の大きなうねりが始まろうとしていた。これはプロテスタント勢力に対する反撃だった。トリエント公会議が開催されたのはパドバの約160キロ北である。会議はスピエラの苦境が最高潮に達した1548年から1563年まで断続的に行われ、煉獄《れんごく》、異端、その他もろもろに関わる教えが排斥された。スピエラの危機はカトリック教会の反撃の時期と一致するが、彼のような立場の者たちはみな同じ問題に直面していた。すべての者たちは厳しい取り締まりや弾圧と教理上の混乱のあいだをうまく切り抜けていかなければならず、それは聖職者や法律家だけでなくベネチアの大多数の市民も同じだった。パドバとチッタデッラは何年にもわたって自己矛盾を抱えながらも、なんとか道を探ろうとしていた。スピエラの同僚たちの多くはまだ宗教上の問題に対して態度を決めかねていた。人々は信仰を抱いてはいたが、矛盾のなかで生きていた。それはまるで祖母の時代の古い鏡付きたんすや寝台などでしつらえられた、新築の家に住んでいるようなものだった。これまで慣れ親しんできたせいか、はたまたノスタルジアのなせるわざか、古いものたちは捨てられることはなかった。それでは何がスピエラをそこまで追い詰めたのだろう?

彼は裕福で、人々の尊敬を集める、恐ろしいまでに博学で、明らかに精神的バランスの取れた家族思いの男だった。だが、彼のしたことは莫大《ばくだい》な財産と社会的な地位、そして彼自身の生命を危うくすることになった。そして自分が呪われし者だという信念は、同僚たちのいかなる理にかなった議論をも凌いでいた。彼は法律家であり、論理的な立場から自分のしてきたことを審問する立場にあった。

スピエラはパドバ大学で法律の学位を取るために少なくとも7年間は研修を積んでいた。自身が危機を迎えたときはすでに数十年にもわたって法曹界で活動していた。当時、法律は名士たちのものであり、彼はおそらく何世代かを継ぐ形でこの職業に就いたものと思われる。法曹界はおいそれと入れるわけではないからだ。当時のパドバは訴訟好きの都市だった。弁護士たちの需要は常に高く、法律家であるということは権力と影響力と金をもたらすものだった。スピエラのような弁護士は多くの人々にとって法律への唯一のアクセスであり、社会的もしくは金銭的な取引や争いに法の正当性を与える唯一のルートでもあった。

記憶にないほど大昔から弁護士たちは、ある特定の争いに引っ張り出されてきた。それは「婚姻」である。その当時の結婚に必要だったのは両家の合意のみであり、司祭も証人も必要なかった。婚姻関係が破れると、その結果として生じる非難は「彼はああいった、彼女はこういった」の問題になる。そもそも正式に結婚していなければ、姦通罪も成立しないので、法の力が大きく関わってくる。被害者側が加害者側を訴えようにも、合意が交わされたという証明がなければ不可能だ。名声は危険にさらされ、禁固刑が目の前に迫っているとなれば、必要なのはもっとも弁舌のうまい弁護士を味方につけることだ。金銭に余裕さえあれば、もっとも高額なランクの弁護士をつけることができる。それが法的手段における唯一のチャンスだった。高い金額を払うだけの価値はあった。もし弁論で相手を納得させることができなければ賄賂という手があった。スピエラのような民間の法律家は表向き真っ正直ということになっていたが、公証人の立場にあるときは金で動いた。こうした地位にいる者たちは、しばしば市の内外の土地や財産に投資した。そして借地人たちから吸い上げた収入で膨大な富を蓄積していた。彼らはいつのまにかその複雑に入り組んだ、金を生み出すコミュニティーの法的、経済的、そして精神的な中心となっていた。

ベネチア政府の記録には、フランチェスコ・スピエラに関する裁判の各種供述の他に異端審問に先立つ逮捕後の予備審問の写しが残っている。それによればスピエラとコミュニティーのメンバーとの争いは彼の改宗とはまったく関係がなかった。

スピエラはその聴取に際し、彼をベネチア政府に告発した同僚について言及している。スピエラはその動機の要因として彼の家族内の女性の結婚問題を挙げている。1548年の裁判当時、スピエラには家庭内に8人の子供が、さらに結婚して家を出ていった子供がふたり、そして妊娠した妻がいた。彼はこの審問が「わたしの名誉と娘のひとりを護るために引き起こされたものである——スキャンダラスな情事から」[11]と述べている。

この「スキャンダラスな」情事についてそれ以上の言及はなかった。はたしてそれは不義密通の罪だったのだろうか。もしそうだとしたらそれを犯したのは誰なのだろう？　結婚の「正当性」について何か疑問が生じたのだろうか？　彼の職業的特性がここで浮かび上がってくる。当時の社会はもっとも厳しい道徳規範のもとにあり、それはトリエント公会議のあとでさらに過酷さを増すものと思われた。チッタデッラはまた、ゴシップや噂がもっとも過酷な罰——恥辱——をもたらす場所でもあった。スピエラのような弁護士なら、恥辱に対する鋭いセンスを持っていただろうし、それなりの地位と影響力を持つ家族から、すべてをはぎ取ってしまうほどの力があることも知っていただろう。家族の名誉こそはスピエラの暮らす街の通行手形であり、それがなければ格式高い社会から否定されたも同然だった。およそ家長たる者なら、誰でも家族のためにこのアクセスを喉から手が出るほど欲したに違いない。だが、ここで一気にすべてをひっくり返すような事態が起き、彼は自分の娘がスキャンダルに巻き込まれていることを知ったのだ。

ベネチアの異端法廷に残る別の記録は、当時のスピエラの心を占めていた別の問題があったことを示唆している。それは罪に対する後悔であり、改宗やそれをさらに翻したこととはまったく関係がなかった。それは彼の過去と行い、彼の職業的役割と彼がやるべきではなかったことに関係があった。
異端法廷ののち、スピエラは従兄弟のナルディーニとともにパドバに住んでいた。スピエラの死から2週間後、異端審問所はナルディーニから次のような証言を得た。ナルディーニによれば、スピエラの精神状態は尋常ではなかった。それは愛する身内が異端審問にかけられているときの家族ならば当然の防衛反応であり、もっとも厳しい罰を科せられるかもしれなかったからである。だが、ナルディーニは同時にスピエラが神の赦しを求めていたこともほのめかしている。それは彼が弁護士として活躍していた時期に、財を築くために取った手段によるものだった。[12]

ベーコンの版においても、いまやあらわになったスピエラの姿がそれを裏付ける。彼はこのように告白している。「わたしは金銭に対してひどく強欲であり、それを手に入れるためには不正義にも手を染め、欺瞞によって正義をおとしめ、正義を欺くための手立てを考え出した。わたしは不正な弁護をしたり、あるいは被告人を裏切って敵方に売ったりもした。そして全力を尽くしてそれを護ろうとした……40余年もそのようなことをしているうちに、わたしはぼろぼろに疲れ果てた。そこに新しいというよりは、新たに復活したルターの説が侵入してきたのだ」

スピエラはもはや告白に蓋をすることができなくなっていた。彼は自分が金儲《かねもう》けに対してさもしいまでに執着していたことを認めた。もしそれが本当であり、それが彼を駆り立ててきたのだとすれば、深い後悔を感じていたに違いない。私腹を肥やすために被告を売ったなどという嘘をつくような理由は見当たらない。告白ではさらにその内容が詳細に述べられている。彼は無実の被告人が有罪だと偽り、罪人を保護した。そして破廉恥にも裁判の手順を故意に歪め、法の高潔な制度を汚してしまった。彼は何年にもわたってそれをやりおおせた。彼はそのとてつもない不正を秘密にしておくために、あるいは少なくともその露見を防ぐために、おそらくは中年に達するまで強請《ゆすり》や賄賂を用いていたものと思われる。個人的な利益を得ることは当時のヨーロッパにおいて道徳的に疑念を抱かれ、罪深いものとさえ思われていた。この男は不正な手段で得た富を何十年にもわたって蓄積し、その罰もますます重くなり、いつの日か逮捕されると予期していたのだろう。スピエラの精神状態が不安定だったのも無理はない。

バートンはスピエラのような妄想にもなんとか意味を持たせようと試みた。『憂鬱の解剖』で彼は「宗教的メランコリー」にまるまる1章を割き、さらに何人かの断罪に苦しめられる悩める魂を紹介した。[13] 彼は同じように絶望ゆえに死んだベローナのクレセンス枢機卿についても述べ、さらに信仰ゆえに自殺にまで追い詰められた人々について彼が見聞したことにも触れている。彼はそれが理性の失敗なのか、イマジネーションにおける失敗なのかを思案する。

「メランコリーの原因」という章で、バートンはスピエラの苦難を、未来のことを知ろうとする人間の好奇心のせいだと述べている。死の先に何が待ち構えているのか我々には知ることはできないが、それでも探らずにはいられないのである。

恐怖と悲嘆の苦しみは好奇心と結びついている。あの厄介で、暴虐的な不安、ささいな心配事、無益な事柄やその価値に対する過剰な献身。いみじくもあの聖トマスが定義したような——見るべきものでないことを見たい、やるべきでないことをやりたい、知るべきでない秘密を知りたい、あるいは禁じられた果実を食べることに対する貪欲なもしくは強い憧れ。我々は自分に不向きな、余計なことで自分自身を苦しめ、くたびれさせているのだ。ベタニヤのマルタがつまらぬ目的のためにあれこれ心を砕いたように。たとえそれが宗教上の、人間性の、魔術上の、哲学上の、政治学上のものだろうと、それらの行いや研究はする必要のないトラブルであり、苦難に過ぎないのだ。スコラ哲学が何だというのだ？　それらがなんと人の心を悩ますことか。三位一体も、復活も、神による選別も、予定説も、永遠の罰も、地獄の業火もなんという無益な質問であることか。どれだけの人間が救われ、断罪されるかなどどうでもいいことではないか。[14]

バートンはそのすべての空しさに悲しげに首を振らずにはいられない。未来がどうなるかという餌に逆らうことができる者などいはしないのだ。もちろん彼自身も。

スピエラのものの見方にはプロテスタントの「神の選択」という理念のフィルターがかけられていた。それははたして自分が神の恩寵《おんちょう》に値し救われるのか、それとも断罪されるのかを知る手がかりを知ろうとすることを人間に強いる。だが最後の審判の日が来るまで、明確な答えがわかるはずもない。スピエラはその篤い信仰心ゆえに自分の断罪の証拠を求めずにはいられなかった。彼は神によって罰を受け、市井の人々からは追われ、非難される身となった。そのころから彼の妄想は現在我々がパラノイアと呼ぶものに近い状態になる。彼は何かとてつもなく強い力が働いていること、神の思惑というものが存在すること、だが同時に彼がその力の下にないこと、それについてはほとんど知りようもないことを痛いほど理解している。それでも、その図式はスピエラに自分自身の行くべき方向を指し示す。バートンにとってのホロスコープのように。

スピエラの世界観はプロテスタントによる影響が大きかったが、ローマ教会とその教義はまだ残っていた。当時の多くの人々は心のなかのこの相反するシステムになんとか順応しようとしていた。たとえばカルヴァン主義では地獄への「予定説」を受け入れていたのに対し、カトリック教会は永劫の火に焼かれることが予定されている者などいはしないと断じていた。スピエラの場合、内心の罪悪感は徐々に高まりつつあり、一触即発の緊張状態にあった。そこに家族のスキャンダルが加わった。ここにいたって精神的ストレスの崩壊が表にあらわれた。かくして彼の絶望の妄想（不信心者からすれば）は世間に明らかになった。

スピエラは自身の妄想に屈服し、ついには自分自身の命さえも明け渡した。これは日々「神の恩寵」と「地獄の業火」の上を危なっかしく綱渡りをするよりも、自身が呪われていると信じるほうがたやすいということを示唆している。ジェームズ・ティリー・マシューズは彼の置かれた混乱を説明するためにエア・ルームを発明した。バートンは自身のホロスコープに執着した。そしてスピエラは絶望に身を委ねた。だが、この構図はさらに複雑だ。スピエラの物語が心を動かすのは、人がどれほどまでに自身の妄想に囚われやすいかを示しているからだ。もうひとつの世界のスピエラはその壮大な神学の世界に退いた。そこはあらゆる世俗的な問題を取り除いてはくれたが、彼の最期は苦難に満ちて痛ましく、もうひとつのリアリティーがいかに完膚なきまでに自己を破壊してしまうかを示してもいるのだ。

# 第5章

# 「ガラス妄想」
# フランス王シャルル6世の
# 繊細すぎる肉体

The Glass Delusion of
King Charles VI of France

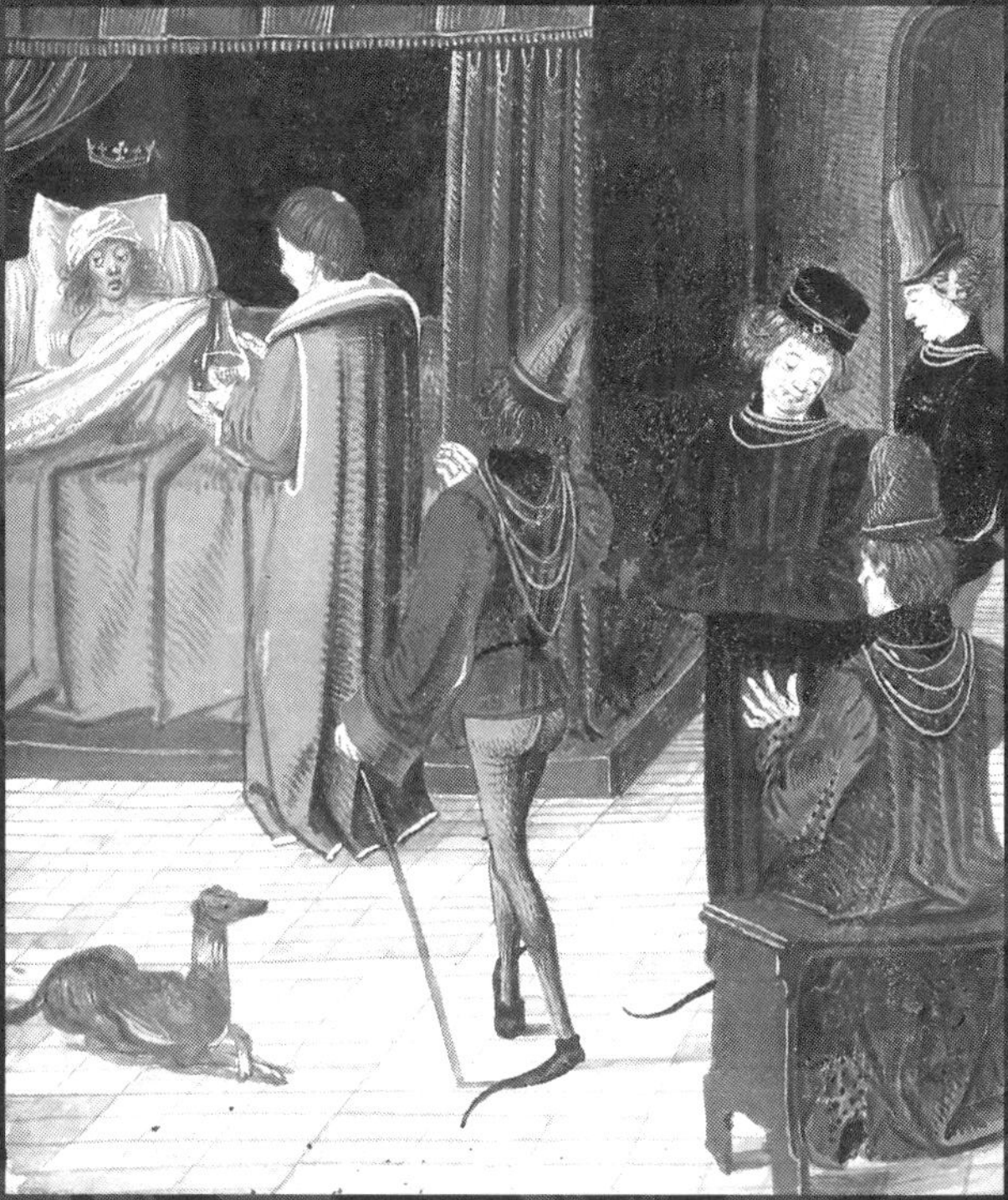

《寝台のシャルル6世とその侍医》

1389～1400年

ジャン・フロワサール『年代記』(第4巻)収録

1382年2月26日、当時13歳だったフランス王シャルル6世はルーアンに馬を進めた。その若すぎる年齢ゆえに摂政であるアンジュー公が付き添っていた。これは即位してからわずか2年の王としての最初の試金石となるはずだった。王国で2番目に大きな都市ルーアンは、新たな君主によって課せられた税金に対する反乱の真っ最中であり、彼はその騒乱を鎮圧し、市の納税記録が破壊されたあとに、それ以上の公共の建物が損なわれるのを防ぐために来たのである。

反乱は同業者たちの大軍を集めた生地職人たちによって率いられていた。おりしも時代は英国のプランタジネット家に対抗する百年戦争の真っただ中だった。ルーアンの住民たちは再び襲来した疫病の頻発にも苦しめられていた。新たな産物に対する税はとどめの一撃に等しかった。

シャルルは都市のこうむった被害を査定した。ノルマンディー地方のセーヌ河畔に位置するルーアンは、この地域の豊かな交易の中心でもあった。壮大な教会堂を囲む舗道に並ぶハーフティンバー様式の店舗では不満の唸《うな》り声があがっていた。店先は反乱のためにすべて閉められていた。幾筋もの煙と怒声が灰色の冬の空を引き裂いていた。

シャルルとその側近たちは首謀者たちを狩り出し、その処刑を監督した。

町の広場の向こうから細く上がっている煙は、反乱によるものだけとは限らなかった。そのうちのひとつをたどっていけば、この歴史ある都市の中心部の、とある小路の奥の厳重に錠の下ろされた門に行き着くことだろう。その門の向こうには何列もの製造工房——とりわけ新たに生まれた産業に特化した――が並んでいる。シャルルが側近たちを離れ、ひとり小路をぶらつき、門に近づいて、その鍵穴から中庭の向こうをうかがい、内部に通じる部分的に開けられたドアの向こうをのぞくことができれば、奥まった場所にいくつもの真っ赤に燃える窯を見ることができただろう。木炭の灰、そして砂を入れた壺も。壁には1・2メートルもの長さのパイプのようなものが立てかけられている。

門に掲げられた徽章《きしょう》が、これらが成功した家内工業であることを物語っている。門のすぐ向こうにいる小ぎれいな身なりの男たちがあたりを警護している。鍵穴がそうした門番たちのひとりに遮られる前に、王は出荷を待つばかりの、どれも丁寧に包装され、荷車に積まれた、何万枚ものガラスの円盤を見ることができたに違いない。それより薄い菱形のガラス板が、中庭の別の場所に同じく山と積まれ、上流階級の家々を飾る窓の鉛枠にはめ込まれるのを待っている。それは向こう側を透かして見ることができるが、硬く、落とすと割れてしまうのだという。ここでは職人たちがもくもくと働いている。明らかに蜂起には参加していない。なかには身を隠している者もいる。彼らは最近、他の裕福な施設同様、蜂起のターゲットにされていたからである。

ガラスはすでに何千年も前に発明され、シャルル王も身近に見ていたはずである。最初は父王が喉を潤すときに使う器として、後年になってからはシャルトルの大聖堂のステンドグラス窓として。[1]

1340年代、ガラス職人はこうした「クラウン・ガラス」の技術を会得し、ガラスはさまざまな用途に使われるようになっていた。それは食物を新鮮に保つため、あるいは何かを拡大するために、そしてもっとも多い用途は、天候から建物内部を護ると同時に広々とした眺めを提供することだった。菱形のガラスはさらに薄いガラス板から切り出され、鉛の枠にはめ込まれて巨大かつ華美な窓を飾った。

若いシャルルがルーアンへの小遠征のあいだにこうしたガラス製品に出合ったことは充分にあり得ることだ。当時そこがルーアンの主要な産業の中心地だということを考えれば、あるいは工場長に紹介された可能性もある。彼はまた、窯から産出される製品と、宮殿の菱形のガラス窓を結びつけたかもしれない。このような新しい錬金術が、すぐ向こうの見えない場所で行われていたのである。

ルーアン方式は第一級の企業秘密とされていた。その秘密を分け合ういくつかの家々は、貴族にも等しい地位を得ていた。その製法は守秘義務とされ、産地は限られていたために、ロンドンには3世紀後になるまで登場することはなかった。すでにベネチアには1290年代からライバルであるムラノ産ガラスが存在していたが、その卓越した透明なガラスで世界的に有名になるのは1500年になってからだった。当時ルーアンで作られていたガラスはその透明度においてかなうものはなかった。

この場所、この時期における一致——若きシャルルがガラス製造の技法の発展のさなかのルーアンにいたことは、それから数年後に起こる出来事を考えると注目に値する。

このフランス王シャルル6世こそは、のちに自分の身体がガラスでできていると——それも一部ではなく全身が——信じ込む妄想が公にされた最初の症例となる人物である。

のちに教皇ピウス2世となるアネアス・シルヴィウス・ピッコロミニはその記録に、シャルルは他人が自分に触れることを禁じ、肉体を護るための特別な衣服に身を包んでいたと記した。[2]彼は尻が砕けるのを恐れるあまり、毛布で身体をくるんでいたといわれている。

シャルル6世の治世は、フランス王国——当時西ヨーロッパでは最大の大国——を支配下に置こうとする英国との数えきれない戦いや、フランス国内の争乱の鎮圧に終始した。現にシャルルの先々代にあたる善良王（ジャン2世）はポワチエの戦いで、英国皇太子である黒太子の捕虜となり、英国に連れていかれ身代金を要求されていた。この時期のフランスの治世はきわめて危うかった。シャルルはこのあとアジャンクールでヘンリー5世に敗北し、騎士道精神は真っ盛りだったが、フランス社会はきわめて脆く、今にも砕けそうに思われた。

この新しい、驚くべき素材であるガラスの魅力が人間自身をあらわす比喩ともされることを考えると、その先に起こる出来事を理解するのはそう難しくはない。ガラスでできているということは希少価値があり、貴重ではあるが壊れやすい。それは他人から見れば、賛美するのはいいが、あまり近寄りすぎてはいけないという意志表示になる。ガラスにはどこか人を惑わせるような、魔術的なところがある。たとえばそれはガラスの靴のようなおとぎ話の存在で、向こう側は透けて見えていても、たしかにそこに存在するのだ。それは一見硬いが、技術的には固体と液体の中間にある。大聖堂の窓は天辺《てっぺん》よりも底のほうが分厚くなっており、あたかもガラスが知らぬ間に流れ落ちているような印象（実際は職人が底のほうに厚いガラスをはめ込んでいるからなのだが）を与える。まるでガラスそれ自体が生命を持っているかのように。

シャルル6世のガラスの脚の逸話は、彼の置かれていた当時の混沌《こんとん》とした政治状況を実によくあらわしている。ガラスは卓越した洗練と同時に脆さと不確かさの象徴でもある。シャルルはガラスの詩的な要素を擁護する以上のことをした。多くの人々はそれを自身の人生における野心と恐怖の魅力的な比喩と捉えた。だが、シャルルはそれを自らに実体化させた。何が彼をそうさせたのだろう？　いったい何がガラス妄想をもたらしたのか？

これまで多くの医師たちや歴史家たちは、その精神的不安定の原因を求めるべくシャルル6世の人生とトラウマを記録してきた。サン・ドニ修道会はのちにさまざまに脚色される、いくつものエピソードを直接見聞きしたと主張し、ジャン・フロワサールは数年後、鮮やかな挿絵入りの華麗な絵物語「百年戦争」年代記をまとめ、さらにひねったバージョンを加えた。また歴史家ジャン・ジュヴェナル・デ・ジュルサンはもう少し冷静な筆致で歴史書を著した。

サン・ドニ修道会によれば、20歳のシャルル6世はアミアンに滞在した際に、何週間にもわたって高熱に苛まれていたという。おそらくはチフスに罹患していたためと思われる。

それ以降、王の精神状態は極度の不安定におちいった。1392年8月5日の行軍中、彼はル・マンの森のなかで襤褸《ぼろ》をまとった男と遭遇した。フロワサールによれば亡霊のような男はそれから30分ほど王につきまとい、随行する多くの武装した兵士たちに逆らい、さらには王の剣による攻撃にも斃《たお》れることなく、出現したときと同様、不可思議にも消え去ったという。シャルルは明らかに錯乱状態におちいり、「やつらはわたしを敵方に引き渡そうとしている」と叫び、臣下の兵士にさえ剣をふるった。そして馬に拍車をかけるとその場から走り去った。

サン・ドニ修道会の目撃者は別の形で記憶している。彼によればそれは亡霊などではなく乞食《こじき》だったと証言している。[3] フロワサールは男のことを「頭には何もかぶらず裸足で、美しい網模様の衣をまとっていた」[4]と描写し、ジュヴェナルは王が狂乱のあまりお付きの騎士を4人殺して走り去ったというエピソードを加えて脚色している。[5]

シャルルはそのときのことをまったく記憶していなかった。そしてフロワサールによれば、またしても高熱に苛まれたという。

1393年1月23日、シャルルは仮面舞踏会で恐ろしい事故に巻き込まれることになる。結婚披露宴の席上で、数人の男たちがサチュロスに扮《ふん》し、余興を演じることになっていたのだが、その衣装に着火したのである。シャルルも獣人の衣装をつけていたひとりだった。彼は危ういところで「燃える《ル・バル・》人々の舞踏会《デ・アルドント》」として知られることになる大惨事から逃れることができた。

さらにもうひとつ、彼のガラス妄想が始まる先ぶれを為すようなエピソードがある。サン・ドニ修道会の会員のひとりは、1395年、シャルルが26歳のときに、家族の顔を一時的に識別できなくなったことを覚えている。これは今ならすぐ、ジョゼフ・カプグラの言葉を借りれば「認知障害」を思いつくところだ。「そして彼女は毎回同じ娘というわけではなく、同時にまったく違う娘でもない」――自分の娘の替え玉に対するマダムMの混乱を捉えた詩の一節は、我らが王にも当てはまるのかもしれない。シャルルはその歪んだ認知力と、躁《そう》病ゆえに極度の興奮状態におちいった。彼のガラス妄想が始まったのもこの時期だった。

> 彼はしばしば宮殿のなかを体力が尽きるまで走り回った。王はまた自分がガラスでできているといい、倒れたときに割れてしまうのを恐れて、鉄の細片で身体を包んでいた。そして時折、自分はガラスでできているので触れられてはならないのだと思い込み、それゆえに苦しんでいた。彼はさらに衣に鉄の棒を縫いつけていた……[6]

シャルルの病状は14世紀のフロワサールの年代記にも挿絵として残されている。彼は寝台に横たわり、廷臣たちに囲まれ、そのうちひとりは王に秘薬《エレキシル》とおぼしきものを差し出している。それは当然ながら、高価な透明ガラスのデカンターに入れられている。彼の姿はこの絵に描かれたような、背中にクッションをくくりつけた「狂王」のカリカチュアとして伝えられてきた。このシャルルこそは嵐のなかで怒れるリア王のような「狂王」の系統に連なる長子相続の運・不運の象徴であった。親譲りの神授王権があったとしても、これこそがその裏面なのだ。彼を形作ってきた体験や影響力についてはあふれんばかりの脚色された絵物語があるにもかかわらず、シャルルの真の人間としての航跡をたどるのは難しい。わたしたちにはごくわずかな（それも典拠の疑わしい）つなぎ合わせた逸話しか残されていない。

シャルルの生涯の詳細は、彼のガラス妄想がひどくなるにつれて失われてしまい、その妄想こそが彼をあらわすものとなった。それはその後１００年にもわたって語られる現象となり、フランスの宮廷の外へも伝播《でんぱ》していった。同じような症例は16世紀のヨーロッパに広まり、さらに17世紀に入るまで隆盛を極めた。

そうした物語の記録者は、経緯を明らかにしていくうちに必ずといっていいほどシャルルの症例に戻ってくることになる。２００年後にバートンがメランコリーの百科大全を編纂するときもなお、彼は依然として謎の患者であると同時に、ガラス妄想に苦しんだもっとも著名な人物であり続ける。この時点における症例はもっぱら上流階級の、教育を受けた男たちであることが多かった（もっとも医師たちは当然ながらそうしたカテゴリー以外の患者をほぼ診てはいない）。それゆえに当時の学者たちはそれをよりよく知られた「学者のメランコリー」と呼ばれる精神障害に結びつけた。患者たちはいずれもどこから見てもまっとうにしか見えない。自分たちがガラスになったという思い込み以外には。当然ながら彼らの人間としての活動機能は比較的よく働いている。他人が近づきすぎて、自分たちの壊れやすい四肢を砕いてしまいはしないかという絶えざる不安を除いては。

上流階級の人々にとって、それはいわば逆方向に働いた誇大妄想である。マダムMが自分はルイ王の親戚であると信じていた。それに対してガラス製のピアノを呑み込んだと信じ、他の人々に近づきすぎないようにと主張した。ババリアのアレクサンドラ・アマーリエは本物のプリンセスだった。それはまた王族ではない人々のイマジネーションをも捕らえた。1583年、トーマス・ガルツォーニはムラノ島にやってきたガラス男について語っている。彼はガラス製造炉に飛び込み、自分自身をゴブレットに変えようとした。[7] また別の症例では、世界の表面はすべてガラスでできており、その下には絡み合う蛇の塊がひそんでいると信じ込んでいた学者についても紹介されている。彼は床を踏み抜いて、蛇の塊のなかに落ちるのではないかと恐れるあまり、寝台から一歩も出ようとしなかった。静物画《ヴァニタス》の画家たちは題材にガラスの砂時計を持ち込み、生命のはかなさと脆さを観る者に思い出させようとした。

　体内における気鬱物質の変化はしばしば妄想との関連で語られるが、ガラス妄想はそれとは異なっている。ロバート・バートンの著書『憂鬱の解剖』には、身体にあらわれる多くの心気症（ヒポコンデリー）が含まれているが、そのなかにはルネッサンス時代イタリアの、自分がバターだと思い込んで、パン窯の近くに寄ろうとしなかったパン職人や、自分を夜鳴き鳥《ナイチンゲール》だと思い込んでひと晩じゅう歌っていた者、また自分が全身コルクでできており身体が羽根のように軽いと信じ込む者もいれば、鉛のように重いと感じる者たちもいた。あるいは自分の首がもげて肩に転げ落ちるのではないかと恐れる者もいた。

　ガラス妄想はそれとは異なっている。バートンによるガラス妄想の全体像は「悪魔や死への恐れから自分たちが病気にかかって具合が悪くなるのではないか、自分たちが今すぐに死ぬか、あるいは愛する友人や仲間たちが死んでしまったのではないか、あるいは差し迫った危機や喪失、もしくは不名誉が他の者たちを苦しめるのではないかと、あらゆるものに対して震え上がっている」人々の症例のなかのおおざっぱな一部分に位置づけられている。彼らは「自分たちがガラスでできていると信じる人々であり、誰も近くに寄らないようにするために苦労している」。なかには自分たちがすでに死んでいると思い込み、自分自身を否定し、無気力になり、食べるのをやめてしまう者たちもいた。シャルル6世の歴史的な謎を説明するものが、このどこかにひそんでいるかもしれない。さらに拡大したガラスの物語と、他の者たちがどのように対応したかのなかに。

フランチェスコ会の修道士であり科学者でもあったロジャー・ベーコンは拡大鏡の驚異的な能力について13世紀に記している。新たな形を得たガラスは、進化する科学技術——眼鏡から天体望遠鏡にいたるまで——とは切っても切れないものとなった。

ガラス妄想がそのピークに達したころ、光学機器はまさに急速な発展のとば口にいた。この時期はバートンが見上げていたような彗星や日食、惑星の「合」［ふたつの天体が地球から見て同じ列にある状態］などといった天体現象に人目が集まっていた。また、そうした研究のために特殊な光学機器が求められた時期でもあった。ガラスの光を遠近調節する能力は透視とも結びつくようになる。

予言に関する論争はきわめて微妙であり、「魔法の力を持つ」レンズはしばしば人々からうさん臭い目で見られてきた。シャルル2世時代に関する歴史編纂家であり、ガラス製造者でもあったジェームズ・ハウウェルは、17世紀にガラスの属性について記している。ガラスの炉をじっと見つめながら、ハウウェルは目の前で行われている錬金術的な特性について思いをめぐらし、神の偉大な計画の地上における表象をそこに見いだす。万物は炎に呑み尽くされ、聖なる業火で浄化される運命にあるのだ。

灰と砂（なぜならそれらが主成分であるからだ）をこのような透き通った明るい優美なものに転化させる知識と技術はきわめて類のないものであり、クリスタルグラスは毒を含まず、金や銀もしくはいかなるミネラルよりも価値がある。わたしはさらに思いをめぐらし、もしこの小さな炉が、塵《ちり》の塊や砂を、クリスタルのような美しく透明な姿に変えてしまう力を持つのなら、最後の審判にあらわれる偉大なる火もまた、その猛烈な灼熱《しゃくねつ》の炎によってすべてを浄化し、この地上における肉体をクリスタルの塊として転生させるのではないかという思いに駆られた。そしてこれを思いついたのはわたしが初めてではないだろうということも。[8]

フランチェスコ・スピエラの絶望の死の床は、いまやガラス製造界の中心地となったムラノからほんの80キロしか離れていなかった。おそらく彼もまたガラスの製造工程について知っていたかもしれない。彼もまたその工程に永遠の断罪と救済の象徴を見いだしたのだろうか。スピエラが亡くなるのは、コペルニクスが地球が太陽の周囲を回っているという説でヨーロッパ世界を震撼《しんかん》させたわずか5年後であり、世界における人間の位置という新たな疑問から逃れることはできなかったはずである。彼はバートンが生きていた時代のように、望遠鏡における革命を見るチャンスを失った。バートンの透視に対する関心は、当然ながら未知の世界への光り輝く入口であるガラスレンズにも向いていたに違いない。

歴史家ギル・スピークは、17世紀にガラス妄想という現象があまりにも広まり、よく知られるようになったので「ガラス男」は人々のあいだでもごく一般的な話題としても成立するようになったという。[9] ハウウェルのひそみにならい、「ガラス男」は自身を「浄化の炎」による産物だとみなしているのだとスピークはいう。ガラス妄想は「死」と「死後の世界」について広くはびこる宗教上の不安のあらわれなのだ。このアイディアや信念は、写本を製造するスピードが速くなったことにより、これまでの人間世界の歴史であり得なかったほどの速さで広まっていった。

それと同時にガラス妄想は流行の文学的素材としてもてはやされるようになった。同じモチーフの作品のあまたあるなかで、もっとも著名なのは1613年のセルバンテスの短編『ガラスの学士』だろう。物語の主人公ロダーヤはサラマンカ大学に在籍する頭脳明晰《めいせき》な学生だったが、彼に一方的に恋い焦がれる世知に長《た》けた婦人からマルメロの実の媚薬を飲まされる。彼女は惚《ほ》れ薬としての効果を期待したが、それは1年近くも続く病のきっかけとなった。病は妄想を引き起こし、彼は自分自身がガラスになってしまったと思い込む。『ガラスの学士』はラテン語で再版され、17世紀の終わりまでにはフランス語（1615年）、イタリア語（1626年）、ドイツ語（1652年）、英語（1694年）、さらにはヨーロッパ一帯で翻訳されるにいたった。[10]

セルバンテスの物語のロダーヤのモデルとしてしばしば挙げられるのが、ドイツの人文科学者カスパール・フォン・バルトである。彼は自分がガラスでできていると信じ込み、10年間にわたって人づき合いを避け続けたといわれている。セルバンテスは、スペインのフェリペ2世の主治医が言及した、藁で自分の身体じゅうを巻いて衝突を避けたというある王族の一員についても知っていたかもしれない。[11] 実際、多くの患者たちは自明の理由でウールや藁で身体をくるむのを好んだという。その宮廷付きの医師はある策略を――ちょっとした他愛のないトリックを用いて、藁に火をつけた。その王族はたまらず、扉をばんばん叩いて、外に出すよう訴えた。すると医師は彼を外に出し、あなたの身体がガラスでできているのなら、どうしてドアを叩いたときに砕けなかったのですか、と訊ねた。するとたちどころに王族の病は治癒した、と医師はいっている。

他にもこの妄想の観察のみにとどまる記述も数多く存在する。フェリペ2世の医師の友人であるアンドレ・ド・ローランは1599年の『*Discourses of Melancholike Diseases*（メランコリー気質のもたらす病についての論考）』において、我が身が粉砕するのを恐れ、会いに来る人々がそばに近寄らないことを懇願した人物について述べている。またある「偉大な貴人」は「自分がガラスであると思い込み、たったひとつのことを除けば心を乱されることはなかった。すなわちその人物はいつも座っており、友人たちが会いに来るのに非常な喜びを感じていたが、彼らが自分に近づかないよう願っていた……あるいは自分の脚がガラスでできていると思い込み、うっかり壊してしまうのを恐れて歩かなかったという[12]」

この貴人は自分自身についての誤った考えに固執していたが、それ以外は社会的に受け入れられるルールのなかで動いていた。彼のガラス妄想は、ある社会的不安に対する効果的な方策として働いていたことが見てとれる。フランス王シャルル6世もこうした大きなグループの一員であり、そのガラス妄想は、王や貴族などというものはそこに生まれ合わせた偶然に過ぎないという異議申し立てなのである。

この現象はさらに他の社会集団にも広がっていき、多くの場合深刻な苦痛をもたらした。アムステルダムを拠点とする詩人・哲学者で、世代的にはロバート・バートンに近いカスパルス・バルレウスは、その手紙のなかで彼の周期的なメランコリーや、それに付随する自分がガラスでできているという思い込みがますます深刻化していると告げている。自分の骨が、頭が、腕が、心臓がガラスできているという人々もいた。[13] シャルル6世より何世紀かあとのフランスにおいても、座ることはいまだにある種の人々にとっては恐怖だった。１６５７年のジェデオン・タルマン・デ・レオーの報告によればリシュリュー枢機卿の親戚にあたるニコール・デュ・プレシーは、自分の尻が砕けてしまうのではないかと恐れていた。[14] 記述はどれも驚くほどの一致を見せている。ガラスでできている人々はみな同じ用心と要求を、それに付随する配慮と敬意を、肉体的スペースを欲している。

１６０７年に発行されたウォーキントンの『*Opticke Glasse of Humors*（のぞき見レンズ）』にはメランコリー気質のベネチア人が、シャルル6世と同じように、自分の肩と尻がガラスでできていると頑《かたく》なに信じ、座ることでその壊れやすい臀部が砕けることを恐れている人物が登場する。シャルルやセルバンテスのロダーヤと同じように、彼は実際に責め苦を受けていた。彼は通りすがりの施釉《せゆう》工が自分を捕まえ、装飾枠付きの窓に使うために溶かしてしまうのではないかと恐れ、外にも出ようとしなかった。

だが、妄想が深刻なものであることを否定する多くの者たちもいた。それを題材にしたコメディーも数多く作られた。

トーマス・トムキスの戯曲『*Lingua, or, The Combat of the Tongue, and the Five Senses for Superiority*（リンガ――あるいはどちらが優れているかを競う五感と舌の戦い）』では詐欺師のタクトゥスがメランコリーに襲われたふりをして、自分がガラスに変身する瞬間をこう述べる。

扉を出《い》でしその刹那
顔《かんばせ》覆い手をかざす

我が目を貫く如くなる、鋭き光避けむため
我が抗《あらが》うも日輪は
　掌《てのひら》透けて輝ける
されど驚くべくもなく
指は硝子に変化《へんげ》して
胸を開けば窓のごと
心の臓こそ見え隠れ
ふたつの洞《うろ》に我が憂い
悶え苦しむことも悲しけれ[15]

トムキスは妄想がペテン師たちによる「見せかけ」であり、「悪ふざけ」に過ぎないとあざ笑っている。シェイクスピアが占星術師のペテンを暴いてみせたように。さらにもうひとりの登場人物オルファクトゥスが談義に加わる。

メランコリーの鬱々の　不思議きわまる働きは
浮き滓《かす》となる思いゆえ、干からびてはてし我が脳《なづき》
五感は腐り、知は惑い
魂《たま》のおもては傷つきて
キメラの群れは戯れて

千々に乱れる妄想は
或いは己が頭骨の　馬になりしと信じ込み
或いは死人《しびと》か狼か　変化《へんげ》したると思い込む
あたかも硝子の肉体と　思う男と相似《あいに》たり

タクトゥスは抗議する。

オルファクトゥスよ、よくぞ聞け　我を愛さば立ち去れよ
尿瓶でありぬ我こそは　我と我が身はかきたてぬ
底が割るるは怖ろしきゆえ

なんとタクトゥスはガラス容器だったのだ――それも用を足すための。彼の存在はジョークである。だがそこにはさらに不穏な兆しがある。メランコリーはその人間を乗っ取り、操り、その判断力を破壊してしまい、自分が狼だの、はては死者だとさえ思い込ませる。

1641年、哲学者ルネ・デカルトの友人であり詩人でもあったコンスタンティン・ホイヘンスは通俗詩『*Costly Folly*（愚行の代償）』で、動くものすべてを怖がる人間を描いている。

これは如何なることとなるや
そは彼《か》の者の触れるなべてが硝子なればなり

椅子は彼《か》の者に死をもたらし、寝台は瘧《おこり》を呼び起こす
椅子は臀部を裂き、寝台は頭《かしら》を打ち砕かむ
接吻にすら旋律し、指の響《とよ》みさえ、取り乱し狂はせるを
あたかも行く末を喪ひ、危うき鬼岩巨石の弓をゆく小舟の如く[16]

実に哀れを誘うキャラクターであり、彼は臆病すぎてキスすることすらできない。だが、海をさまよう容器のごとく同時に非常な危機にも瀕《ひん》している。シャルル6世にとってそうだったように、ガラス妄想を簡単に笑って片づけてはならない――あまりにも深刻すぎるからだ。偶然にもホイヘンスの息子クリスティアーンもまたこの詩に取り上げられた主題にいくつかの関わりを持っている。彼は天才的な数学者であり、天文学者であり、物理学者でもあり、その仕事のいくつかには妄想が取り上げられていた。1655年クリスティアーンは土星の輪の形を発見したが、これは日ごろから仕事で天体望遠鏡のレンズを研磨していたおかげだった。彼はまた力学にも貢献し、肉体が及ぼす力の働きについて、さらには光の波動説を提唱した。そして振り子時計を発明し、我らが首なし時計職人（7章を参照のこと）をして永久運動機械のエネルギーを取り出そうと試みさせることになる。彼もまたメランコリーに悩まされていた。

ホイヘンスの友人であり、人間の肉体と精神を分離したことで有名なルネ・デカルトは、こうした流行の妄想がどのように作用するのかについてまったく興味がなかった。同じ年に発表されたホイヘンスの詩について、デカルトは『第一哲学についての省察』で、馬鹿げたクレームをつける男女について遺憾の意を表明している――「でも、どうしてわたしがこの手や肉体を持っているにもかかわら

ず、頭のおかしい人たちと一緒にされなければならないのだろう。胆汁質の瘴気《しょうき》を浴びて、頭脳に異常をきたし、曇らされた人々、本当は最下層の貧乏なのに自分が貴族だと思い込み……あるいは自分の頭が粘土で、身体がガラスでできていると思わされているような人々と」[17]。ここではひと昔前の体液アンバランス説の新しいひとひねりどころか、悪魔憑きのような趣さえ感じさせる。

かのごとく妄想は絶えざる風刺の対象とされてきたが、シャルル6世の場合は人々に不安を与え、簡単に片づけることはできなかった。たしかにガラスは永遠の憧れの対象であり続けるが、なぜシャルルは自分自身をガラスにしようと思ったのだろう？　その主題に興味を持った多くの人々が、彼の伝記の断片を選《よ》り分け、さらなる探求を進めようとしてきた。

同じ質問が提起されたのは１９２０年代半ばである。当時パリの医学病院の精神科医だったドクター・エルネスト・デュプレは妄想の研究に携わっていた。デュプレはジョゼフ・カプグラの同僚であり、どちらも当時ルネッサンスと呼ぶにふさわしいテーマを探求していた。カプグラがマダムＭと彼女の殺された夫とその替え玉について思いをめぐらしていたとき、デュプレは「狂王シャルル」に注目し、同じ素材に新たなアプローチがあるのではないかと考えていた。

１９２５年、デュプレはイマジネーションの病理学に大きな影響を果たすことになる著書を発表した[18]。そのなかで彼はシャルル6世に関する既存の年代記をダイジェストし、物語に20世紀のレンズを当てて王の精神状態を究明しようとした。当然ながらそのテーマは第一次世界大戦後のフランスにおいても、14世紀当時と同じようにおおいに訴えるものがあった。デュプレは、妄想の探求にはまり込んだ人々の前に、ピネルから始まる２００年間の精神分析学の成果を、精神医学から生まれた言葉を用いて、「狂王」シャルルの姿を明らかにしたのである。デュプレはこれらのもととなった物語から、さらなる補足的ディティールを求め、このように総括している。

これらの発作のあいだに、我々はその全体図からふたつの兆候を見いだすことができる……まず前景として、運動性及び精神的覚醒の兆候があらわれる。ものを壊したり、卑猥《ひわい》なジェスチャーをしたり、大声でわめいたりなどといった形で。だが、それ以外のときの王は意気消沈、不活発状態で、無反応におちいることもある。サン・ドニ修道会のテキストによれば王は「シャツやシーツを替えることも、風呂に入ることも、髭《そ》を剃ることも、そしてついには決まった時間に食べたり、眠ったりすることも」拒否したという。王は何時間も口を利かないこともあった。「我々は王に謁見することはかなわなかった」とジュヴェナルはいっている。「王は人々をじっと眺めるだけで、何もいわれなかった」

バートンの場合と同じように、彼の精神的不安定ははるか若いころにさかのぼる。ひどく激高していたかと思うとふさぎ込み、ほとんど緊張病に近い引きこもり状態におちいってしまう。またしても見られるのは「無感動」、そして人生や組織との関わりからの隠遁である――マダムMやフランチェスコ・スピエラや、セルバンテスのロダーヤの４時間にわたる失神にあらわれたような。デュプレはかつてル・マンで起こした死傷事件についての王の心をこのように解釈する。

またあるときは苦悶《くもん》し、嘆き、そしてこのひどい苦しみの原因を必死に探し求めた。神の怒りを恐れ、さまざまな修道会に寄付を、とりわけ彼が殺人を犯した森のあるサン・ジュリアン・

ド・マンスの支部に多額の寄付をした。ジュヴェナルによれば、彼は鉄板で裸の身を包み、その結果として感染性の潰瘍を生じたという。

スピエラのようにシャルルもまた神の審判と彼を燃やし尽くす業火を恐れていた。罪悪感が彼を苦しめ、ついには自分自身を刺し、それにともなう感染症を自分への罰として放置した。フランチェスコ・スピエラより100年以上も前に、彼は固く禁じられていることを、ある罪を犯した——絶望という罪を。

その当時は毒殺というものがきわめて日常的に行われていたことを考えれば、家族の来歴を思い起こし、自分もまた毒を盛られているのではないかと疑うのも無理はない。だが、彼は怒りや反撃を見せることはなく、絶望で内に閉じこもってしまう。「もしそやつがいるのなら」と彼はいう。「わたしをこのように苦しめた者がいるのなら、わたしは神の名においてその者に懇願する。これ以上わたしを苦しめないでくれ、これ以上弱らせることなく死なせてほしいと」

フランスの王族に生まれ育った子供時代もまた明らかに影響を与えているようだ。シャルルは被害妄想でもあった。それとも彼の懸念は正しかったのだろうか。戦争や継承が利害関係で決められていくように、あらゆるペテンが王家で横行しているのをまのあたりにしたに違いない。彼が恐れていたのは英国に囚われることだけではなかった。シャルルは自身の苦い経験から、今家で食べているものが最後の食事になりかねない疑いをも抱いていた。デュプレはその異変について次のように記してい

郵便はがき

料金受取人払郵便

葛西局承認

8011

差出有効期間
令和6年3月31日
まで（切手不要）

1 3 4 8 7 3 2

（受取人）
日本郵便　葛西郵便局私書箱第30号
日経ナショナル ジオグラフィック社
読者サービスセンター 行

| お名前　フリガナ | 年齢 | 性別<br>1.男<br>2.女 |
|---|---|---|

| ご住所　フリガナ<br>□□□-□□□□ |
|---|
| |

| 電話番号<br>（　　） | ご職業 |
|---|---|
| メールアドレス | @ |

●ご記入いただいた住所やE-Mailアドレスなどに、DMやアンケートの送付、事務連絡を行う場合があります。このほか、「個人情報取得に関するご説明」(http ://nng.nikkeibp.co.jp/nng/ p8/)をお読みいただき、ご同意のうえ、ご返送ください。

# お客様ご意見カード

このたびは、ご購入ありがとうございます。皆さまのご意見・ご感想を今後の商品企画の参考にさせていただきますので、お手数ですが、以下のアンケートにご回答くださいますようお願い申し上げます。(□は該当欄に✓を記入してください)

**ご購入商品名**　お手数ですが、お買い求めいただいた商品タイトルをご記入ください

■ **本商品を何で知りましたか**（複数選択可）
□ 書店　□ amazonなどのネット書店（　　　　　　　　　　　　　　　　　）
□「ナショナル ジオグラフィック日本版」の広告、チラシ
□ ナショナル ジオグラフィックのウェブサイト
□ FacebookやTwitterなど　□ その他（　　　　　　　　　　　　　　　　　）

■ **ご購入の動機は何ですか**（複数選択可）
□ テーマに興味があった　□ ナショナル ジオグラフィックの商品だから
□ プレゼント用に　□ その他（　　　　　　　　　　　　　　　　　）

■ **内容はいかがでしたか**（いずれか一つ）
□ たいへん満足　□ 満足　□ ふつう　□ 不満　□ たいへん不満

■ **本商品のご感想やご意見をご記入ください**

■ **商品として発売して欲しいテーマがありましたらご記入ください**

■「ナショナル ジオグラフィック日本版」をご存じですか（いずれか一つ）
□ 定期購読中　□ 読んだことがある　□ 知っているが読んだことはない　□ 知らない

■ ご感想を商品の広告等、PRに使わせていただいてもよろしいですか（いずれか一つ）
□ 実名で可　□ 匿名で可（　　　　　　　　　　　　　　　　　）　□ 不可

ご協力ありがとうございました。

る。

これらの抑制、意気消沈などの徴候は、シャルル6世がこうした危機の際に繰り返し訴えていた、病的に過敏な思考と考え合わせるのが望ましいだろう。すなわち彼のパーソナリティーの否定と変身妄想と。彼には王冠もなく、紋章入りの外衣もなく、妻もいなければ、子供もいない。彼の名前はジョルジュ何某《なにがし》であり、ガラスでできているetc.etc.……[19]

スピエラと同じようにシャルルも内にこもる。彼は自分のアイデンティティーを否定し、妻や子供たちを識別できない。自分自身をガラスに変えるということは、絶え間なく続くあらゆるトラブルから退こうとするもくろみのひとつなのだ。自分自身から退くプロセス、アイデンティティーを白紙化し、彼を作り上げているうわべの装飾をすべて投げ捨てる――少なくとも公には。夫としての、王としての、父親としての自分を――あるいは「シャルル」でさえも。そしてあとに残るのはガラスのレプリカの肉体のみ。

シャルルの妄想の原因を探りながら、デュプレはシャルルの若き日の環境を、彼がその血統から何を受け継いだのかを振り返る。そしてバートンならばメランコリアと名づけただろうものに、新たな名前を与える。

まず明らかに見られるのは重い精神病的遺伝形質、とりわけ母方の血統にそれが見られる。主に抑鬱性の多くの精神病質に先行するものとして。

デュプレは母方の血統に伝わる抑鬱傾向について指摘する。シャルルの母ジャンヌ・ド・ブルボンは同い年のシャルル5世と12歳のときに結婚している。又聞きの報告によれば、彼女は精神的不安定に襲われ、1372年シャルル6世の弟であるルイを産んだときに、一種の神経衰弱におちいったという。このときシャルルは3歳だった。意味深いことに彼女の夫はしばしば妻のことを、有能で信頼できる摂政だと言及している。彼女はシャルルが9歳のとき、子供を産んだあとに亡くなった。

若き日における王は、強壮な健康状態に恵まれてはいるものの、いささか知性に欠け、放蕩好きで、贅沢《ぜいたく》好き、そしてすぐに意味なく激高し、性格と行状のアンバランスを露呈している。この器質的な不安定に加えて、24歳のときに、発作的な異常をともなう発熱性の疾患にかかる（おそらくはチフス熱と思われる）。長く困難な回復への道の途中で、王は奇矯かつ突飛な振る舞いと興奮を見せるようになり、無謀にもブルターニュへの遠征を強行したあげく、惨めにも妨げられることになる。それも旅の初めに起きた、ル・マンの森における自身の凶暴性の発作によって。

デュプレの描くシャルルの肖像は、欲求不満におちいったひとりの若者、あまり賢明ではないが、わがままで、パーソナリティーと行動が一致しない人物として描かれている。デュプレはまた、チフスのもたらす高熱が、シャルルの精神的アンバランスの一因となった可能性にも言及している。たしかにシャルルは器質的な不安定を受け継いでいたかもしれないが、妄想を引き起こすことになったときっかけがあるはずだという。カプグラはマダムMの症例で同じように病の可能性にも触れ、クレランボーはレア＝アンナ・Bの経歴に、ジフテリアと黄疸《おうだん》にかかった病歴があることを記している（10章を参照のこと）。若き無軌道なシャルル王が奇矯かつ突飛な振る舞いを見せるようになるのも、この長引いた熱のあとだった。

19世紀、英国国教会の司祭で学者でもあるセイバイン・ベアリング＝グールドは、一風変わってはいるが学術的な狼憑き現象についての歴史書を著した。彼は狼憑きと、それにともなう神話や伝承を調べ、チフス熱との関連を報告した。そのなかで彼は「狼憑き」――人々が自分の身体が狼になってしまうと信じ込む――の自然な原因を順序立てて説明している。チフス熱を妄想と結びつけ、患者が「自分の身体が異質な、壊れやすい、ガラスのようなものになってしまったと思い込む」と主張する。リウマチや痛風もまたそうした幻覚症状を引き起こす、と彼はいう。[20] 今日では、集中治療を受ける重症患者が、肉体的なトラウマや、病棟での投薬や高熱などの組み合わせによって、自分の身体の一部が人間ならざるものに変わってしまったと信じ込む、妄想的な幻覚を体験することはよく知られている。パラノイアの症状もまたよく見られる。チフスのような病気が、シャルル王の精神的な不安定や、妄想を起こしやすくする一因となった可能性は高い。

シャルルは42年間の治世のあいだに、重度の精神障害や妄想を幾たびも経験し、それはガラスに関わるものだけではなく、「狂王シャルル」という呼称をたてまつられた。また周期的に正気を保っている期間もあり、戦争に負け、自分の娘を勝利者であるヘンリー5世に嫁がせたのちも、ある程度の権力を保ち続けた。何年にもわたって彼は自分の病の治療法――悪魔祓いや頭蓋穿孔《せんこう》（頭蓋骨に小さな穴を開ける）などの――を探し求めた。そしてついに治療法を見つけることなく、1422年に53

歳で亡くなった。
シャルルの精神的危機を招いた原因についてはさまざまなものが考えられる——遺伝的な素因、精神的衝撃となるような出来事、そして何よりも高熱。だが、それだけでは全体像は不完全である。背中を毛布でくるんだシャルルのイメージは、それに続くガラス男の黄金時代のアイコンとなった。だが、以降この症例はぱたりと記録から消えてしまう。

それでも現代の調査でもわずかながら症例が認められている。フランスの翻訳家レイモン・フォールシェ＝デルボスクはパリの精神病院にあらわれたガラス男について１８９２年に報告している。[21] さらに１８８３年、エジンバラの精神病院における文書記録からは、もっと重要な例が報告されている。ここでガラス妄想を発症したのは女性だったからだ。

この症例を報告したのはアメリカの哲学者で心理学者でもあるウィリアム・ジェームズである。彼は王立エジンバラ精神病院でクラウストン医師が行った講義をまとめた書物に出合う。そこはクラウストン医師が運営する施設であり、彼は自分の講義を１８９０年に『*The Principles of Psychology*（心理学における原則）』という書物として刊行していた。一連の講義の第3回目に、クラウストンは「女性メランコリー患者たちの何百にもわたる症例」をリストアップしている。そしてある箇所で、妄想は幻覚や幻想からは切り離されるべきだと次のように述べている。「妄想とは、実証可能な事実に対する誤った見解であり、本来なら含めるべきでないにもかかわらず、しばしば含められる、知覚できる物事に対する誤った認識である」。そして彼は再び差し出された女性たちのバラエティーに富んだ妄想をリストアップする仕事に戻る。いわく「一般的な迫害（被害妄想）」「腸がない」「警察に追われている」「頭が刎《は》ねられてしまった」「裏で機関が動いている」「魚になった」「死んだ」、そして

「脚がガラスでできている」[22]

ガラス妄想は消え去ったわけではない。それは単に地下に潜行していただけのことなのだ。

さらにいくつかのガラス妄想の症例が、現代の医学文献にもひょっこり顔を出す。1944年、フランスの心理学者C・ポッティエは、「自分の胸と右の肩がガラスでできており、顔の骨が砕けている音が聞こえる」という女性の症例を挙げている[23]。

だが、他の症例はそこから少し離れた、第一次世界大戦後のギリシャ・トルコ戦争を分析する記事に見いだされる。タイム誌の1958年2月3日版には、匿名の署名記事でケマル・アタチュルクのめざましい攻撃について述べられている。その報告によればトルコ軍の勝利は彼らの軍事力が勝っていたからではなく、あるギリシャ将校が「彼らは自分の脚がガラスでできていると信じており、割れてしまうのではないかと恐れていた」からだと述べている[24]。

さらにはエッセイスト、エーリヒ・ヘラーは1958年、たまたま見聞きしたガラス妄想について語っている。彼はある不可思議な精神的苦痛についてこんな話を聞いている。著名な作家がある朝、椅子に座ることを拒否した。彼の身体の重要な部分がガラスでできており、座った拍子に砕けてしまうからというのだ。また別の日、彼の看護師はくだんの作家が心地良さそうに椅子に座っているところを見て「まあ、治ったのですね!」と叫んだ。「そうなると思っていましたよ! あなたのような知性あるお方が……」。「治った?」彼はおうむ返しに答えた。「何が治ったというのだね? たぶん、少しばかり思い違いがあったのかもしれない。これが割れないガラスだということをどうして誰も教えてくれなかったのかね?」このやりとりののちに起こったちょっとしたゴシップをヘラーはつけ加える。くだんの作家は普通の生活に充分適応できるとして即座に解放されたが、不運なことに、その作家をよく知っている人々にはいささかの疑念が残り、それは彼の優れた著作に対する反応にも影響を及ぼした。[25]

ガラス妄想の歴史は断片的であり、それは埋もれた逸話の足跡をたどっていくようなものだ。精神分析医のアンディ・ラメインは1990年代のリサーチの過程で、まさに妄想を体験中の患者と遭遇することになった。ラメインの報告は、妄想について患者本人が語り、それが実際にはどのようなものであるのかという驚くべき詳細について教えてくれる、めったにないアクセスを与えてくれた。

ラメインはオランダのライデン市、エンデギースト精神科病院の院長だったときに、同僚の精神科医から声をかけられた。数年ほど前にラメインは、いわば医学的な歴史的遺物としての「ガラス妄想」について論文を書いて講義していたので、同僚はきっと彼の興味を惹くだろうと思ったのだ。ラメインはフランスの狂王シャルルとそのガラス妄想について知ってはいたが、今回の報告例は1930年代、しかもオランダの別の病院の文書保管所に残されていたものだった。ある女性が精神病院に収容されたが、彼女は自分の脚がガラスでできていると信じていた。彼女は他人との接触を恐れるあまり、看護師たちも近づくことができず、着替えの手伝いや介護すらできなかった。やがて彼女はその後の治療によって回復した。数ヵ月後、今度は別の病院の別の医師からラメインに1964年における症例報告がもたらされた。それから間もなく自分がガラスでできていると主張する若い男性が大学病院にやってきた。「わたしは文字どおりすべてを投げ出した」とラメインは述べる。「このチャンスを逃したくなかったからだ」。彼はついに何十年ぶりかでガラス妄想を体験している患者と話すチャンスを得たのだ。

ラメインはその男と数時間ほど話した。彼はまず、ガラスでできているというのが、どんな感じのするものなのかを訊ねてみる。会話を一方的に誘導しないよう、あえて「壊れやすい」や「透明性」といった要素は持ち出さないようにした。最初こそ口が重かったものの、患者はやがて心を開いた。彼は診療室の窓を指さして、ラメインに何が見えるかと訊ねた。ラメインは外の通りと、車と、いくつかの建物、そして歩いている人々と答え、相手の反応を待った。

すると患者はこういった。「ああ！ あなたは窓のガラスを見落としましたね。あなたは見ていないが、それは実際そこにあるのです。男は身を乗り出してこういった。「それがわたしなんです。わたしはそこにいるが、同時にそこにはいない。窓のガラスと同じように」

会話はなおも続き、患者は身体がガラスであるのはどんな感じがするものなのかについて、さらに少しばかり教えてくれる。男はその「そこにある」と「そこにない」という感情を自分の意思で切り替えることができるのだという。あたかも心のなかにスイッチがあって、「消える」「あらわれる」を自由に選んでいるかのように。

その患者は最近ひどい事故に遭っていたことがわかり、ラメインはなぜ今この時代にガラス妄想を発症するのかについてセオリーを発展させていく。ガラスというのは決して新しい創造ではない。彼はくだんの患者がその妄想を、一種の距離を空けるための調整装置として利用しているのだという結論に達する。事故後、家族は患者に対してひどく過保護になり、ガラス妄想というのは彼なりのプライバシーを得るための、そしてかまいすぎる家族から隠れるための試みだったのである。

ここにもまたマダムＭの替え玉妄想に見られるような、アイデンティティーの不確定さ、なじみのある顔とない顔の問題があらわれる。妄想を通して世間から引きこもろうとする人々もいる——スピエラや、理由は違えどシャルル６世がそうしたように。ここにはマダムＸ——10章でわたしたちがその枕元を訪ねることになる女性、自分が死んでいると思い込んでいる女性との共鳴が見られる。

なぜガラス妄想はかくも持続性があるのだろう？　何が人々をそこに戻らせるのか？　これが近代初期のヨーロッパであれば、精神的不安定を体験している人々が、妄想の対象としてガラスを選ぶのは理解できる。砂を熱することによって作られる、硬く、だが透き通った物質。美しく、神秘的で、壊れやすい。当時新しかった素材としての透明ガラスが17世紀ヨーロッパの人々の耳目を集めたのは間違いない。

これまでも繰り返し、新しいテクノロジーが生まれるたびに、新しい妄想が重要な役割を果たしてきた。それは1950年代と1960年代の妄想を支配するようになる。創意工夫に優れた冷戦時代のスパイ兵器が次々に世界に公にされ、アメリカの医師たちはこの時期に相談者の数が劇的に上昇するのを見ている。彼らはCIAが自分たちの歯にマイクロチップを埋め込み、自分たちの考えを盗み取ろうとしているのではないかと助けを求めに来たのである。だが、アンディ・ラメインがその患者とライデンで出会ったときには、すでにガラスは新しいものではなくなっていた。

さらに厄介な疑問が残っている。なぜガラスだけがギロチンとともにテクノロジーの革新にともなう妄想に結びついたのか。なぜ、蒸気機関車ではないのか？　なぜギロチンであって印刷機ではないのか？　新しいテクノロジーのなかには、たしかに初めて遭遇するときにひどく動揺させられるようなものもある。ガラスの見かけが、それを錬金術的なものとみなす者たちの心をどれだけ不安におとしいれたかは理解できる。ギロチンはひと目見るだけで、人々の血を凍らせただろう。

だが、ガラスのように何度も繰り返される比喩には、新しさを超えた永遠性のようなものが感じられる。ガラスは宗教から神秘学、テクノロジーにまで及ぶさまざまな要素をはらんでいる。人は自分自身の内なる複雑さをガラスに投影し、自分自身をそのなかに同化させようとする。ガラスは複雑で矛盾したパーソナリティーを、ひとつの形になったイメージとして一括化し、世の中に見せてくれる。それは貴重であると同時に壊れやすい。ギロチンが人間の優れた創意工夫をあらわすものであると同時に、生と死のきわどさを象徴しているように。ガラスは精神的混乱を創り出す、ごっちゃになったさまざまな衝撃を迎え入れ、それらに意味を与え、さらに魅力的なものにさえしてくれるのだ。

ガラス妄想に対する心理的側面は複雑である。ガラス人間はしばしば自分たちが迫害されていると信じ、パラノイアにも似た異常な警戒を見せる。セルバンテスの物語のロダーヤは、自分の特別に脆い肉体に与えられる迫害を恐れ、干し草小屋に寝て、ゆるい衣服を身につけ、彼に石を投げつける住民たちを避けた。頭上からタイルが落ちてくるのを恐れていつも道路の中央を歩き、冬になると身のまわりを藁でくるんだ。友人たちが彼に壊れたりしないことを証明するために抱きつくと、彼は4時間にわたる失神状態におちいった。ここにはエア・ルームの陰謀から逃げ続けたジェームズ・ティリー・マシューズと、自分を毒殺する替え玉から逃げていたマダムMの名残が感じられる。ガラスはパラノイアの自然な発信機なのだ。ガラスでできた人間の内部は中身をのぞき込んで「読み取る」ことも可能だ。だがガラス妄想ではむしろその反対の意識が働く。ガラス人間自体がそうした観察者を求めているのであり、それは侵害ではなく懇願なのだ。もちろんガラスに変身することが、必ずしもすべてを解決するわけではない。ガラス妄想には要求が結びついている。妄想を抱えている人間をどのように扱ってほしいかというもっとも切実な欲求――細心の注意とケアと尊敬をもって対応してほしいという切実な要求がこめられている。それらの要求がかなえられるかどうかはわからない。だが見たところそれらの願いは、ほとんどかなっていないようなふしがある。

ガラスは今も共鳴している。壊れやすさ、透明性、そして個人のスペースに対する不安は、今なお、それどころかかつてなかったほど多くの人々にも当てはまる。それはわたしたちが生きていかなければならない社会への優雅な返答でもある。近代的なテクノロジーの発展は人間を孤立させると同時に、ますます境界のないコミュニケーションを押しつけてくる。ガラス妄想はわたしたちが多かれ少なかれ感じている社会的不安をあらわしているのだ。それはわたしたちを落下や衝撃から護り、シャルル6世のような迷える魂を、何か貴重で大切に扱う価値のあるものに変えてくれるのだ。

# 第6章

# 極貧のマーガレット・ニコルソン——我こそ「正統なる英国女王」

Margaret Nicholson, Descended from Boudicca and Rightful Queen of England

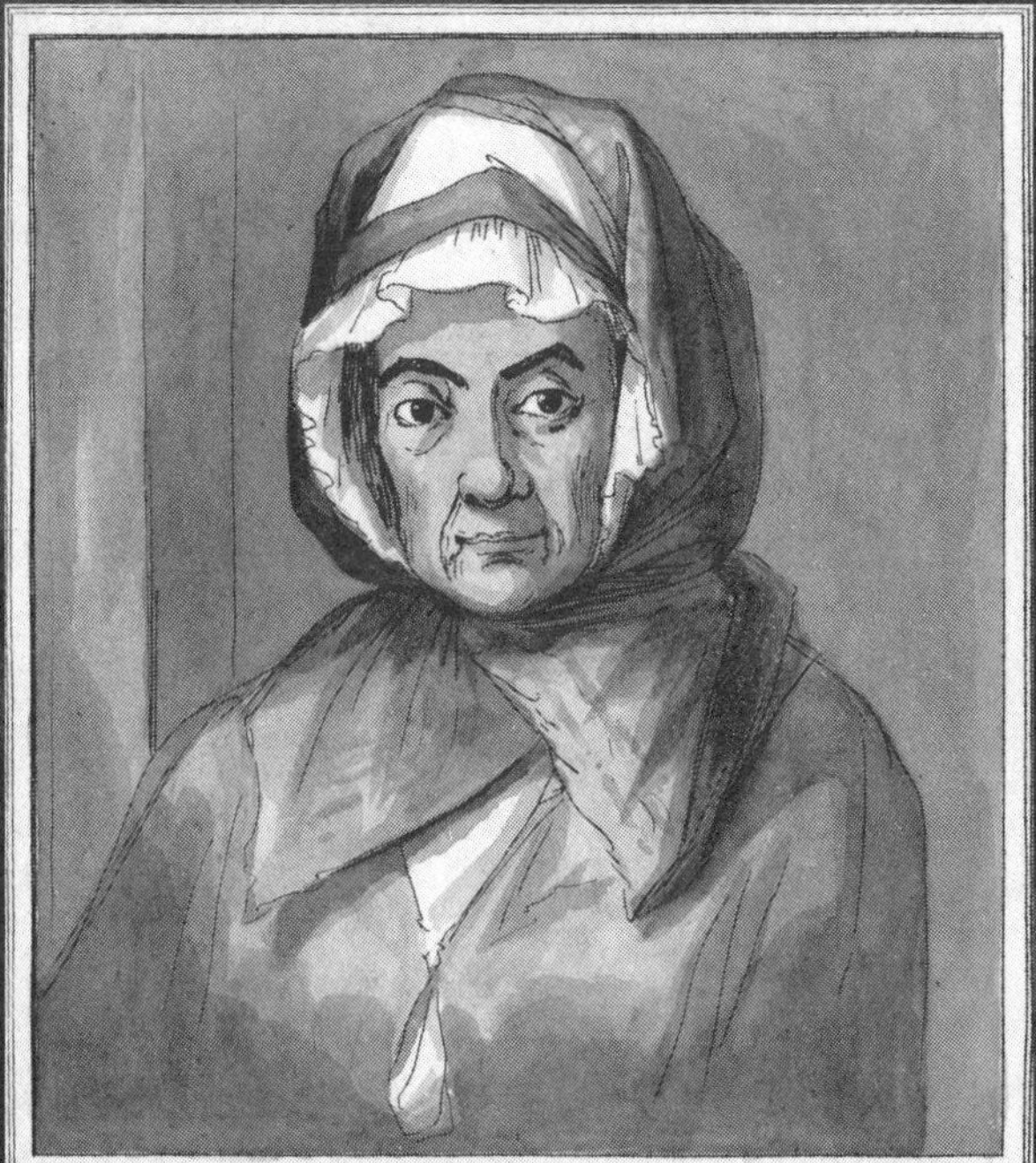

《老年のマーガレット・ニコルソンの肖像画》

ジョン・トーマス・スミス

1800〜1828年

1786年8月2日水曜の朝、ロンドンのセント・ジェームズ宮殿。きちんとした身なりの小柄な中年女性が、宮殿のまわりをぶらつきながら、会ったばかりの女性ふたりとおしゃべりをしていた。初期の報道によれば、彼女はよそ行きの盛装をしており、「リネンあるいはモスリンの花柄のドレスに黒い紗《しゃ》のボンネットと黒い絹の外套《マント》」、それに加えて「青いリボンがついたワイヤー入りの昼用帽子」といういでたちだった。

1時間ほどが経ったところで、王室専用の馬車が国王ジョージ3世を乗せて近づいてきた。くだんの女が1枚の紙を掲げたことに気づいた国王は、臣民が助けを求めてきたときにはいつもそうするように、マールバラ伯爵邸の向かいにある宮殿の庭園口に馬車を停めさせ、降りて女に歩み寄った。ただし、彼女には手を伸ばせば触れられるほどの距離にしか国王に近寄ることは許されていない。

英国政府官報のロンドン・ガゼット紙の特別版は、彼女のことを「かなり背が低く、浅黒い肌をした、ダラム出身の女性であり、父親は理髪師」と報じている。負けじと参戦した別の新聞では、女は36歳くらいで、「ヨークシャー出身」と本人はいってはいるものの「見た目は外国人のようだ」と推測混じりに報じている。

これらの報道のうち、最新のものだけがのちに真実だとわかる。女は持っていた紙――嘆願書か――を国王に差し出す。受け取ろうとして身をかがめた国王は、腹をぐいと突かれる感覚を覚える。ちょうど上着とベストのはざまあたりに。国王はあとずさって叫ぶ。「何をする、この女！」従者が飛びついて女の手をつかみ、ナイフを落とさせる。被害を受けたのはベストのボタンひとつですんだ。「嘆願書」は白紙だとわかる。即座に事態を把握したと思われる国王は「我は無事である！　女を保護してやれ、気が触れておるのだ。傷つけてはならん」と申し渡す。

女は取り押さえられるが、動じる様子をまったく見せない。「女王の控えの間に連れていかれ、そこに12時から5時近くまで留め置かれて、その間ずっと数人の貴族から質問を受けることになったが、へりくだった言葉がその唇から出ることは一度もなく、まったくもって平然としていた」

1786年の同じ週のロンドン・ガゼット紙によると、この事件は国王に少なからぬ衝撃をもたらし、「国王陛下はそのあとまっすぐ宮殿内へと進まれ、思いもよらぬ出来事から気を取り直されはしたものの、かなり動揺された様子で『なんということだ！　いかなる臣民からもあのような仕打ちを受けるいわれはない』とややおぼつかない声で仰せになった」。フランスでは、最近ルイ16世の命を狙った同じような企てがあったが、精神障害とはせずに国王暗殺未遂として容赦なく断罪したことに比べると、その女マーガレットへの対応は国王の慈悲に負うところが大きかったといえる。

女は取り調べで実名を名乗る――マーガレット・ニコルソン。そして「しかるべき者の前に出れば」理由を話すつもりであるという。

新聞各紙において話はめまぐるしく変わり、息つく暇もなく展開されていくなかで、1786年8月のロンドン・ガゼットだけが迅速な対応で情報を広く知らせ、真実を明らかにすることによって、すでに出回っていた「無数の作り話」が「社会に害を為す」ことを抑え込んだ。[1]同紙は事実――国王の命に別状はなく、ご健在である――を報じて早々にネタをばらし、「マーガレット・ニコルソンによる国王陛下暗殺未遂の詳細」として、犯罪の一部始終を報道する。ナイフは一般に報じられているように嘆願書のなかにではなく、彼女のマントの下に隠されていたといった取るに足らない細かいことまでセンセーショナルに書き立てる一方で、ナイフそのものについてはきわめて重要な事実が記されていた。同紙によれば、「彼女が用いたのは象牙の柄がついた古いデザート用ナイフで、刃先はかなり摩耗しており、あまりに薄いので手に押しつければ刃はほぼふたつに折れ曲がってしまい、皮膚を突き破ることはない」。つまり、そのナイフに殺傷力はなかったということであり、この記事は世間の騒ぎを鎮静化し、事件のもっとも信頼できる説明となる。マーガレットに国王を殺す意図はなかったのだ。

取り調べには首相ウィリアム・ピットが自ら立ち会い（ピットが彼の政府内に反逆分子がいるというジェームズ・ティリー・マシューズの申し立てを受ける10年前、そしてジョージ3世自身の精神不安定症状が統治を危うくする2年前）、さらにソールズベリー伯爵、エリザベス朝で海軍の英雄だったドレイク卿の兄の子孫、英国海軍副提督フランシス・ウィリアム・ドレイク卿、その他にもさまざまな行政官たちも同席していた。マーガレットは自らの身の上を語り始める。12歳でロンドンに出てきて、住み込みでいくつかの「高貴な家庭のメイド」として仕えた。[2] 慎重に言葉を選びつつ話すが、ほどなくして王家の正統な継承権についての話題になると平静さに乱れが生じる。「彼女はとりとめもなく話し続けた。王冠はわたしのものであり、その権利の他に望むものはない、自分にはたくさんの財産がある――もしその権利を行使できぬのであれば、英国は何世代にもわたり血にまみれるであろう、と。さらに取り調べが進んで、今はどこに住んでいるのかと訊ねられた彼女は『書籍商のミスター・フィスクのもとに身を寄せております、ウィグモア通り沿いの、メリルボーン地区の角に』といたって分別のある答えをした」。とてつもなく物騒な幻想を描いてみせたあとには、現実の世界に立ち返り、その住所をしれっとした顔で述べるのだった。

かくしてミスター・フィスクが正式に召喚されて訊問を受けることになる。ロンドン・ガゼット紙は書籍商の見解をも含めてこう報じている。「書籍商のもとに下宿して3年ほどになるが、マーガレットにはこれといって精神状態を疑わせる兆候はなかった——たしかに、ちょっとおかしなところはあり、時折独りごとをいっていたが。仕事は内職のようなことをして暮らしていた。マーガレットを知る他の者たちも、彼女は勤勉で、頭がおかしく見えたことは一度もなかったという。また、ミスター・モンローが呼ばれ、マーガレットの精神状態が異常であるかないか、確信を持って直ちに判断することはできないと述べた」。ミスター・モンローはベドラムの総合責任者であり、病院を運営する名家モンロー一族の当主である。トーマス・モンローは1795年にジョン・ハズラムを薬剤師に選任し、ふたりはともに1816年、病院内における患者虐待についての公式調査を受けたあとに辞職することになるが、これはジェームズ・ティリー・マシューズの証言によるところが大きかった。

書籍商のフィスクも他の下宿人たちも、マーガレットのことを「物静かで礼儀正しい」人だと思った、と口を揃える。大家からすれば「とにかく他人に迷惑をかけない女性《ひと》で……上の空に見えることはあったけれど、頭がおかしいなんて考えもしなかった。誰とも話しちゃいないのに、しゃべるみたいに口を動かしていたり、ひとりで興奮していたり、そんなことがちょくちょくあったぐらいだった[3]」

報道の飛び交ったあとには書籍や小冊子が広く出回り、その内容といえばほとんどが新聞記事から拝借したものだった。これらの類いはゴシップ好きには格好の餌となり、自らを正統なる王位継承者と主張する女性についての記事漁りに拍車をかけた。その8月には少なくとも5誌の「呼び売り本」

［呼び売り商人が売り歩いた物語などの小冊子］が登場し、なかでも内容のあったものは『*Authentic Memoirs of the Life of Margaret Nicolson*（真実の記――マーガレット・ニコルソンの人生）』『*The Plot Investigated*（暴かれた陰謀）』の2冊である。[4]彼女の大家であり、その人となりについて証言をしたミスター・フィスクも、先んじて呼び売り本づくりに携わったひとりだった。彼は1786年8月15日、事件からわずか10日あまりという異例の速さで自社版を発行する。書籍商であるという出版に有利な立場もあって、少なからぬ利益を手にすることになった。フィスクと張り合うことになった別の2冊は、マーガレットに関する初耳情報やら生い立ち調査やらで市場の独占をもくろんだが、なんといってもフィスクには彼女の近しい知り合いという圧倒的強みがあった。フィスクは、表紙にある自分の名前のすぐあとに誇らしげに記した。「彼女の下宿先の大家」。瞬く間にマーガレットは出版市場の目玉となっていく。

いずれの発行物も、ある点において、すなわち彼女の主張が誇大でおおげさだという点で一致している。最近までメイドをしていたと認めながらも、勤め先はあくまで貴族階級の家庭だったというところを強調する。相も変わらず自分は正統な英国女王であり、ジョージ3世は彼女の権利を奪ったのだと、揺らぐことなく主張する。彼女はまた減刑を嘆願していた。自分の王位を簒奪した者にさえ手紙を書いたが悲しくも無視された。ジェームズ・ティリー・マシューズと同じように、彼女もまた直接行動に出ることを余儀なくされたひとりだった。その意図はただ国王に脅威を感じさせることにあり、ナイフを突きつければ目的を達成できると考えたのだと主張した。

それまでにもまして地方紙、書物、小冊子がこぞって参戦したが、どれも話を焼き直し、尾ひれをつけたものばかりで、先行する3冊の呼び売り本と各新聞のあいだで、互いが他を引用しながら、さらにその情報に対する見解をつけ加えるという輪ができ上がり、「国王諮問機関によるマーガレット・ニコルソンに関する調査」から引用するなどして、しまいには、最初の情報の出どころさえわからなくなるありさまだった。ヘレフォード・ジャーナル紙は、マーガレットの主張のある部分について裏付けを取っている。[5]彼女はどうやら「かつてコベントリー伯爵家で令嬢たちの付添人として働いていた」ようだ。職に就くのがままならなくなり、日々の暮らしに余裕がなくなった「そのころから婦人帽の類いやマンシュア［ドレスの上にはおるゆるやかなガウン］を製作する裁縫師として生計を立ててきた」

　自身の継承権に関する主張は、過去にもその兆しを見せていた。国王諮問機関の調べによれば6年前、アーガイル・ビルディングのミス・プライスのところに住み込みで働いていた彼女は、「素晴らしい財産を手にした」ことを口実に「そこでの仕事を辞めた」。また別に住み込んでいた帽子店——8月10日のヘレフォード・ジャーナル紙は、店主の身元をニュー・ブロード通りのミスター・ワトソンと明らかにしている——では、自分には「政府に請求すべき重大な貸しがある」と語っていた。ミスター・ワトソンが事情聴取に呼ばれ、さらにロンドン・ガゼット紙によれば「マーガレットの隣の部屋に下宿していた」アン・サウスビーなる女性も呼ばれる。マーガレットは国王審問機関の前でも「いっこうに気後れすることもなく」、自分に付与されるべきものについて、何度であろうときちんと明確に述べる。彼女はこれを「政府に対する損害賠償請求だとして〝訴訟〟やら〝正当なる理由〟やらの文言を用いて話した」

　マーガレットを知る者は誰もが、彼女は働き者で控えめな女性であること、職に就けなくなってからは裁縫の内職で生活をやりくりしていたことで意見が一致していた。「新聞報道によれば彼女には人柄も立派な兄がおり、ストランド街とマイルフォード・レーンの角で〈スリー・ホースシューズ〉という名のパブを経営している」

マーガレット・ニコルソンの誇り高き態度は、さぞかし整然と手入れの行き届いた家に住んでいる女性だろうと思わせる。だが現実はいささか違っていた。

ウェストミンスター の治安判事たちが彼女の下宿の部屋を検分に出かけたところ、見つかったものは「マンスフィールド卿他、地位ある人物の名前が見られる数枚の紙片に、各人の資産や、彼女が意味もわからず使っているきらいのある〝古典的〟という言葉やらをとりとめなく書きつけた支離滅裂な文章」程度のものだった。[6] 上流を気取るその下には、不安定な暮らしぶりの兆候と、中途半端な教養がひそんでいた。「治安判事たちが彼女の下宿部屋を捜索して出てきたのは3通の手紙のみ……ポケットには半ペニー銅貨3枚と6ペンス銀貨1枚、これが所持金のすべてだった。そして衣服については、そのとき身につけていたものがすべてで、マントとボンネット以外はさほど質の良いものではなかった。シドニー子爵は衣服と彼女が欲している身のまわり品をあてがうよう命じた」。彼女が離職した当時、失業補償制度はなかった。彼女は困窮していたのだ。

いったいマーガレット・ニコルソンをどのように扱うべきなのか? カンタベリー大主教、大法官、法務長官及び法務次官、ベドラム精神病院のモンロー・シニアとモンロー・ジュニア両医師が、国王諮問機関とともにこの問題を協議した。

国王諮問機関は、国王の使者のひとりであるミスター・コーツのもとに彼女を預けるという決定を下す。ミスター・ジャスティス・アディントンがマーガレットを訪れると、彼女はいつもながらの訴えを繰り返した。かの国王に王冠を戴《いただ》く権利はない。自分にこそあるのだと。

1786年8月9日、コーツは貸し馬車に彼女を乗せ、看護師ひとりと国王の使者である自分が付き添ってシティー・オブ・ロンドンの北、ムアフィールズのベドラム精神病院に連れていく。「楽しいパーティー」に行くのだといわれたマーガレットは快く遠出を受け入れる。[7] ロンドン・ガゼット紙は、彼女が「すこぶる上機嫌だった」と伝え、「道中ずっと理性的に話をした……ベドラムに入るときにここがどこかわかるかと訊ねられると『もちろん』と答えた。病院の担当者は彼女にとても親切に振る舞い、一行は晩餐《ばんさん》に招待されて、その食事のあいだも、彼女はすっかり落ち着いているように見えた。ただし国王の名前を耳にしたときは別だった」。そのとき彼女は「国王がわたしを訪ねてくる予定だ」といった。

　彼女は大人しく入院し、女性患者専用の西棟にある、奥まった回廊に並ぶ個室に収容される。規則に従うかと問われれば「もちろんです」と答えた。彼女は状況に順応していた。それにもかかわらず

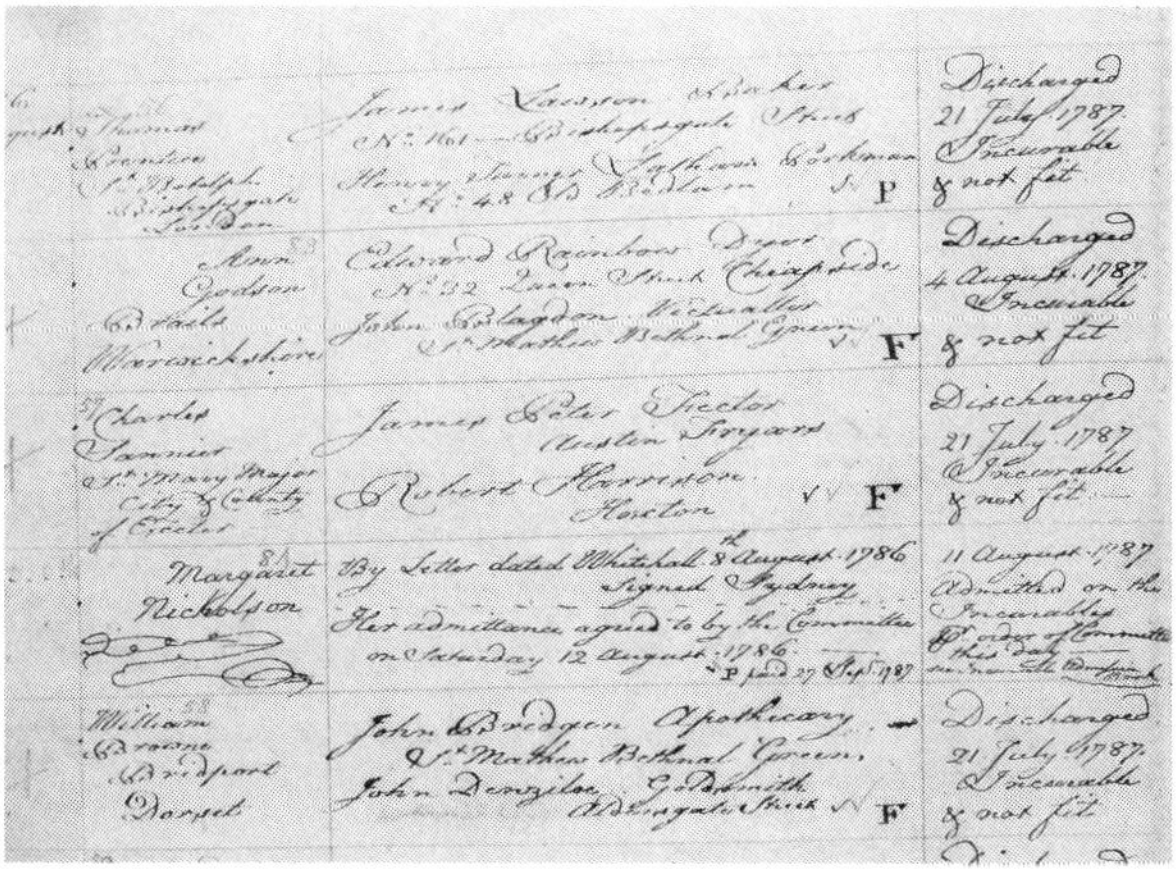


マーガレット・ニコルソン「治療不可能区画に収容」
1787年8月11日、ベドラムの入院記録簿

鎖が「片足に巻かれて床にしっかりと留められ」たが、そうされているあいだも「終始落ち着き払い、そのことをまったく気にも留めていないように見えた」。マーガレットの平静さは変わらなかった。彼女の入院は患者の入院記録簿で確認することができる。それによれば入院は1786年8月12日、同病院委員会により正式に受諾された。

1年後の1787年8月11日、記録によれば彼女は当病院内の「治療不可能患者」用の区画に移される。10年後の1797年1月28日、ジェームズ・ティリー・マシューズという男が入院し、東棟にある男性患者用の区画に入るが、彼もまたのちに治療不可能患者用の区画に移動させられる。ジェームズとマーガレットの両名はともにベドラムで非常に長い時間を過ごすことになり、年月を重ねるにつれて高まる知名度は病院の塀を軽々と越えて広がっていった。しかし病院内の彼らがお互いをどう認識していたのか――互いについての噂を耳にすることがあったのか、あるいは一瞬であれじかに言葉を交わしたことがあったのか、記録は何も残っていない。男性と女性の患者同士が親しく接することは通常ないものの、マーガレットとジェームズは病院内で特別治療を受けていた。彼らはともに政府に対して恨みを抱いていた。ともに威厳ある振る舞いと知的好奇心を保とうと努め、世間に対する関心を保ち続けた。そしてともに権力の座にある者たちによって、自分たちが不等な扱いを受けているものと信じ込んでいた。

彼女の部屋を捜索して明らかだったように、マーガレットに所持品はほとんどなく、ベドラムに来るや「しかるべき新品のシフトドレスを2着……靴を1足……黒いキルトのペチコートを買い与えられた」[8]。そして品評会に出された未出産の若い雌牛のように念入りに検査され、さまざまな見立てを聞かされた。ここで彼女の平静さは再び破られる。ある医師は彼女が「激しく身を震わせ……まるで泣こうと努力しているようであり、同時に『涙がわたしを癒やすであろう！』というのを見聞きした」。当の医師は彼女のことを「狂人」と判断する。[9]

1786年8月10日のベルファスト・イブニング・ポスト紙は、彼女の精神状態について検討している。「狂人が正気のように振る舞い、うわべでは筋の通った会話ができるときがある。かと思えば犯したかもしれない罪について突っ込んだ質問をされると、たちまち支離滅裂なイマジネーションの迷宮に入り込んでその狂気をちらつかせる。このふたつには大きな隔たりがある。マーガレット・ニコルソンはそういったひとりのように思われる」。病院の職員たちも彼女についておおむね同じようなことをいっている――気分がとても移ろいやすく、こちらからあちらへと行ったり来たりする、と。トーマス・モンローは病院の総括管理を担う、スコットランドの名だたる医師一家の3代目であったが、その就任はとかく物議を醸した。誰もが欲しがるこの職を、正当な選出手続きを経ずして手に入れたのである。病院の資金はどんどん目減りし、彼の統率力や適性には絶えず疑問が投げかけられた。国王諮問機関の一員であった彼は、マーガレットをどう扱うかすでに考えている。彼はマーガレットを支援すると決めた。新しい衣服を与えるだけでなく、彼女の言い分を世に知らしめる手助けをするのである。

驚くべきことに、1786年8月28日、彼女はその嘆願書を書物にして出版する。ベドラムにいながら自分の思いを外の世界に伝え、ページには自分が置かれた境遇の不当を訴える言葉を並べ立て、新たなる主張を延々と繰り返す。彼女は「古代ケルト民族の女王ブーディッカ」の血を継ぐ者である……「汝らの臣たちは悪しき者どもである――かの者どもはあるまじき重税を課して貧しき人々を虐げる――かの者どもは飾り紐に、手袋に、整髪香油に、そして香水にまで税を課した……わたしを将軍とせよ、わたしに大砲を縦横に扱わせよ、さすればウーリッジの城塞を叩き壊し、ロンドン塔の腐れた石壁を打ち砕いてくれよう……なのに我が全財産たるや、今はクイーン・エリザベスのコルセットとクイーン・アンのファージング銅貨1枚のみ。ああ王よ、彼女の悲嘆を憐《あわ》れみたまえ。虐げられしマーガレット・ニコルソンの涙を乾かしめよ――この世の王位を継ぐべき者は糧に窮している」。彼女は劇的効果を狙って三人称により自己の言い分を述べ立て、「マーガレット・ニコルソンかく語りき」と結ぶ。[10]

その後、彼女の新しい記事は何十年も引き続いて報道され、日誌形式の記事で日々の情報を定期的に更新した。「ペグ」という愛称をつけられた彼女は、たいていは頭のおかしなオールドミスとして描かれた。しかし大胆な行動を報ずる次の記事では、冒険小説に登場するヒロインとしての片鱗《へんりん》が垣間見える。

ベドラムの庭園の自由な散策が許されていたマーガレットは、そこである計画を思いついた。「彼女は器用に梯子《はしご》をこしらえた……それは2本のほうきを、毛布を裂いた丈夫な細い布切れでつないだものである」と1790年11月30日のケンティッシュ・ガゼット紙は伝えている。「この簡単な道具で彼女は楽々と塀を乗り越え、苦もなく逃げおおせたのである」。彼女は病院を脱走する。

だが、どこへ行くというのか？　彼女は兄のジョージが営む、ストランド街のパブ〈スリー・ホースシューズ〉の「ご立派な」店構えに逃げ込む。だが病院側は行き先にすぐ見当をつけ、職員が急ぎあとを追う。逃亡劇は終わった。このときは、どうやら抵抗を見せたものの、まず難なく取り押さえられた。それから1世紀以上を経て、第一次世界大戦直後、マダムMがパリの精神病院から似たような脱走を試みることになる――人間を瓜二つの別人とすり替える陰謀に、ゲリラ戦で捨て身の抵抗を続けるために。彼女もまた成功はしない。

ベドラムに連れ戻されたマーガレットは、そこで長い時間を過ごすことになる。それにしても、どうしてこのような控えめで勤勉な女性が、財産を騙し取られたというだけではなく、英国の王位の正統な権利者であると信じるにいたったのだろうか？　その妄想はどこからやってきたのだろう？

北ヨークシャーのストックトン・オン・ティーズに近い、市場町ストークスリーにある地方教区の記録によれば、マーガレット・ニコルソンは1745年12月9日生まれであり、初めてその名前が新聞を賑わせたときは40歳だったということになる。記者たちがつかんでいた略歴はさほど的外れではなかった。彼女の父親であるトーマス・ニコルソンは理髪師で、マーガレットはその妻アンとのあいだに生まれた4番目の子供だった。[11]

彼女が生まれた年には、反カトリック勢力による不穏な騒動がストークスリーの人々を動揺させていた。町では暴徒によってカトリック教会が打ち壊されて火をつけられた。英国国教会の司祭ジョン・ウェスレーは、1752年から90年にかけて、彼のために建てられた町のメソジスト派の礼拝堂で幾たびも説教を行った。ストークスリーの主な産業は亜麻を材料としたリネン織物の製造であり、それに伴う多くの者が亜麻糸を紡ぎ、亜麻布を織っていた。マーガレットが幼いころ、その仕事はほんの一部しか機械化されておらず、ほとんどが変わらぬ家内工業で賄われていた。リネン産業から出る布くずは、工場で細断され紙にされた。

『真実の記』が、やや見下しつつも認めているところによれば、彼女は教養があり、「両親が好きにさせた結果」、見事な裁縫の技術を身につけていた。彼女の受けた「教育は、その地域の普通の商人の娘に通常与えられるより高い水準のものであり……彼女は読み書き、そして裁縫を教えられ……後者については非の打ちどころなく巧みであり、生計を立てるに充分な収入を得られるほどの、繊細かつ高度な技術を持ち合わせていた」。その地域には慈善学校［貧しい家の子供を無償で教育する］があった。彼女は教区の徒弟制度のもとで、家事全般の技量を高めていったのかもしれない。のちにはマダムMと同じように文筆家の一面も見せるようになるのだが、その文章はたとえ論理的にも文法的にも未熟であるにせよ、テーマやイメージごとに大胆にまとめ上げられており、いきいきとした筆致を見せている。彼女は夢中になって文学作品に読みふける。ある手紙には、『十二夜』のヴァイオラを、第8代バンベリー伯爵のウィリアム・ノリーズを引き合いに出し、自分はベドラムの床に鎖でつながれていても「世間を知る辞書」を与えられていると述べている。[12] マーガレットの兄ジョージは、「妹はミルトンの『失楽園』や、そういった高尚な本を読んでいた」と語っていた。[13]

ジョージもある時点でストークスリーからロンドンに出てきた。どうやら父親の理髪師の稼ぎではヨークシャーの実家で大人数の家族を養うことが難しかったようで、母親のアンは多くの女性たちのようにリネン産業の内職を請け負って家計の足しにしていたものの、マーガレットとその兄は自活することを求められた。彼らは、ロンドンに行けばより良い機会にめぐり合えると考えた。ジョージは成功し、彼の〈スリー・ホースシューズ〉は繁盛した。

12歳ことによると13歳でマーガレットは、メイドとして働き始め、いくつかの著名人の家――そのなかにはサー・ジョン・シーブライト邸やそのあとのコベントリー伯爵邸が含まれていた――に奉公に出た。奉公先で彼女の精神状態に問題があると言及した記録はない。

『真実の記』には彼女の人となりに関するさらなる見解が記されており、それは一般に受け止められている勤勉なメイドという印象を揺るがすものだった。ある情報源によれば、彼女には若い娘にありがちな出世願望があり、「もっと年齢がいけば見られなくなるような、あつかましく、ずる賢い、恐れを知らない振る舞いをした」。同書は、当時まぎれもなく高い地位にあったブースビー家に仕えた際に「昇格の話が出てきた」ことから身のほど知らずの考えを抱いたのだと示唆している。これが「彼女の心の奥深くにひそんで燻《くす》ぶっていたプライドの火種を焚きつけた」。プライド――「破滅を招くほどのプライド」が彼女の転落の原因だった。彼女は「人を小馬鹿にするような優越感」をもって使用人仲間を見下すようになる。自分は彼らよりも優れていると思い込む。そして逃亡した彼女が頼った兄もまた妹についての秘密を漏らしてしまう。ジョージ・ニコルソンは、妹が「頭のおかしくなったことが数年間あり、そうなったのはプライドのせいだ」とフィスクに語っていたらしい。ここにも余計なことを漏らす人間がいた。

さらにマーガレットの大家であるミスター・フィスクが自らの小冊子の最後の章に特別追加記事として驚くべき内容を報じた。彼は「最近になって知らされたことであるが、マーガレットに関する注目すべきいくつかの事柄」を調べる機会に恵まれた。それらの事柄がなんであるかは伏せている――自分はただの伝達者だとして。しかしこの女性と、その狂気に関して「ミスター・ポール（マーガレットとフィスクの共通の知り合い）やフィスク自身の妻、その他の者たちは別の見方をしている」というのだ。彼女はまったく妄想に取り憑かれてなどいない。彼女は「悪賢さと、手際の良さを発揮」して、「詐欺」の「手法」を使った――と彼らはいう。その狙いは「寛大な」国王から経済的支援を引き出すことである。慈悲深い我が君主を謀《たばか》って金銭を得ようとしているのだ。それはうまくいったようだ。彼女は新品の服を数着、そして住み処を無償で手に入れたのだから。

フィスクにとって、利益のためにセンセーショナルな主張を世に広めることなどお手のものだった。1781年に賃借人から偽造行為の濡《ぬ》れ衣《ぎぬ》で不当に告発されると、彼はその話を『*The Case of Jonathan Fiske, bookseller*（書籍商ジョナサン・フィスクへの訴訟）』という本にして出版した。[14] 彼は告発した女性に「姦婦にして共謀者」なる傲慢無礼かつ侮辱的な呼び名を献呈している。

マーガレットへの理解が深まり、その姿をつかんだと思うたびに、モンタージュ写真の部分部分がまたしてもごちゃまぜになってしまう。これらの記録は伝聞証拠ばかりで、ある発信元が噂話を引き合いに出すと、別の発信元がそれをまた引用するといった具合にめぐりめぐったあげく揺るぎない事実と化してしまったものに過ぎない。人々は、マーガレットを金儲けの道具にしているのか、はたまた彼ら自身のパラノイア的な共謀の輪に引きずり込もうとしているのか？　マーガレットが手練《てだ》れの詐欺師であるなら、その物語はまた別の様相を見せることになるのではないか？

まだ空白の部分がある。彼女の職場は家庭から家庭へと移っていくが、名前が挙げられているのはごく少数の最近の雇い主だけである。彼女がどの宗教を信じていたのか、あるいは無宗教であったのか、誰も触れてはいない。ストークスリーからおよそ3キロ離れたクリーブランド州カービーにおいて、1773年9月5日リチャード・ウィルソンなる男性と結婚したマーガレット・ニコルソンの記録が残されている。我らがマーガレットであれば当時27歳だったはずだ。リチャード・ウィルソンという男性は1736年生まれ、1822年に86歳でストークスリーにおいて死亡している。別のリチャード・ウィルソンは1784年にストークスリーで死去、またステイントンで1777年4月27日に死んだ同姓同名もいる。マーガレット・ニコルソンも、やはり地元には多い姓名なので、その地域には何人もいたのかもしれない。我らがマーガレットに結婚歴があるのか、あるいは1770年代にはロンドンを離れたのか、それらを示すものはまったく見当たらない。それでもなおわたしたちはマーガレットとそっくりの女性が幻の夫とパラレル・ワールドに生きているところを思い描かずにはいられない。

これらの年月のあいだ、マーガレットはおそらくロンドンで仕事に就いていたと見るのが妥当だろう。彼女がどこそこの家庭にいてうまく仕事をこなしていたと、明確に述べることのできる時期もある。

そうした時期のどこかで、彼女は当時住み込みで働いていた家において、恥ずべき出来事の主人公となる。この衝撃的な話題を報じたのはスコッツ・マガジン誌であり、目撃者もいた。同誌は断片的な出来事を並べて、隙間をほのめかしで埋めていく。「マーガレット・ニコルソンは数年前、ブルードネルのとある貴婦人宅で、婦人付きのメイドとして住み込みで働いていた。主人の従者である男性が彼女に言い寄ってきた」。マーガレットは、男が夜ごと彼女の部屋へ忍んでくることを許した。初めはどんなことになるのかなどと考えもしないものだ。彼女は夜這《よば》いをうまいこと隠しおおせるものと高をくくっていた。「主人の家族の前では、彼女はとても控えめに振る舞っていたのだ。しかしその晩、たまたま他の家族が寝静まったあとに起きていた者がおり、夜遅くに2階をそっと歩いていたところ、彼女の寝室から従者が出てきたのを目撃してひどく驚いた[15]」

その家族はどうやらかなりの精神的打撃をこうむったようだ。彼女がそんなことをしでかすとは家族の誰ひとりも考えたことすらなかった。ロンドン・ガゼット紙によれば、その晩まで彼らはマーガレットを「控えめで思慮深い質《たち》だと思っていたからだ。まわりが陽気に騒いでいてもめったに交わることもなく、使用人仲間たちはその慎み深さをお高くとまっていると思っていた」。雇い主家族は「従者が彼女を口説き落とそうともくろんでいた」などとは想像だにしていなかった。これはある意味では皮肉な誉《ほ》め言葉である。そのような罪を犯すにはあまりにも堅苦しく退屈な女だということであり、そんな彼女だからこそ、なおさら衝撃的に受け止められたのである。一家の情報源は、それが誰にせよ、とっておきの噂話を漏らさずにはいられなかった。「このようなことがあって、目撃者がいかにその心の重荷を軽くしたがっていたかは明白である……そして翌朝になると使用人たちは、彼らが呼ぶところのよそよそしくお高くとまった女をだしにして、おおいに盛り上がっていた。この話はすぐに女主人の耳に届くこととなる」。ここにはまごう方なき性的スキャンダルの香りがする。

マーガレットと従者はともに解雇された。ふたりは一緒に新しい職場を探し、見つけるとしばらくはそこにとどまっていた。しかしそこも辞めざるを得なくなり、3番目の職場を探すことになるが、その時点でマーガレットにとっての状況は間違いなく悪い方向へと転がっていった。従者は厄介払いとばかりに彼女を見捨てた。そのあと金目当てで「そこそこ財産のある女に言い寄って結婚すると、マーガレットと暮らしていた部屋を出て、ウェスターン・ロードの宿屋に移った」

マーガレットはそれまで、（おおむね）働き者で自制心のある人間だと見られていた。それがいまや男に棄《す》てられた、誰とでも寝る尻軽女になった。だがその根拠も日没後に彼女の部屋の外に男の影らしきものを見たと、誰かがいっただけのことなのだ。たゆみない家事奉公で築き上げた評判は、いい加減な噂ひとつで雲散した。もっともらしい話はまだ尽きることがない――彼女は妊娠し、出産後すぐに赤ん坊はどこかに連れていかれた。彼女は誇りを傷つけられ、恥辱にまみれた。

ロンドン・ガゼット紙のタブロイド版論説記事は、マーガレットがそのころから世の中と距離を置くようになったと述べる。その記者は彼女に見られるような精神不安定状態について説明を加えている。「ひとつの物事を突きつめて考え続けると精神は衰弱する。そしてもともとメランコリーになりやすい気質であると、思考と不安が積み重なってさらに激しく考え込むようになってしまい、そこで発作的な狂気が生まれざるを得なくなる」。またしてもおなじみの物語である。この時点においてメランコリーは、失恋によって正気を失った女性の哀れな物語のセンチメンタルな感情的側面に過ぎない。しかし記事はまた、この分野に関してロバート・バートンがその名著で述べた、すこぶる有用な助言にも言及している。そのガイダンスは150年以上経っても今なお役に立つ。「メランコリーが病になるのを防ぐためには、他者との交流と生活における変化が必要である――しかし彼女はそのどちらも求めなかったようだ。兄でさえ妹はめったに自分を訪ねてこなかったと述べた」。彼女はただひとり会うことのできる家族とさえ、そのつながりを絶っていたように見える。呼び売り本の『暴かれた陰謀』は彼女の苦難をロマンチックな切り口で取り上げた。それからの彼女がどうなったのか、他紙も加わり次々に新情報を交えて記事にしていく。「このあと彼女はメイドの職探しをやめて針仕事により生計を立て始めた」とスコッツ・マガジン誌は述べる。「そのときから彼女は我が身を孤独に委ね、おそらくそれゆえに精神的な病が根を下ろしたのだろう」

マーガレットは、12歳の年から秀でた仕事ぶりで自活できていながら、次にわたしたちの前にあらわれるときには細々とした仕事を探し回っている。定職には就けず、裁縫の内職でやりくりしているありさまだ。たしかに卓越した技能を持ってはいたものの、当時は人手がだぶつき気味で市場の賃金も低く、彼女はその日暮らしで生きていた。

ロンドン・ガゼット紙はマーガレットの哀れな境遇に関して――2度か3度、不運な出来事があったり、あるいはひとつ判断を誤ったりしただけでも、「良き社会」からたやすく滑り落ちてしまうという鋭い警告を交えながら――最新の情報に尾ひれをつけて報じている。「針仕事を必死にこなしながら、日々の食べ物にさえ困っている女性がどれほど多くいるのか、それはよく知られていることである。彼女も非常に貧しくどん底の暮らしをしていたと推察でき、栄養不良によって精神が不安定になり、メランコリーの行き着く先となる精神の衰弱を進行させたものと思われる。従って、このような状況下で感情の噴出を理性で制することは不可能だったに違いない」

彼女の運命が逆転したのは誰のせいなのか？　それはなんともいいがたい。もっと金を持っている相手に乗り換えようと自分を棄てる恋人に対して、彼女ができることは何もない。

かくしてマーガレットは、自分をこのように悲惨な目に追い込んだ運命とは別バージョンの人生を、頭のなかで構築し始める——実は彼女は高貴の生まれなのだ。そうであるからには、丁重な扱いを、高い地位を、さらに敬愛すら受けるにふさわしい。そしてこの持って生まれた権利にともなう相続財産を勝ち獲《と》らねばならない。妄想は彼女をひとつの行き先へと導く。それはセント・ジェームズ宮殿である。白紙の嘆願書を手に、もう一方の手にはなまくらなデザートナイフを携えて。そこには王冠さえある。彼女の座を我がものにしている「国王」なる者はペテン師だ。彼は正しい行いを為し、彼女の所有物であるものを返還せねばならない、さもなければ、自分はより断固たる行動をもって不当を正し、自らの面目を取り戻すより他にない。

マーガレットの物語は妄想の歴史において重要な意味を持つものとなる。その「壮大な」妄想は、彼女の社会的地位を国王自身のそれよりも格上げしている。その妄想はまた、彼女を人々の注目を浴びる存在に仕立て上げる。病院にマーガレットを訪問に来る者たちは、あの日のセント・ジェームズ宮殿での行為を恐ろしいとはいいながら、それでも彼女に会いたがった。収監されている彼女にインタビューを行った医師や一般人の素朴な感想は、彼女の慣れ親しんでいる世界へとわたしたちを誘う。精神を病んだ人間の世界へと。

「ペグ」ことマーガレットは、好奇の対象としてベドラムで40年を過ごすことになる。長年にわたって多くの記者が彼女のもとを訪れ、画家を同伴して似顔絵を描かせることもあった。彼女の服装もまた観察の対象となり、戯画風に面白おかしく誇張された姿に描かれた。

前出のスピエラがそうであったように、マーガレットの妄想はさまざまな形で使い回される。彼女は英国における、精神病院の実態に関する議論でしばしば引き合いに出されるようになる。１７９３年のローランドソンによる『*A Peep into Bethlehem*（ベツレヘムののぞき見）』と名づけられた風刺画では、目に狂気を漂わせた奇怪な姿の彼女が、藁の王冠をかぶり、同じく藁を握りしめた両手を突き出している。別のひとコマ漫画では、女装してマーガレットに扮した政治家のチャールズ・ジェームズ・フォックスが国王に襲いかかっている。ニュー・レディーズ・マガジン誌の表紙を飾る、楕円に縁取られた銅版画では髪に真珠やリボンがあしらわれ、あでやかな姿を見せている。しかしもっとも驚かされるのは晩年の肖像画である。これは年を重ねたマーガレット・ニコルソンを描いたものであり、作者はジョン・トーマス・スミス、画家にして彫刻家、大英博物館の版画部門管理者であると同時に若きジョン・コンスタブルの良き師であり、ウィリアム・ブレイクの長年の知己でもある。スミスは噂話好きの「ウシバエ」であり、60年以上にわたってロンドンの芸術及び文芸界に深く関与していた[16]。彼はその非感傷的な手法で知られ、「底意地が悪いまでの率直さと細部にわたる生々しさ」をもって題材を描いた。彼の描いた肖像画のマーガレットは、瞳の奥に深井戸のごとき辛苦をたたえる、ひとりの女性である。彼女は、モブキャップ〔顎下で結ぶ女性室内帽〕とヘッドスカーフの下から、突き刺すような視線で観る者をにらみつける。

ベドラムへのあまたの訪問者は、18世紀において「狂人」に対する好奇心が旺盛だったことを示す好例である。ジェームズ・ティリー・マシューズの忠実な身内のように入院患者の家族もいれば、ロンドンにいる諸外国の要人たちもおり、なかにはベドラムも動物園も同じ行楽地としか考えない、ただの日帰り旅行者もいる。この野次馬的な訪問についてはやがて病院理事会が禁止するものの、歳月が流れても、相変わらず人々が会いたがる人物は他の誰でもない、マーガレットだった。

マーガレットは表向きには「狂人」でありながら、「カルト的存在」としてもてはやされるまでになった。その身の上話、彼女が創り上げたリアリティー、そして当然与えられるべきと主張するものに対する信念が人々の心に訴えかけた。彼らはマーガレットに共感し、その妄想に熱中した。

ドイツの小説家マリー・ゾフィー・フォン・ラ・ロッシュは、マーガレット・ニコルソンに近づく機会を得た。彼女はさまざまな土地に旅をして、その詳細を日記のように綴《つづ》っている。面会に先駆けてロンドンに赴いた彼女は、セント・ジェームズ宮殿の庭園口に案内され、そこで「気の触れたニコルソンなる女が国王殺しを企てた」まさにその場所を目にした。

そのあとフォン・ラ・ロッシュは、ドイツ人にとっての「巡礼の聖地」だと自ら語るベドラムを訪れる。彼女は、巨大な建物とその玄関にある堂々とした彫像に圧倒される。その内部は驚くほどの静けさで、個室の設備も比較的整っており、病院を管理するモンロー医師に感銘を受ける。そしていよいよ病院の花形のもとへ案内される。『『さて』扉の鍵を手にした管理者はいう。『ニコルソン女王をご紹介しましょう[17]』』。フォン・ラ・ロッシュは初対面の様子をいきいきと伝えている。「わたしは殺人衝動のある人間を前にして身体が震えた」。しかしそこにいたのは「きちんとした身なりをして、帽子をかぶり手袋をした手には本を携え、わたしたちを目にするなり立ち上がって、ぞくりとするような灰色の目でこちらを鋭く見据える」ひとりの女性だった、と彼女は記している。

数年後のジェームズ・ティリー・マシューズと同じく、マーガレットには他の妄想性患者には許されないある種の特権が与えられており、自身を表現するためのペンと紙もそのひとつだった。旅人フォン・ラ・ロッシュは拝謁のおりに、患者とある監視人とのあいだの心を打つ、親しみに満ちたひとこまを目にする。その職員が床に転がった数本のペンに気づいたが、マーガレットがもう使えないという。マーガレットは王室のある人に手紙を書いているのだ。彼女は皇太子《プリンス・オブ・ウエールズ》との結婚を望んでいる。その手紙を掲げて優雅な筆跡の文面を見せるが、それに満足がいかない彼女はいう。「これなのよ、書き出しはよろしいのだけれど、あとはとても皇太子様にお見せできるようなものではないわ」。職員は新しいペンを用意しようと持ちかける。フォン・ラ・ロッシュが見つめる先で「哀れな女性は監視人に礼を述べた」。彼が読み物は足りているかと訊ねる。マーガレットが残り数ページしかないことを見せると、もっと本を持ってこようという。マーガレットは読みかけの分厚い書物にまた戻っていく。「彼女が夢中になって読んでいたのはシェイクスピアだった」とフォン・ラ・ロッシュは伝えている。

別の旅人、革命前夜のフランスから訪れたジャック・ド・カンブリーは1788年ベドラムを訪れ、2年後に病院におけるマーガレットの生活の寸描を伝えている。彼の訪問には政治的な思惑があった。というのもこの国王殺し未遂犯は、フランスでルイ16世の暗殺を謀った男とはかなり異なる扱いを受けていたからだ。ルイ国王を襲撃した者は、正常であるとみなされたがゆえに慈悲をかけられることはなかった。フォン・ラ・ロッシュのときと同じく、彼が目にしたマーガレットは黒い帽子をかぶりきちんと身なりを整えていた。読んでいる本は『ウィンザーの陽気な女房たち』である。[18]

マーガレットは相変わらず古典文学の旺盛な愛読者だった。ひょっとしたらどこかの時点でサミュエル・リチャードソンの1740年の大衆小説『パミラ』が、彼女に渡されたことがあったかもしれない。その作品はすでに傑作とされ、メイドであるヒロインがついには主人と結婚するところまでが描かれている。『パミラ』では、女性でさえ社会的地位の向上が可能な時代が描かれている。素質があればそれを認められ、高潔さや能力の高さによって階級という障壁は乗り越えることができる。男性と同等に働くまでにはいかないとしても、良い結婚はそれを実現させるしごく正当な筋道であり、女性が持って生まれた能力の活かしどころでもあった。それでもなお、性的スキャンダルは苦労して築き上げてきた社会的地位を永遠に台なしにすることもある。マーガレットはこのことを身に染みてわかっていた。

当時ベドラムでは、その荒廃が速度を増していた。1814年、マーガレットがこの施設で30年近くを過ごしたとき、エドワード・ウェイクフィールドという人物が、病院を数度にわたって訪れた。クエーカー教徒である彼は「狂人」治療の改革を主導的に提唱していた。彼は病院が進歩的な「倫理的治療」の指針を遵守していないと判定する——すなわち患者は適切に分類されておらず、その症状としての暴力性の度合いを考慮もせずに一緒くたに押し込まれているというのだ。

ベドラムではいまだに治療不可能患者が鎖につながれているとしたウェイクフィールドの報告は、下院特別委員会を抜本的改革の検討に踏みきらせる。1816年の調査結果を受けて、トーマス・モンローは辞任に追い込まれる。彼は患者に対する「人道的な思いやりに欠けている」と断じられた。同じ報告に基づき、ジョン・ハズラムも解雇された。この一連の出来事に重要な役割を果たしたのはジェームズ・ティリー・マシューズが提出した、病院内での虐待に関する証拠である。彼は長年にわたり正気なのか否かを取り沙汰されていた人物だった。次に逆転劇を演じたのは、ジョージ3世の精神疾患に所見を求められるほどの著名人物であったトーマス・モンローである。失脚後、モンローは一流の美術蒐集家であり後援者として新しい人生に踏み出し、ロンドンの邸宅で才能ある芸術家を集めた交流会を主宰し、そこにはJ・M・W・ターナー［ジョゼフ・マロード・ウィリアム・ターナー。英国を代表するロマン主義の画家］も含まれていた。晩年のモンローは、自身もまた妄想にとらわれていたと伝えられている。自分は死せる者をよみがえらせること、また余人を黄泉《よみ》の国に送ることができると口にしていた。

旧体制は一掃され、新たに建てられたベドラムがようやく始動し、病院の古い建物は、もともとゴミ廃棄場だった敷地の上で「町の排水溝」に沈みゆくがままにされた。マーガレット・ニコルソンとベドラムの他の患者たちは、1815年8月、ムアフィールズからランベスのセント・ジョージズ・フィールズに建てられた新しい病院へと移される。彼らは何台もの貸し馬車を連ねて引っ越していった。

匿名で内部関係者が書いたベドラムに関する記述がある。マーガレットが入院してから36年経ったころのものだ。彼女はやはり国王を傷つけようとしたことを否定し続け、彼のことは昔から敬愛していたと主張する。彼の幼いころからずっと見知っていたので、じかに会いに行っただけだったという。自分が王室の血統にあるということについては、決してこれを諦めることはなかった。それでもなお彼女には優遇された生活環境が与えられていた。なぜかといえば、これだけの歳月が経っても、彼女が「狂人に見られるような症状を見せたことは一度もなく」、「物静かで穏やかで」、まさに何十年も前に下宿先の人々が口を揃えていったとおりの女性だったからである。いまや彼女は、犯罪歴のある他の入院患者たちの病棟を離れ、「高齢者や病弱者などの大人しくて害のない患者たちのための静養所のような病棟で暮らすことさえ許されている。彼女は健康に恵まれ、規則正しくてきれい好きで、ささやかな関心事に気を配り、年齢の許す限りは役に立ちたいと願っている」

晩年になると、パンをまったく受けつけなくなったようだが、代わりとして許されたジンジャーブレッドがひどく気に入り、鼻をくんくんいわせて嬉《うれ》しそうに香りを嗅ぐ。「彼女は自分の大好物だけを好きなだけ食べる」

最後のころには耳がまったく聞こえなくなり、めったにしゃべろうともしなかった。だが息を引きとる直前まで、彼女は健康で気持ちもしっかりしていたという。[19]

1800年5月15日の夕刻、またもやジョージ3世襲撃事件があった。ジェームズ・ハドフィールドが、ドルリー・レーン王立劇場で国王に向けてピストルを撃ったのである。彼はベドラムに移送された。マーガレットはハドフィールドのことを知っていただろうか？　ジェームズ・ティリー・マシューズは？　おそらく知らなかったものと思われる。ベドラムの理事たちは、1816年の別の国王暗殺未遂事件後に、「精神障害のある犯罪者」用の翼棟を建設した。

マーガレット・ニコルソンはベドラムで42年を過ごし、1828年5月14日に死去した。彼女はジョージ3世よりも8年長く生き、亡くなるその日まで、自分は英国の半分を正当に所有する者であるという揺るがぬ信念を抱いていた。

マーガレットの事件の反体制的な要素は若き詩人パーシー・ビッシュ・シェリーの関心を惹きつけた。彼の『*Posthumous Fragments of Margaret Nicholson*（マーガレット・ニコルソンの遺稿断片集）』は1810年に出版された。「1786年に国王を殺《あや》めんとした、かの有名な女性の手による文書類のなかにて見いだされし詩なり」との副題が付せられた詩集である。だがこの小冊子の中身は、おふざけの作り話なのだ。残された走り書きや手紙の類いはマーガレットの手によるもので、下宿の所持品のなかから発見されたとシェリーは主張しているが。だが、これらの断片的な書きつけ類はシェリーの手による事実に基づかぬ創作であり、なかにはマーガレットが王位の権利を主張する手紙というものもあった。もしこれを戯れと呼ぶのであればいささか危険なお遊びだ。マーガレット・ニコルソンの姿を借りたシェリーは、なまくらなデザートナイフを手にしたマーガレットよりもはるかに荒々しく、英国の君主制に襲いかかる。横暴な制度であると叫び、長子相続制は不公平で馬鹿げたものだと強く訴える。

マーガレットが英国国王との邂逅《かいこう》を果たしたのは、革命がフランス全土を激しく吹き荒れるわずか数年前のことだ。王位継承権に対する彼女の信念は誤った想像の産物でしかないが、同時に問題を提起するものでもあった。その妄想はごく私的な権力闘争であっても、ひと握りの人々だけが得をするように仕組まれた社会に対する批判の象徴でもあった。これは裁縫師で、北ヨークシャーの理髪師の娘で、パブの経営者の妹であるごく普通の女性の、自分を気にかけてほしい、自分の声を聞いてほしい、という叫びなのだ。専制君主よ、肝に銘ぜよ。

新聞はマーガレット・ニコルソンの妄想の出発点を、愛と野心の中間あたりに着地させようとする。わたしたちは情報を切り貼りすることで、より正確な彼女の実像を描こうと試みることはできる。だが矛盾する報道や焼き直しだらけの記事、面白おかしい噂話の山のなかを通り抜けたあげく、結局はマーガレットの姿も、彼女の歩んできた人生の道筋も見失ってしまう。しかし妄想そのものに耳を傾けることはできる。マーガレットその人が口にした言葉のすべてを聞くことはできる。これこそはわたしたちの手に入れることのできる、もっとも明快な声明である。他は雑音でしかない。彼女をどう扱うべきかは、彼女が語っている。その望みと恐れについて、その理不尽で惨めな運の悪さについて、その報われぬ職業人生についてわたしたちに語っている。まさにそれなのだ。そこに妄想の核心がある——他のすべてが混沌とし、つじつまが合わないか不透明であるときに、彼女の言葉は澄みきった鐘の音のようによく聞こえてくる。

# 第7章

# 革命が招いた
# ギロチンのトラウマと、
# 「頭を失くした」時計職人

The Clockmaker
Who Lost His Head

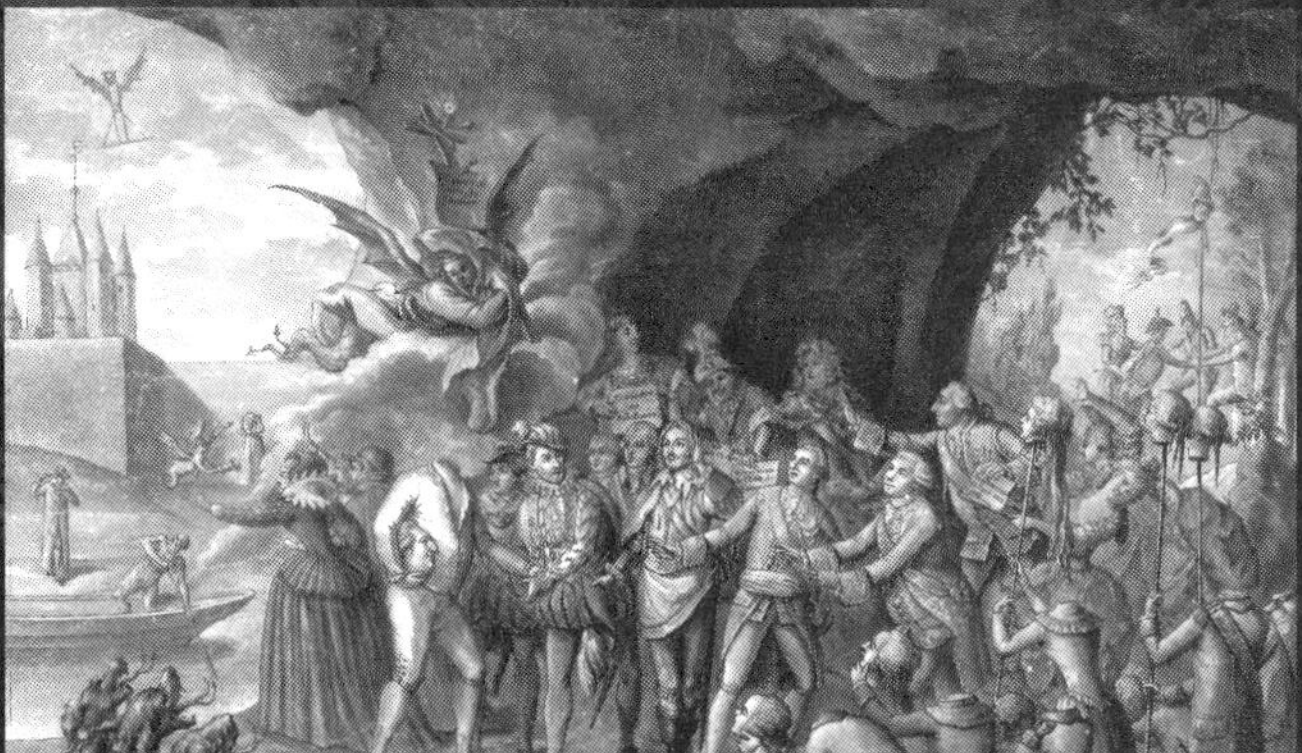

《冥界にて受け入れられしルイ・カペー》
ヴィルヌーヴ
1793年頃

1793年、パリ3区マレ地区《ル・マレ》、カタコンベからはセーヌ川越しに約5キロ、シテ島にあるパリ警視庁からは1・6キロ、そしてオテル・ド・ビエビルから南東へわずか1・6キロあまりの場所で、ひとりの名高い時計職人が工房で仕事に励んでいる。この作業場は、芸術であり科学でもある「時を計る器具」――腕時計や懐中時計そして掛け時計や置時計――の専門工房がひしめく賑やかな通り沿いにある。とはいえこの日、彼が取り組んでいるのは華やかな意匠を凝らした置時計や懐中時計ではなく、それらとはまったく異なる、これまでになかったものである。通りでは群衆が革命を叫んでいるが、その声に気をそらされることなく、彼は今目の前のものに心を注ぐ。作業台に散乱するのは時計の歯車やら銅や鋼の薄板やらだ。彼は可動部分の込み入った細工にさらに手を加え、何かを調整し、計測し、動かしてみる。これは試作品だ。とある装置の試作品――まだ仮説上ではあるが、外部動力なしで永久に動き続ける装置である。この数週間というものろくに寝てはいないが、彼が手を休めることはない。

「マレ」とは、この地区が築かれた湿地帯のことを意味している。タンプル大通りがその名のとおりタンプル塔の建築群へと続く目抜き通りだったこともあって、その界隈の評判は高まり、いまや貴族が好んで居住する場所にまでなっている。「タンプル塔」はテンプル騎士修道会が本拠地とした、修道院の建物の一部であった。国王ルイ16世はタンプル塔に幽閉された末、1793年1月21日に処刑された（数年前、ルイ16世はからくも暗殺の企てを免れている。マーガレット・ニコルソンがデザートナイフで英国国王ジョージ3世を襲うより少し前のことだ）。まさにこの場所からルイ16世と臣下たちは革命広場の「処刑用具」へと運ばれていったのである。時計職人はその道行きの音を聞いた。そして仕事に戻った。

ルイ16世の後ろ盾により、フランスにおける各種の時計製造は黄金期を迎え、生産が増大すると同時に、時計に関連するあらゆる類いの機械的な発見も増えた。時間を告げる装置の製造は、複雑な科学そして芸術へと進化した。とりわけ海事及び天文学においては、より精度の高い時間管理が求められた。我らが時計職人は振り子に関する技術と、17世紀にクリスティアーン・ホイヘンスというオランダ人が考案した、渦巻きゼンマイばねの技術に関しては卓越した腕前を誇っていた。ル・マレで生み出される華やかな時計は、近年の古跡発掘で掘り出された、竪琴《たてごと》やら壺やらに着想を得た、洒落《しゃれ》た装飾で知られている。ガラスケースに閉じ込められた、ギリシャやローマの神話を題材とする彫刻などはまさに芸術作品である。一方、機能を売り物とする時計は、見た目は簡素ながら最新の精度と優れた携帯性を誇り、機械技術における職人の技量を余すところなく見せつける。これらの時を刻む道具の組み立てには、さまざまな専門技術が関わっている。フランスの時計職人には同業組合《ギルド》による仕切りがあり、各工程に個別の職人——例を挙げるなら家具職人、石工、あるいはギルド員の誰か——を雇うことが義務付けられているが、かの時計職人は完成品を自由に取り扱う権利を保有している。彼はこれまでパリの富裕層の注文に応じて時計を作ってきたが、なかには最近になって逮捕された者もいると聞いていた。あの人たちも国王と同じ恐ろしい運命をたどるのだろうか、と彼は思う。いや、それより仕事だ、仕事。

我らが時計職人は、科学における最新の発見に遅れることのないように努めてきた。ジェームズ・

ティリー・マシューズ（マシューズは現在、町の向こう側にある、9区のオテル・ド・ビエビルに監禁されており、彼の頭のなかではエア・ルームがちょうどその形を取り始めている）を虜にした、同じ見えざる力の実験を興味津々で見物していた。若かりしころに、人々がメスメルの治療室やその驚嘆すべき動物磁気を話題にするのを耳にしたこともあった。永久運動装置に取り組むようになったのは、その専門知識からして当然の成り行きである。時計と同じように時間を扱うものではあるが、成功したあかつきには、時間による束縛から解き放たれることができる。永久運動という概念は、占星術における天体の周期と軌道、星占いと未来学、それぞれ相互の関係性を思い起こさせる。ギロチンの仕組みは、死というものがいかに簡単にもたらされ得るのかを見せつけた。時計職人の奮闘はいわば、将来にわたって有効に使われ続けるものの創出であり、バートンの果てしなく改訂を重ねる『憂鬱の解剖』にも通じる。

中世からずっと、人々は永久運動装置を作り出そうとしてきた。そして時計職人は子供のころからその考えに夢中になっていた。「コックスの時計」は多くの若者の心に刺激を与えた。それは1760年代に、英国の宝石職人ジェームズ・コックスとジョン・ジョセフ・マーリンが共同で発明したものである。コックスはベルギー東部にあるリエージュ出身のワロン人で、フリーメイソン会員であり、ロンドンで働いている発明家でもあった。彼らは水銀気圧計を介した大気圧を利用して、主ゼンマイの巻かれた状態を保つことによってゼンマイを巻く必要のない時計を発明し、製品として市場に出した。だがやがて「コックスの時計」の機構は、真の意味での永久運動とはいえないとわかる。1775年、パリの王立科学アカデミーは、永久運動が実現不可能な概念であると断定し、「もはや発明申請の受理あるいは審査を行うことはない」と述べ、絶え間なく続けられてきた試みは徒労に帰すこととなった。

だが時計職人は、どんなに疲れていようと諦めるつもりは毛頭なかった。そして自らの試作品にあれこれ調整を加え続けていると、先だって群衆のなかから垣間見た、別の新しい発明品の仕組みが頭に浮かんできた。それを設計したルイ医師にちなんで「ルイゼット」と呼ばれた装置は、ほどなく「ギロチン」の名で世に知らしめられるところとなる。この装置は決して量産できるものではなく、最高品質の時計に似て、建造には大工、金属加工職人、鍛冶工という、まとまった職人集団を必要とした。落下速度を計算するにあたり、鋼鉄製の刃の重量は、刃を固定する錘《ムートン》の重量との関係で決められる。これにより首を刎ねる最適な速度が定まる。革命広場には大勢の人々が群がっていて、我らが時計職人は刃の落下するところを目撃はしなかったが、人々の足元で敷石の上をのたくるように流れる血は目にした。そしてまた、首が納まるのを待つ革製の籠も見た。彼はいつものように仕事に戻る。しかしその手は止まり、あの別なる装置の仕組みが頭から離れなくなる。彼は途方にくれ、混乱する。自分が自分でないような気がした。そして出し抜けに理解が訪れる。

1793年9月、革命による恐怖統治の真っただ中、40代後半のフィリップ・ピネルはビセートル精神病院で医師の職に就き、任された200人の患者たちの「誘因となり得る既知の原因」による分類に着手する。主たる分類項目は、〈家庭〉〈不遇〉〈愛情〉〈信仰〉あるいは〈狂信〉、そして革命にまつわる〈出来事〉であった。[1]

この時期にピネルが多く向き合うことになった患者は、自身に関する思い込みがあまりに空想的でありながら、ひどく写実的で不気味なため、注意を要する者たちだった。彼らは主張した——自分の頭はギロチンで切り落とされたのだと。

ビセートルにおけるそうした症例のひとりで、ピネルがとりわけ関心を持ったのは、パリから来たある時計職人だった。その男は永久運動なる概念に取り憑かれていた。ピネルは、その狂おしいまでの執着が「革命による不安の影響」に起因しているという仮説を立てた。不安は男の心に入り込み、もはや「空想は煽《あお》られるばかりで睡眠も妨げられ、しまいには判断力に完全なる混乱が生じた」。そして彼は家族によってパリ市立病院に送り込まれ、そのあとビセートルへと移された。

ピネルは患者の妄想の主要な部分について、そのあらましを詳細に記している。


彼が理性を喪失していることを示したのは、その妄想のもっとも驚くべき特徴である――いわく彼の頭は断頭台の上で失われた。その頭は他の多くの犠牲者の頭がごちゃ交ぜになっているところへ無造作に放り込まれた……判事たちは無慈悲な刑に処したことを悔やんで、頭をそれぞれもとの持ち主に返し、それぞれの肩の上に取りつけてやるよう命じた。しかし不運な間違いが起きて、仕事を任された男は、彼の肩の上に不幸な道連れとなった他の誰かの頭を乗せてしまったのだ――そう彼は思い込んでいた。他人の頭が乗っているという思いは昼も夜も彼の心を苛んだ。かくして親族は彼を市立病院に送るにいたったのである。[2]

この話を聞いたピネルは、時計職人の妄想やそれに類した考えがトラウマに対する反応であるとすぐに結論づけた。ピネルが、精神医学という彼にとっては未知の領域と、自身が呼ぶところの「倫理的療法」に身を捧げることになったのは、ひとりの友人の死がきっかけであったといわれている。その友人は「栄誉を望みすぎたあまりに正気をなくし」、「薬物依存治療」が功を奏することなく、１７８３年にこの世を去った。[3] その不可解な自殺がピネルを天職へと導いた。彼は、見ただけでは計り知れない精神的不安定が、何に端を発するのかに興味を持ったのである。

たしかに、革命にともなう恐怖政治に支配されていたその時代、パリやその周辺にいた者は誰であれギロチンに精神的衝撃を受けたに違いない。その開発は、試行錯誤の繰り返しであった。１７９２年4月17日、ビセートルにおいてこの真新しい「処刑装置」により、羊の群れの首が刎ねられ、ピネルはその試し切りが行われるのを目撃した。さらに実際に人間の死体で装置が試されるところも見た。実のところ彼はその装置の考案者を個人的に知っていた。それというのも「動物磁気」にまつわるさまざまな見解をめぐる論争に、両者が同時期に関与していたからである。[4] １７９３年3月から１７９４年8月にかけて、機械化された刃は３０００近くの頭を切り落とし、当然の結果として、ギロチンという名の科学技術は大衆の想像力に浸透していった。たとえギロチンの刃を免れたとしても、死は自分が経験したものであるかのように間近にあって、免れられたこと自体が信じがたくなってくる。１７９３年に無名の画家が世に出した《冥界にて受け入れられしルイ・カペー》と題された風刺的な版画には、処刑後、地下にある死者の国に到着したフランス国王とその臣下たちが描かれている。彼らはふだんどおりに、会釈をし、笑い声をあげ、おしゃべりをし、それぞれが切り落とされた自分の頭を抱えているという事実に、見たところ気づいている様子はない。

ピネルは時計職人の、ある普通の一日における言動を次のように記録している。

このように常軌を逸していて、陽気な気分を騒々しくさらけ出す患者は他に類を見ない。今日は歌って、叫んで、踊った。彼の躁的ともいえる狂乱状態は暴力行為をともなうものではなく、病院内を自由に行動することが許されており、その節度なき興奮ぶりを惜しみなく振り撒《ま》いた。「この歯を見てくれ」と彼は叫ぶ。「俺のはすこぶるきれいなもんだった。なのにどれもこれもが腐れてやがる。俺の口のなかは健康そのものだったのに、こいつは病気持ちだ。この髪と、頭がすげ替えられる前の俺の髪とじゃ、まるで大違いさ」

これでは酔っ払いのバーレスクの一場面である。だが、その妄想世界において時計職人の憂慮はまったく理にかなっている。今の頭は別人のものである以上、歯とて別人のものなのだ。そのことで頭がいっぱいになり、早くなんらかの手段を取ってほしいと願うのも不思議ではない。ピネルは、拘束手段やこれまで試された治療法に飛びつくことはしない。時計職人の好きなようにさせ、そうして彼を理解しようと努める。

ピネルはラングドック州の出身で、トゥールーズとモンペリエの医学校で学んだのちにパリへ行くが、余所者《よそ》扱いされて職を得ることができなかった。そして医学部に再入学しようとするものの、貧しい学生に支給される奨学金をもらい損ね、代わりとして、当時増加しつつあった精神疾患者を受け入れるため次々と開設されていた民間医療機関のひとつに職を得る。彼はそのぱっとしない療養所で何年も精勤し、上級国立医療機関からは程遠い場所にいた。その「運のなさ」はどこまでも道を閉ざしているかのように思われた。[5]

甥によるとピネルには昔から吃音《きつおん》があり、人前で話すことは日々の苦痛であったという。なんとしてもそれを克服できず、話すときはつい小声になり、人づき合いさえ避けるようになった。この甥は誰に訊いてもピネルへの敬愛が深く、おじを悪くいう動機がないのは明らかなので、このちょっとした挿話は、のちに精神医学の父と呼ばれる伝説の医師ピネルに、ささやかな人間味を添える。ここにいるのは、人前で話すことが耐えがたく、仕方なく話すときには口ごもってしまう、そんな男なのである。

1790年3月16日、ある法案が可決されて、「狂人」をたった1枚の書状で恣意的に隔離することは禁じられ、医師による診察と診断が必須となった。この改正によってマルキ・ド・リドは、パリにある別の精神病院シャラントンにおける1度目の拘禁から解放されることとなる。革命の激震が医学界とその階級制の排他的な壁を揺るがし、初めてピネルのような人物でも入り込める裂け目が生じた。医師業界を保護してきた旧体制は影響力を失い、ピネルの仲間の何人かはいまや新政権の助言役となっていた。これを好機と見たピネルは、持ち前の先駆者精神を活かし、瞬く間にビセートルのトップに駆け上がった。彼はそこで、妄想が人間の感受性に関わる現象であり、その誘因は日常生活のなかに見いだすことができる、という自らの見解を系統立てた。

ビセートルは17世紀の半ば、「太陽王」ルイ14世の命令により、パリのすぐ南にある男子修道院跡地に病院として建てられ、マルキ・ド・サドはシャラントンに移送される前の3年間ここにいた。そしてロンドンのベドラムと同様に、ビセートルは刑務所の代役を何十年も務め、乞食や売春婦を通りから一掃するためにも使用された。

就任したときのピネルの目には、ビセートルが中世に描かれた地獄絵図のように映ったに違いない。公に伝えられるところによると、彼が進めたのは、たとえどんなにとりとめのない話であっても、患者に自由にしゃべらせること、そして厳格に非暴力の指針を守り、瀉血［血液の排出による症状の改善］を禁じ、代わりに注意深く患者の話を聴いて詳細に記録を取ることだった。また精神障害と悪魔憑きを結びつける考えの排除にも着手した。彼は、精神障害には生理学的な原因があるかもしれないが、また社会ならびに心理的なストレスの所産であるとも考え、のちに「倫理的」治療と呼ばれることになる心理的治療が必要であると捉えていた。

もしトラウマと時計職人との関連性についてのピネルの直感が正しいとすれば、妄想がどう作動し、内容がどう形作られ、当人に何を与えるのかが見えてくる。妄想が彼に為すべき仕事を与えたことはたしかだ。頭を取り違えるという業務上の過誤を正さねばならない。そうすればまた「普通の生活」を取り戻せるのだ。自分の頭と歯を取り戻すことに忙殺されているうちは、漠然とした心の混乱から遠ざかることができる。

時計職人は、その日々をただ空想にふけりながら過ごしているわけではない。2、3年もすればシャラントン精神病院にやってくる「ナポレオンたち」と同じくらい暴力的なときもある。手の届くところにあるものはなんでも粉々に砕くか、そうでなければすっかり使えなくしてしまうありさまで、厳重な監禁もやむを得なくなる。

自らの頭に関する強い思い込みに変わりはなくとも、彼の行状は著しく改善される。攻撃的な感情の爆発は治まり、再び病院の中庭を自由に散策できるようになる。

すると今度はもうひとつの強迫観念がよみがえってくる。頭の片隅でずっと何かがカチカチ音を立てていた。「散歩しているうちに永久運動の概念がしきりに浮かんできた。そして彼は通り過ぎる扉や壁すべてに、白墨でさまざまな図案を描いた。驚くべき構造を有する彼の装置の設計図を」。ピネルはそれに心を惹きつけられた。そして時計職人の日常により関わるようになる。

ピネルは、永久運動の計画を完遂させようとする患者の情熱を鼓舞することが、治療の決め手になるのではないかと考えた。「ついては彼の友人たちに頼み、道具や、使用材料、その他の必需品、銅や鋼の薄板や時計用歯車といったものを送ってもらった。管理者には患者の部屋に作業台を設置する許可を取った。いまや時計職人の情熱は燃え盛っている。あとはもう、好きでたまらぬ仕事に全身全霊を捧げるのみだ。彼は食べることも忘れた」。だが、つまずきもあった。「1ヵ月ほど骨の折れる作業が続いたところで、これだけ忍耐強く続けているのだからもっと良い結果が出てもいいはずだ、もしかすると自分は誤った道筋をたどっているのではないか、我らが時計職人はそう思い始めた。そしてとてつもない時間、熟考、労苦を費やして作り上げてきた装置をばらばらに壊した。それから別の手順による製作を始めた」

彼が挫けることはなかった。ピネルの見守るなか、さらに2週間を奴隷のごとくあくせくと働き、すべての部品を組み立て直した。そして装置を作動させると、ついに彼は「それらが完璧な調和をもって動いていると思った」。みなの目がこの装置と創造者に注がれる。「何もかもが今ようやく調整されている――彼の不安たるや言葉では言い表せなかった――それは滑らかに動いた」。まるで不可能を可能にしたかのように。はたしてこれは現実なのか？　ピネルはその興奮の場面を記す。「それはしばらく動き続けた――いつまでも動き続けられるものと彼は思っていた。歓喜と勝利感の絶頂に昇りつめ、瞬く間に病院の奥へと駆けていくと、風呂から飛び出したアルキメデスばりに叫んだ。『ついにこの有名な命題を解いたのだ、名だたる賢者と天才が為し得なかったことを』」

達成感、汚名返上、高揚感。世界が彼の足元にひざまずくだろう！　ビセートルで繰り広げられた光景は想像するのみである。

だが、この時間と動力源の制約を凌駕した大勝利は短命だった。「口にするのも痛ましいことに、彼は有頂天から絶望のどん底に投げ込まれた。歯車が止まった！　永久運動は停止した！　甘美な陶酔感は失意と混乱に取って代わられた。だが、自ら失敗を認めるという屈辱と腹立ちを避けるために、彼はこのような不具合は簡単に取り除けると断言する。だが自分はその手の仕事にもう飽いたので、この先はすべての時間と気持ちをもともとの生業《なりわい》に捧げると心に決めたと宣言する」。時計職人は負けを受け入れなかった。彼には専門の分野でまだやるべきことがある。装置とは、ただ動けばいいというものではなく、動かなくてはならないものなのだ。それは彼の心の均衡を抜かりなく保つ仕組みであり、彼を取り巻く騒音や混沌すべてを凌いで時を刻み続けていた。

　ここでピネルは、昔ながらの「策略」を試みる。医師自身が妄想に少しばかり入り込み、あわよくば患者を現実世界に連れ戻そうというのだ。彼は前に似たような手を使ったことがあり、そのときには偽りの裁判を考え出した。自分はギロチン刑に処せられると信じる患者は多く、そのひとりを偽裁判において「赦免した」のだった。今回は「陽気でひょうきんな」患者を選んで、ひと役買ってもらうことにした。この患者は指示されたとおりに時計職人と会って、サン・ドニの奇跡を持ち出した――切り落とされた自分の頭を両手に抱えて歩いたことで有名な聖人である。時計職人は、これをあり得る話だと肯定した。役を演じる患者は、それを聞くと笑いながら彼をからかった。「おまえいかれてんな、じゃあサン・ドニ様はどうやってご自分の頭にキスしたんだよ？　踵でか？」[6] 人体構造にまつわる、単純かつ反論しようのない事実を突きつけられた時計職人は、「混乱しながら、自分がもとで巻き起こった笑い声を背に自室に戻った」。そして「それ以降は頭を取り違えられた話はいっさい口にしなかった」。おそらくは、数カ月のあいだ本職に専念したことにより「まともな思考力を取り戻せたのだろう。彼は健康そのもので家族のもとに送り返され、すでに5年以上が経つが、再発することなく仕事を続けている」

　ときに「もっともらしい嘘」、あるいは罪のない嘘とも呼ばれる、患者を騙して妄想から解放させる手法は、妄想患者の治療が始まったころから用いられていた。この策略によって簡単に治癒したという報告は、はるかバートンにまでさかのぼってその古典的例証にも見受けられるが、論理的説明は不可能である。たとえばバートンが挙げたのはシエナ出身のメランコリー患者で、聖書にある大洪水を引き起こすのではないかという恐怖から小便ができないというものであった。医師が何かに火をつけるとその患者は衝動的に行動し、手っ取り早く火を消そうと小便をかけた。それでも大洪水が起こらないことを知ったとき、彼の病気は治った。これは宮廷医が、ある姓名不詳の王族を騙して、ガラス妄想から解放させようとした方策と同様である。

　ピネルがこの手のやり方を1790年代のビセートルで用いていたところからすると、彼の治療法にも最先端とはいえないものがあったということだ。ピネルの治療方針と対峙《たいじ》する見解をかなり痛烈に示しているのが、哲学者ポール・ミシェル・フーコーによる1961年の著作『狂気の歴史』〔新潮社・2020年刊〕に収められた、評論『狂人保護院の誕生』である。フーコーによれば中世の治療法がただ学により巧みな抑制手段に置き換えられただけだという。ピネルは、たとえ古臭かろうが妄想性患者を騙す手法は、権威主義的な手法よりも、患者の思考経路に影響を与え得るものだとみなしていた。ピネルは患者を妄想から救い出したかった。これは新しい考え方であり、ビセートルにおける騙しの手法は、その目的にかなうものであった。

　ピネルは革命以前にガゼット・ド・サンテ誌の論説において、想像力の豊かさがもたらす病に働きかける手段として、策略に興味を惹かれるきっかけとなったある話に触れている。とある若い聖職者が面白半分で占い師と占星術師の両者に見てもらったところ、その双方から25歳で死ぬだろうといわれた。このエピソードはどこかロバート・バートンをほうふつさせる。二者から同じ予言をされて、持ち前の「旺盛な想像力」が「心に激しい不安」を生じ、彼は「萎《しぼ》んで干からびた」ようになってしまった。だが25歳の誕生日が訪れてそれが無事に過ぎると、彼の不安はすっかり消し飛んでしまった。[7]日付が彼に現実を突きつけ、自ら問題を解決させたのである。策略の倫理的問題は主として同意をめぐるものであり、それはあまり重視されず、それが浮き彫りになってくるのは、何十年も経ってからのことだった。策略は時計職人を治癒させたかもしれないが、わずかな例しかない昔ながらの手法は、革命によって引き起こされた妄想のスケールに太刀打ちできるものではなかった。妄想は次から次へと押し寄せた。

ギロチンは、依然としてフランス国民の妄想的イメージのなかに登場し続けた。1800年代の初めにサルペトリエール精神病院に入院していた女性たちはやはりギロチンで処刑されるという恐怖を共有していた。有名な流行曲作家の息子であるピエール゠ジャン・ロジョンは、革命の幕が上がるや国を逃れた。彼は反革命主義者として闘ったがスイスとの国境で捕まり、パリへ連行された果てにシャラントンに収監された。のちに名は不詳の女優がシャラントンを訪れ、1803年からそこを住み処とするマルキ・ド・サドの演出による、モリエール作『恋人の喧嘩《けんか》』を観劇している。従僕のマスカリーユを「狂人」ロジョンが「愉快に演じていた」場面を彼女は記憶にとどめていたが、シャラントンの記録のなかの医師の報告では、ロジョンは明らかに問題のある人物として記述されている。「彼はひどく奇怪な考えの持ち主で、自分は首を刎ねられ、落ちたその頭はまだ英国にあって、どうも誰かが別の頭をつけてくれたらしいという。また、何本かない歯の代用として常にコルク栓を詰めている」[8]

　チャールズ・ディケンズの『デイヴィッド・コパフィールド』に登場する人物の、斬首に取り憑かれた心の幻想も忘れがたい。ミスター・ディックは賢い愚か者であり、取り憑かれたように回想録に取り組む一方で、チャールズ1世の切り落とされた頭が自分に移植されているという、別の強迫観念に心をかき乱されている。物語のなかの妄想を抱く人物たちは、この世の不快なこと、まわりの人々が耳にしたがらないことを伝えようとしているのではないかと思えることがしばしばある。彼ら自身はその一方で心の平安を見いだしている。数世紀前にセルバンテスが描いた、自らを遍歴の騎士と信じ、人々の笑い物にされようと、嬉々《きき》として槍《やり》で風車に戦いを挑んだ『ドン・キホーテ』のように。

　トラウマは、我らが時計職人のように自己防御的な妄想、あるいは一部の隙もない実体験の完璧な隠喩《メタファー》としての妄想を生み出す。第一次世界大戦の直後には、「戦争神経症《シェル・ショック》」あるいは今でいうところの心的外傷後ストレス障害《PTSD》による妄想が多く見受けられた。アメリカ人作家メアリー・ボーデンは、大戦中のフランスで野戦病院看護師を務めたときの体験記『*The Forbidden Zone*（禁断地帯）』のなかでこのように振り返っている。「わたしの身体は壊れた機械のようにガタガタ音を立て、ガクンと動いた。目が覚めると、自分がばらばらに砕け散っていくように思えた」[9]。実際は手や脚がちゃんとついているのに、それを失ったと信じ込む症状は、ヨーロッパじゅうの陸軍病院で報告された。

　我らが時計職人のもうひとつの妄想――永久運動の実現――が再びその顔を出すのは、20世紀らしいひねりが効いたエリック・アンブラーのスパイ小説、1938年の『裏切りへの道』［早川書房・1957年刊］においてであり、ファシズム政権下のイタリアを舞台にしたものだ。亡命者となる主人公は、兵器製造企業での仕事を失い、逃亡中に山のなかで隠れ住む数学の天才に出会う。その天才教授は、ファシズムを「崇拝すべき信条」であるとする宣誓書への署名を拒否したことから、ムッソリーニを敵に回した。やがて彼は、永久運動に対する見当違いの妄想のせいで職業的に破滅することになる。教授は、熱力学の法則はとてつもない誤解に基づいたものであり、「科学など砂上の楼閣に過ぎない」と信じ込むようになる。「彼が正気じゃないなんてわかっていましたよ」と我らが主人公は去る間際に言い放つ。

とはいえここに提示されるのは、教授のように誤った思い込みを抱くことは、狂った世界に対する敏感な反応であるのかもしれないということだ。1960年、精神医学者であるR・D・レインは、いつ爆発するかわからない原子爆弾がお腹《なか》に入っているという少女に出会い、同様の結論にいたったと語る。頭のおかしな我らが発明家の話を、ただ面白おかしく片づけてしまうのはたやすい。彼の信念は、子供騙しのようなトリックで覆されてしまった。だが、静かで穏やかに暮らしていた他の人々よりもずっと、彼が恐怖政治の生々しい現実を的確に把握していた可能性は考慮するべきである。

近代の熱力学理論は、永久運動が不可能であることを証明した。わたしたちは時計職人がよりたしかで予測可能な未来を生み出そうとしたことを知っている。その試みが失敗に終わったときに彼が味わったであろう痛烈な打撃も。だがそれでもやはり、何年かのちには彼がもう一度、挑戦したのではないかと思わずにはいられないのだ。

# 第8章

# 権力への憧れと「誇大妄想」、街にあふれる「自称ナポレオンたち」

Napoleon and
'Delusions of Grandeur'

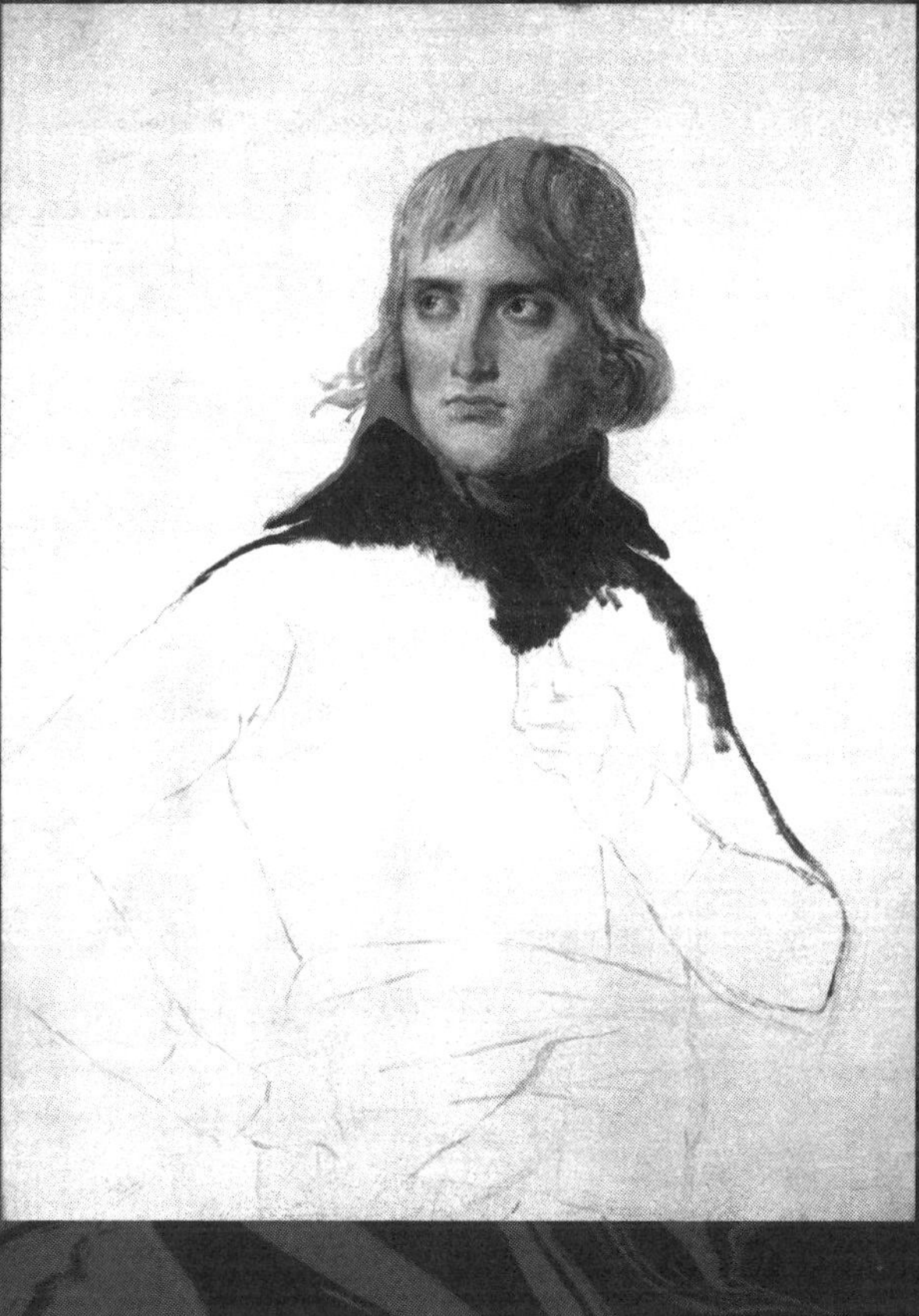

《ボナパルト将軍の未完成ポートレート》
ジャック・ルイ＝ダヴィッド
1798年頃

1831年6月10日、ベドラムでの滞在がもっとも長期にわたり、もっとも有名な患者のひとりであったマーガレット・ニコルソンの死が届け出られてからほぼ3年が経っていた。ジェームズ・ティリー・マシューズは15年前にロンドンの墓で眠りに就いている。パリのシャラントン精神病院に、ひとりの患者が入院してきた。その男について医師は「医療観察記録」にこう記す。

初めて見た日の彼は、上品な身なりをして誇らしげに胸を張り、態度は傲慢、命令調で口を利き、ほんの少しの身振りにも権力と威光を漂わせていた。ほどなく彼は、自分が何百万という富を有するフランス国皇帝であり、ルイ・フィリップは自らの臣下であるetc.etc.とのたまわった。そのあとは……各国に新しい王を割り振り、ベルギーとポーランドの揉め事も解決したなどと、自分の職権をもって成し遂げた話を、詩のごとくもったいぶって吟じるのであった。[1]

彼の登場はまるで仮装パーティーの客のようにおおげさで芝居がかり、ガラス王の話と同様どこかブラックコメディーじみていた。だがシャラントンの職員にとってみれば、この男はトラブルの種でしかなかった。パリの精神病院の門を叩いたナポレオンは彼が最初ではない。本物のナポレオンが死んでから10年という月日が経っていた。

この「ナポレオン」の姿は頭にすぐ浮かべることができる——歩く栄華の極み、その象徴である二角帽、フロックコートに尊大な眼差《まなざ》し、低い背丈に胸を張り、両手を背中で組んでいる。その名はまさに権力と野心の象徴であり、シャラントンの職員は今それをまのあたりにしていた。男の症状は手がつけられないほど悪化していく。医師の記録によれば、この「ナポレオン」はすさまじく破壊的であった。

　昼のあいだ彼は、自分の命令に誰も服従しないことに腹を立て、手当たり次第に物を壊した。シャワーを浴びると落ち着き、そのあとは個室に閉じこもった。翌日は裸になっていて、何もかもずたずたに引き裂き、叫び声をあげて、威嚇しまくるありさまだった。

　尊大なる偶像「ナポレオン」と、精神病院の個室で激高するこの全裸の男とでは、哀れなほどの落差がある。

　複製「ナポレオン」の現象は広がりつつあった。初代フランス皇帝は、他の病院にも次々とあらわれてあれやこれやと命令を下した。9年後、本物のナポレオンの柩《ひつぎ》がフランスの首都に帰還するころには、ビセートル精神病院の筆頭であるヴォアザン医師をして「14〜15人の皇帝」が入院しているといわせしめるまでになる。[2]数世紀前の「ガラス妄想」のように、ここでも同じ特性の妄想を抱くさまざまな人間がいる。市の公文書保管所で調査を行った歴史家ローレ・ミュラによれば、1840年のパリ首都圏《グレーター・パリ》の記録を見ると、精神疾患と診断された4分の1以上が「誇大妄想」であった。[3]そしてこの妄想を抱いた人々は、他の者を凌いでひとりの偉大な姿になりかわる――ナポレオン・ボナパルトに。

自分は偉大な名声や権力を有する者であるという揺るぎない信念があったにしても、実際そうでなければ、それは60年代にＷＨＯが妄想性障害のひとつとして分類した、誇大型妄想なのである。パラノイア型の被害型妄想に次いで数多いこの型の妄想は、一般に広く認知されているがゆえに、妄想といえば総じてこれを指すようにもなった。ひとつにはこの症状にありがちな華麗なる仮装の誇示に負うところもあるが、同時に誇大性というものが、マダムＭやジェームズ・ティリー・マシューズのような他の一次妄想［発生が心理学的に了解できないもの］患者にもしばしば見られる特徴であるからだ。[4] 誇大性と誇大妄想とでは微妙に違いがある。誇大性の人間は、ブーディッカあるいは国王に、あるいは自分がもらうべき財産に、あるいはフランス革命のさなかに外交の中心となることに、自分を関連づけようとする。誇大妄想にあっては自身がナポレオンその人なのだ。

　誇大妄想は、妄想がどのように働くのかをいたってわかりやすくあらわしている。すなわち患者にどんな治療と保護を提供すべきかの手引きとなる。なかでもナポレオンは売れっ子のキャラクターだ。シャラントンにあらわれた１８３１年のナポレオン、そのあとにビセートルに14〜15人いた皇帝たちが、19世紀に林立した医療施設の埃をかぶった原簿から跳び出してくる。そのメッセージはこれ以上ないほどにはっきりとしている。それは自分たちに敬意を払えという宣言であり、蔑まれし者たちの権威に対する主張なのだ。ガラス男たちがそうであるように、周囲が彼らをどのように捉えるべきなのか、どう扱うべきなのかを伝えようとしている。しかし彼らはそれを耳元でそっと囁くのではなく、怒鳴りちらすのである。「我に敬意を！」と彼らはわめく。彼らは先んじて行動することで、状況を自分に都合のいい方向にもっていこうとする。いわば世の中の底辺で不満をかこつ者たちを、巨大な富と権力を握る地位にいるかのごとく有頂天にさせる基本的なメカニズムなのである。

ローレ・ミュラは、自分をナポレオンだと信じる女性がいたという事実も発見した。1852年6月に入院した71歳の女性患者だったが、ナポレオン1世あるいは、3世いずれであったのかはわかっていない。「自分はナポレオンだと言い張り、こう叫ぶ。『ナポレオン万歳！』」[5]。19世紀半ばにおいて、妄想性疾患を引き起こすナポレオンの威力はそれほどのものだった。すべてのナポレオンを数えることは、マダムMの瓜二つの替え玉を数えるのと同じ至難のわざである。しかし彼らはみななりすましではないし、本人のドッペルゲンガーでもなく、ナポレオン「その人」なのだ。別の人格との同一性は誇大妄想を特徴づけるものであり、風刺漫画に描かれるように、曖昧さがいっさいなく不変なのである。妄想を抱く患者たちは、その尊大な言動とは裏腹に自分を簡単に解釈されることを嫌がり、彼らが群衆や陰気な裏通りに戻っていったとたん、治療の手をすり抜けてしまうこともある。

誇大妄想は絶えることなくずっと存在し続けてきた。しかしその数千年のあいだにはさまざまな異なる顔が登場した。幾度となく舞台にのぼり、ふんぞり返って歩いたり苛立ちをあらわにしたりする人格といえば、やはり有史以降に多大な権力と影響力を擁した人物たちであることが多い。ルイ・フィリップを名乗ったという患者の記録はひとつもない——彼は「市民王」と呼ばれた人物であるが、ナポレオン1世の失脚から数年後に王位に就いたものの、まったくの力不足で嘲笑を浴びた。妄想患者が選ぶ人格といえば、地主や貴族に始まり、全インドを所有する者、太陽王ルイ14世あるいはカール大帝、ときには悪魔さえ、まれではあるがイエス・キリストも登場する。

この特定の妄想は記録にある限り昔にさかのぼることができる。ロバート・バートンは1621年の『憂鬱の解剖』のなかに、今では誇大型妄想性障害と呼ばれる症例の見本をいくつか収めている。そのひとつはジェノバ出身の女性の話で、自分は国王と結婚している、よって彼女は王妃だと信じていた。国王と言葉を交わしたあと、道にガラスのかけらを見た彼女は、それが国王から贈られた宝石だといった。クレモナからやってきた男性は自分をローマ教皇だと思い込み、枢機卿の任命に取りかかっていた。シェイクスピアは『じゃじゃ馬ならし』のなかで、こうした妄想を面白おかしく仕立て上げている。酔っ払って眠っていた鋳掛け屋のクリストファー・スライは、目を覚ましたところで一杯食わされ、自分を貴族だと思い込まされてしまう。

19世紀になってこれら皇帝たちが闊歩《かつぼ》する前から、事実に反して自分を世界の指導者だと信じることは、すでに精神障害の典型的な症例であった。哲学者トーマス・ホッブズは1651年にこう記した。「仮にベドラムでとある男からまじめな語り口で話を聞かされたとする。またいつかその礼儀正しいたたずまいに接したいからと、別れ際にその男に何者なのかと訊ねてみる。そのとき男が、『我は父なる神である』などといおうものなら、突飛な行動を待つまでもなく彼は狂人だという証拠である」[6]

ナポレオンが政治権力の象徴であるなら、イエス・キリストは霊的な権威としてのそれである。西ヨーロッパにおいては、自らを救世主と信じてやまない人々が、何世紀にもわたってその存在を知らしめていた。17世紀、ホッブズに発見され、ベドラムの独房で教えを説いていたのは彼らであったし、また聖地エルサレムを訪れる人々のなかにも彼らの姿は見受けられた。治療の優先度を選別《トリアージ》するイスラエルの精神科医たちによれば、聖書に書かれた場所を訪れる観光客のなかには、救世主を名乗る者が毎年いまだに数人いるという。これらの「キリストたち」は――1930年にイスラエルの精神科医ハインツ・ヘルマンによる造語で有名になる――「エルサレム症候群」と呼ばれ、聖地に到着した不意の感情の高ぶりと強い信仰心がわき上がることが引き金になるといわれ、すでに熱烈な福音主義キリスト教信徒であることが多い。

妄想の救世主たちは、それが症候群として正式に記録されるずっと前から姿をあらわしていた。初期の患者としてもっとも有名なのがフランスのシモン・モランである。彼は1663年、パリにおいてその信条ゆえに火刑に処せられた。火刑は「太陽王」のパリにおいて、もうひとりの絶対君主がその独断的な理想から、古典的な外観を保つ新しいファサードを街じゅうに作り出したその都市の、公共の広場において執行された。モランの火刑は、新しく見せかけた街の足元にひそんでいた緊張をあらわにさせた。カトリック教会内部におけるヤンセン主義〔神学者コーネリウス・ヤンセンによる教会改革の精神を奉じた主張〕の動きは、予定説ならびに恩寵論に重きを置くものであり、社会の秩序を脅かしていた。デカルトは合理主義に基づいた驚くべき評論を次々にものした――たとえば、ガラス妄想の馬鹿げたくだらなさについて。同じ時代に、シモン・モランは立ち上がって我こそは救世主であると告げ、自分が何人《なんびと》であるかという信念によって、究極の犠牲を払うことになる。「誇大妄想」は往々にして恐ろしいほどの使命感をともない、シモンの場合それは世界を救うということだった。権力の咆哮《ほうこう》はより不穏な響きを帯び始める。そのメッセージには複雑さと微妙な濃淡の度合いが増していく。

誇大妄想は太古の昔から存在した。とはいえ、19世紀初めのパリで、かなり多くの人々がその症状を呈していたことは注目に値する。その実態には医師たちも庶民も同じように首をひねった。誇大妄想（新たな症状としての「偏執症《モノマニア》」と並んで論じられるが、偏執症は他をかまうことなくただひとつのことに病的執着を抱くものである）が当時のパリの街で伝染病並みに流行《はや》っていたことは間違いない。

過去あるいは当時にも有名人や王族はいくらでもいたのに、これほど多くの人々が、この時この場所で、なぜあえて自分をナポレオンだと思い込んだのか？　どうしてこれほど大勢の人々が、彼に感情移入するのではなく、自らを彼そのものだと認識するにいたったのだろうか？　シャルル6世や他の者たちがガラス人間になったのと同じように、彼らはこのひとりの男になった。当のナポレオン・ボナパルトはとっくの昔に死んでいるというのに。その統治に終止符が打たれたのが1815年、彼は流刑地セント・ヘレナで1821年に息を引きとっていた。それでもくだんのナポレオンたちは、そのペルソナをがっちりと握って離そうとしなかった。

シャラントンの医師たちは、19世紀に生まれたあまたの医療機関、ビセートル、サルペトリエール、サンタンヌそしてパリ市立病院等の仲間たちとともに、精神医学の新たなる学問領域における改善を積み重ねていく。ジャン＝エティエンヌ・ドミニク・エスキロルは1826年、シャラントンの医長に就任した。彼は同年に死去したフィリップ・ピネルの弟子であり、ナポレオンたちの存在が師の仕事を進展させる好機になると考えた。エスキロルの統率のもと、シャラントンの医師たちは、妄想が意志の薄弱によるもの、あるいは妄想を抱く人間は悪魔の受け皿であるなどという考え方に挑み続けた。病院を訪れる人々のなかに悪魔だと名乗る者は相変わらずいたものの、これは心因性の事象であって、悪魔憑きなどではないのだと。

エスキロルのもとでは、これら「ナポレオンたち」を犯罪人のように閉じ込めたり罰したりすることはなかった。医師たちは治癒させることを目的として彼らの話に耳を傾けた。シャラントンのような精神病院の実態は依然としておぞましいものであったが、エスキロルとその同僚たちはピネルの教えにならい、聞き取った内容の書き取りと症状の丁寧な記録をゆるがせにはしなかった。入院記録に残るナポレオンたちの驚くべき数たるや、19世紀初めのパリにおいて、歴史上のどの時代よりもこの類いの妄想患者が、人口に対していかに多数存在していたかを示している。ともあれ、少なくともそのように広範な記録を地道に残してくれたからこそ、この現象の一端をうかがい知ることができるのである。

１８４０年、ビセートルに14～15人の皇帝たちがあらわれたころのフランスは、数十年ものあいだ戦時下にあったことで疲弊しており、おまけに王位に就いているのは無力で統率力にも人間的魅力にも欠けるルイ・フィリップだった。

フランスは短いあいだに大きく転落してしまった。数年後、『*Bibliothèque du Médecin-Praticien*（町医者叢書《そうしょ》）』編纂に尽力した人物が、より踏み込んだ発言をしている。「誇張が過ぎると責められてもかまわないが、この時代にはびこる狂気は高慢だ」。そして歴史上かつて、「自ら救い主を名乗り、第一級の天分と能力があるかのごとく口にする男を、これほどたくさん見たこと」はないとつけ加えた。[7]何世紀にもわたり、高慢の罪は精神不安定の元凶として認識されてきた。個人的な意味で傷つけられたプライドはそれより罪は軽いかもしれないが、やはり見えないところで人々に妄想を引き起こし、それゆえに発見はより難しくなる。マーガレット・ニコルソン、ジェームズ・ティリー・マシューズ、そしてフランチェスコ・スピエラはみな、この影響を受けていた。

フランスの人々はより伝説的な誰かを探し求めていた。ナポレオンは過去において堂々たる経歴の持ち主である。彼は実際には死んでいるが、ある意味においてはまだ生きており、過去にもまして必要とされているのだ。彼はサクセスストーリーの典型だった。パリではなくコルシカ島出身の男が、皇帝の椅子を得るまでに昇りつめたのだ。ナポレオンはその出自を乗り越え、不屈の精神をもって最高の成功を収めることの象徴なのである。運まかせの長子相続制とは正反対だ。

彼の父親はイタリアの古い貴族の出であったが、ナポレオンがしゃべっていたのはスペイン語で、それゆえにフランス本土の陸軍士官学校では、背の低さと併せて笑い物にされた。新たなる共和制を樹立せんとする闘いが、コルシカ島にいた彼をフランスへと呼び戻す。1793年、彼はトゥーロンの戦いで英国軍を撃破して昇進を手にした。反逆の疑いで10日間拘留されたこともあったが、ジェームズ・ティリー・マシューズとは違い、自力でうまく切り抜け、権力側に復帰した。1795年、王政支持派が再び権力を掌中にしようと蜂起した際、ナポレオンはその鎮圧に登用された。その褒美として得たのが国内軍司令官の階級章、愛しのジョセフィーヌ、そしてイタリアとオーストリアとエジプトであった。あとはご承知のとおりであるが（ワーテルローでの敗北にいたるまで）、その権力の拡大ぶりは驚異的で、ただただ目を奪われるばかりだった。これは魔術的思考というものが働き、気概あふれる人物を世界の表舞台へと押し上げ、やがては世界を意のままにするまで導くということがあり得るのだという何よりもの証だった。彼はローマ・カトリック教会との和解にも取り組み、フランスにおける最大宗派であることを再び是認することで、1801年のローマ教皇ピウス7世との政教協約《コンコルダート》へと漕ぎつけた。しかし、ワーテルローから数年が経って争乱も治まると、ナポレオンに関して残っていたのは、西欧諸国をいっときだけでも支配したという素っ気ない歴史のひとこまだけであった。

　低い出自の者が、大きな成功を収めて権力を手中にする話は、時代を問わず人の心を惹きつける。ナポレオンは着心地のいい扮装であり、身にまとえば惨めな生活は覆い隠され、運命の逆転さえも期待できる――彼の場合それは良きほうに転じていったのだから。印刷術や小冊子出版の発展は、マスメディアの爆発的増加を促し、ナポレオンに対する個人崇拝を広く浸透させていった。

エスキロルにはひとつの持論があった。シャラントンの廊下をうろつく「ナポレオンたち」や他の「尊大な有名人たち」は、初代フランス皇帝が率いた猛烈な帝国拡大の産物であると彼はみなしていた。領土をめぐって争い、境界線を引いたり侵入したりが繰り返され、国民意識と脆弱化した権力基盤を回復しようとした時代だった。

その注目すべき時代、「ナポレオン」がヨーロッパ諸国に自分の息のかかった新しい国王たちを配したのとときを同じくして、フランスでは、自分を皇帝あるいは国王、皇后あるいは王妃と思い込む偏執狂者が数多く見られた。スペインにおける戦争、徴兵、征服と奪還、それらがまた人々の精神に病を生じさせた。どれほどの人間が2度の侵攻で恐怖にとらわれ、偏執狂となってしまったことか！　実際のところ精神病院は今、自分がフランスの王太子であり王位を継承すべく運命づけられていると考える人間だらけなのだ！[8]

この1820年の論文において、エスキロルは直近の歴史を振り返り、誇大妄想と人々の実体験としての背景、とりわけ不安定で、およそあてにならない政情とのあいだには、明らかな関連性があるという考えにいたっている。彼はフランスの「2度の侵攻」、1805年のオーストリア、1812年のロシア帝国に言及し、同様に1808年にイベリア半島南西部でスペインと交えた、いわゆる半島戦争にも触れている。英国、プロイセン、ロシア帝国の同盟関係は破綻しては再編され、いずれの最前線においても攻撃と撤退が繰り返されていた。

エスキロルの分析どおり、ヨーロッパ全域で民族国家が興隆するのとときを同じくして「フランス皇后ウージェニーたち」や「ドイツ皇帝ヴィルヘルム1世たち」がかなりの数であらわれ、そして次の世紀においても、第三帝国がじわじわと領土を拡大していくさなか、自分はヒトラーの兄弟だと言い張る女性を目にするのは珍しいことではなかった。マーガレット・ニコルソンの事件もまた、当時は国を越えての大騒ぎとなった。もしエスキロルが、ベドラムの医師たちによる彼女の妄想についての報告を、英仏海峡越しに耳にすることがあったなら、それは大英帝国の高慢さの産物であると断じたに違いない。

「ナポレオンたち」が登場したころ、革命の夢は終わることのない悪夢へと姿を変えていた。エスキロルによれば、妄想をともなうほどの衝撃的な出来事が相次ぐさなか、人々はそのひとつひとつに影響を受けてきた。「政治がもたらした災難の余波はあまりに大きく、バスティーユ牢獄の襲撃からボナパルト最後の姿にいたるまでのフランス革命、歴史に深く刻み込まれたこの長きにわたる出来事こそが、これだけの人々を狂気におとしいれたのだということもできる」[9]。妄想は国の実情の指標であるというのがエスキロルの見解である。

エスキロルはフランスの歴史のなかで、妄想が広範囲にわたって存在してきたことを確認している。そのなかには原型に非常にユニークなひねりを効かせた珍しいナポレオン妄想もあり、ここに取り上げて吟味するだけの価値があるだろう。アメリカのアナレクティック・マガジンという当時の良質な新聞記事や論文の要約版雑誌に、「誇大妄想」患者であるヨーロッパ女性の記事が掲載されており、彼女は自分がナポレオンの妻だと信じていた。1817年6月12日付けの差出人不詳の手紙のなかには、その書き手と「ボナパルト夫人」との遭遇が綴られている[10]。どうやら彼女は、流刑地でナポレオンがまだ生きているあいだに妄想を抱くようになったらしい。書き手の状況説明によると、彼女は「立派な家柄」の出身である。しかし「華美なものや従者付きの馬車などに度を超した愛着を持っており、夫の経済力ではそれに応えるべくもなかった……彼女の服装は非常に高価で浮世離れしたものになっていき、近所の家に優雅な馬車が停まっているのを見つけようものならそれに乗り込み、とある広々とした邸宅に向かうよう御者に指図する。彼女はその家を自分のものと思い込んでいた。こうした小旅行を重ねているうちに、精神病院に連れていかれ、やや不本意ながらそこに留め置かれることとなった。とはいえそこは〝彼女の宮殿〟であった……このときナポレオン・ボナパルトは強大な皇帝の富と権威を意のままにしていた。ならば他に我らが貴婦人の夫にふさわしい誰がいるというのか――フランスの絶対的支配者にして、今このヨーロッパの運命の創造者たるその人物をおいて！」手紙の主はあきれた調子で彼女の主張を笑い物にする。皇后であるという信念があまりにも強固であるがゆえに、普通なら理解できているはずの世間の現実と常識が、信念のほうにすり寄っていってしまったのだろう。それから話はさらにややこしさを増す。彼女は楽しい時間を過ごしているわけではない。彼女は囚われの身である。「彼女はあの方の生涯の伴侶でありながら城に幽閉されている。あの方は、彼女の愛情を試しておられるのだ。彼女は自分の実の夫や娘たちを見分けることもできず、監禁されてもなお豪奢な服に身を包んでいた」。ここにもまた認識における妄想が見られる。彼女は自分の子供たちを我が子として認めようとしない。手紙の書き手は、１８１６年３月26日付けで「スペイン」からナポレオンに宛てて送ったという彼女の手紙も雑誌社に届けている。実際にそれが書かれたのは１８１１年であった。雑誌ではその手紙のなかの「ボナパルト夫人」の言葉を転載している。

——あなたになんと申し上げたらいいのでしょう？　いいたいことがありすぎて言の葉も追いつかぬありさまです——それなのにわたしのペンは黙し続け、わたしの手はおののき、思いは乱れ、このあふれんばかりの思いのたけを語ることもできません。そしてよりはかなき事象《こと》のなかに宿る、さかしまの甘美さに浸ることさえもかなわず、流行り疫病やまわりの乱心に取り憑かれたのではないかと思い煩うばかり。わたしは途方にくれています——崇高なるものと深遠なるもの、そして無限なるもの。茶番と軽口。優しさと思いやり。嫌悪と禁忌。見せかけの口喧嘩と仲直り、そして和解。気高さと壮大さの夢。現実の苦難、軽蔑と尊敬。たったひとりの小さな支配者にひたすら服従することで千々に乱れる心とあふれる愛、ｅｔｃ．ｅｔｃ．——といった事柄なべてが混ざり合い、どれもこれも説き得ず、語り得ず、我が思いは千々に乱れて砕け散るばかりです。

手紙は、その監禁された身の話へと進んでいく。彼女は自由になりたい、しかしなぜ自分が自由でないのかわからない。どちらかが次の行動を取るべきなのだろうか？　彼女がなんらかの行動に出ることを彼は待ち受けているのだろうか？　これは屈折した形であるものの、真実の愛であり、謎めいた動機によってふたりは引き離されている。「誇大妄想」患者が語るストーリーを、医師を介在させることなくじかに読むのは非常に心を動かされるものだ。彼女はよどみなく語り、存在感があり、神秘的でさえある。このような人物をどう扱えというのか？　いったい何が起こっているのだろう？

エスキロルは、シャラントンで治療を向上させる方法として、病を引き起こす主な原因に着目した。彼が着任する前に病院で試されていた療法のひとつに演劇があった。当時シャラントンの院長だったアッベ・ド・クルミエは、芸術を用いた精神療法に関心を持ち、収容者は数年にわたり守衛とともに芝居をした。数多くの上演作のなかでも客席を満員にしたひとつは、劇作家のピエール・ド・マリヴォーを舞台の進行役としたモリエール作品だった。かのマルキ・ド・サドは2度にわたってシャラントンに入院しており、最初は1789年、そして次にはより長期となる1803年から死去する1814年までを過ごし、演劇療法の一環として脚色と演出を任されていた。外部の観客も招かれ、元騎馬隊将校であるイポリット・ド・コリンズは1812年、ある公演に観客として着席した。幕が下りたあとにド・コリンズが目撃したのは、俳優のひとりであり著名なダンサーのトレニッツが衣装を脱ぐのを嫌がって怒り狂い、まわりの者に当たり散らす姿だった。彼の役どころは国王であり、きらびやかな衣装をまとっていたのである。病院当局は、演劇には妄想を改善させるどころか実は悪化させる危惧があると結論づけ、1813年に演劇療法は禁じられるところとなった。[11] では、「誇大妄想」の治療に役立つ別の新しい手はあるのだろうか？

昔ながらの手段があるにはあった。「策略」はいまだに医師の業務用道具一式のなかにあって、成功例もいくつか存在する、数少ない施療法のひとつだった。自らがナポレオンであるという妄想を抱いたある竜騎兵隊指揮官が、父と共同で運営する「精神異常者」のための施設にあらわれたとき、ルブロン医師は「善意ある騙し」を試みた。「フランス皇帝」の扱いに手を焼いたルブロンは、妄想の世界にほんの少し踏み込んで、あわよくば停戦協定に持ち込もうとした。待っていたのは皇帝の激しい憤りだった。

「皇帝ナポレオンをかくの如《ごと》く扱うのは屈辱以外の何物でもない！」彼は医師にいい放った。

「あの不愉快な従者どもはわたしを縛りおったのだ――あやつらを銃殺刑に処してやる」。これにルブロンは穏やかに応じた。「はい、あなた様はまさしく皇帝ナポレオンであらせられます。しかれどもセント・ヘレナ島においでのナポレオン陛下であらせられます」。この言葉に狂人は押し黙り、そして「セント・ヘレナ、セント・ヘレナ」と繰り返し始めた。そのあとは縄をほどくように頼み、大人しくしていると約束してそれを退院のときまで守った。[12]

疑わしいほどに、あっさりした解決である。しかしルブロンは相手に敬意を示しつつ、どうやら状況をうまく治めたようだ。医師たちは充分に心得ていた――妄想を抱く者にただ論理を振りかざしたり、いかに疑いようのない証拠を突きつけたりしても、思い込みによる支配をゆるめることはできない。妄想と向き合うにあたっては、その異なる論理に進んで歩み寄ること、少なくともその一端であれ向き合うことで、道は開けるのである。

被害妄想を抱く人々にはおおげさで芝居がかったところがあり、それゆえに遊戯感覚での策略を仕掛けやすい。1921年のピランデッロによる劇作『エンリコ（ハインリヒ）4世』では「被害妄想」を治癒させるための手の込んだ策略を見ることができる。例年の謝肉祭で、ドイツ皇帝ハインリヒ4世を演じていた名無しの貴族が落馬する。意識を取り戻した彼は、自分が11世紀の皇帝ハインリヒその人だと思い込んでいた。そしてそのまま20年を暮らし、宮廷として仕立てられた別荘で家族も茶番劇を演じ続ける。そこにいよいよ医師が登場する。「ハインリヒ」に衝撃を与えて妄想から脱け出させようというのがそのもくろみだ。壁に掛けられた絵のなかでは、謝肉祭での衣装をまとった貴族が、当時愛していた女性のかたわらでポーズを取っている。この女性も成人した（そっくりの）娘とその婚約者とともに駆けつけて、この策略を見守っている。くだんの肖像画が娘と婚約者のそれに掛け替えられ、恋敵である娘の婚約者は刺されてしまう。意外な展開が第2幕で訪れる。貴族は8年前すでに正気を取り戻していた。しかし20世紀を生きるよりもハインリヒのままでいるほうを選んだのだと認める。皇帝という身分はなかなか心地良い立場なのだ。その一方で我らがガラス王シャルル6世は、王冠の重みに耐えられず砕け散ってしまった。いずれにせよいえるのは、彼らの王権は、神から授けられたものというよりは、片や偶然の生まれ合わせによって、片や強い思い込みによって手にしたものであるということだ。

20世紀後半になっても昔ながらの策略療法を実施し、深刻な倫理上の波紋を呼んだアメリカのある病院の例がある。1959年、ミシガン州のイプシランティ州立病院において、心理学者ミルトン・ロキーチは、イエス・キリストを名乗る3人の男を、1カ所に集めることで妄想から脱け出させようと試みた。1964年にロキーチが著した『*The Three Christs of Ypsilanti*（イプシランティの3人のキリスト）』には、この大胆な実験の着想を得るまでが記されている。[13] 最初に、ロキーチはフランスの啓蒙思想家ボルテールのとある評論を目に留める。ボルテールはそのなかで、誇大妄想そして異端のもっとも有名な事例とされる「不運な狂人シモン・モラン」に言及した。自らを「イエス・キリストと一体である」と主張した男である。[14] ボルテールは精神病院の集会の様子を伝えており、たまたま他の誰かが「父なる神」であると言い張るのを耳にしたモランは、「なんと愚かなのかと衝撃を受け、自らの愚かさにも気づかされた。そしてどうやらいっときは正気に返ったようであった」。しかしそれでモランが救われることはなかった。権威者たちは、モランの神への謝罪を綴った紙片を彼の靴下のなかに発見したことは認めたが、それでも1663年、彼は異端の主張を理由に生きたまま焼かれた。しかしこの話はロキーチに、ある発想の種を植えつけた。

そのあと、ロキーチはハーパーズ・マガジン誌に掲載された、精神分析医ロバート・リンドナーによる「宇宙を駆ける男」の記事に遭遇する。それは人生の半分を別の惑星で生きていると信じる男の話だった。[15]リンドナーの述べるところによれば、ある人間が別の誰かの妄想に入り込む——侵入する——と、入られた側はその妄想を放棄せざるを得なくなるのだという。彼はその駆け引きの例をひとつ挙げている。「妄想の虜《とりこ》になっている二者、たとえばナポレオン妄想の患者同士が相対したところを想像してみてほしい。それぞれがナポレオン本人であると自任しているがゆえに、他方が存在することにより各自の信念に疑問が湧いてくる。結果としてどちらか一方が、一部あるいは全面降伏するのは珍しいことではない」

治癒のためにあえて対決させるというのがその理論である。リンドナーの記事にはさらにロキーチの興味を惹くくだりがあった。それはこの手法の実効性を示すとんでもない顔合わせだった。リンドナーの報告は、メリーランド州の療養所におけるパラノイアのふたりの中年女性についてであり、そのどちらもが聖母マリアを名乗っていた。記事によると彼女たちは「物腰の柔らかい」、ともにカトリック教徒であり、「社会的にも経済的にも似通った境遇」にあった。騙しを仕掛けられたふたりの患者は話し始める。


やがてそれぞれが自らの内に「秘めたる」身分を打ち明けた。その後の展開はなかなか有益なものであった。ひとりめの、「最古株」である患者は相手の言い分を聞いて明らかに動揺し、驚きの表情を浮かべた。「まあ、あり得ないわ、あなた」と彼女はいった。「頭がおかしいのね。わたしが聖母マリアなんですから」。新参のほうの患者は悲しげに相手をじっと見つめ、哀れみのこもった声で答える。「お気の毒ですが頭が変なのはあなたのほう、わたしがマリアですよ」。そのあとは素っ気なくも、礼儀をわきまえた応酬が続いたのであるが、わたしは経験豊富な先輩医師から口をはさまぬよう釘を刺され、ただよく聴き、よく観察するよう指示された。しばらくすると言葉の投げ合いは終わり、そのあとに続く長い沈黙のなか、ふたりはそれぞれ相手に油断のない詮索するような視線を放っていた。そしてとうとう年かさの患者がわたしと一緒に立っている医師に手招きをした。「S先生」。彼女は訊ねた。「聖母マリアのお母様のお名前は⁉」

「アンだったと思う」と、彼は答えた。

もうひとりにさっと向き直った患者の顔は紅潮し、その目は輝いていた。「もしあなたがマリアなら」と彼女は高らかにいった。「わたしはアンに違いないわ、あなたの母親なのよ」。そしてふたりの女性は抱き合った。

リンドナーによれば、聖母マリア妄想を明け渡したほうの女性は「治療の甲斐《かい》あって」退院することとなった。

ロキーチはここに新たな策略の着想を得た。今度のそれは正規の実験であり、妄想的な思い込みの体系を破壊しようという目的を持っていた。彼はイエスを名乗る3人の男性を一緒に暮らさせて、交流する様子を観察した。初めのうち彼らは、誰がより崇高であるかをめぐって宗教的議論を戦わせ、次にはつかみ合いの喧嘩が始まり、最後にはそれぞれが他の者のいうことを妄想と断じて切り捨てた――おまえたちは心に病ある者だ、おまえたちは屍《しかばね》となりし者だ、欺瞞に満ちた申し立てを繰り出す

「仕掛け」を内蔵している云々《うんぬん》。それぞれが他の者は「気が触れている」か「謀られている」のだと主張した。ロキーチと病院のチームはさらに深く立ち入り、彼らの考えに影響を与えるような人物を装って3人に手紙を送ったりもした。そして2年が経過したが、ロキーチはこれといった大きな変化を目にすることはなかった。

その実験に関する著書の1981年版の後書きで、ロキーチは遺憾の意を表した。彼は患者の同意なしに小細工を弄したことを詫《わ》びた。「たとえ科学の名のもとであれ、全能の神のごとく振る舞い、彼らの日常生活に24時間ぶっ通しで干渉する権利などはまったくなかった」。それはまた人を巧みに操り支配下に置かんとする、自分自身の「余は神なり」という妄想を治してくれたとも語った。[16]

彼は「妄想患者と向き合う際にだんだん倫理的な心地悪さを覚えるようになった」。今となれば、誇大妄想のなかで何が起きていて、そしてその何かはおおいに納得のいくものだと理解できる。「徳性や権威を追い求めるのは、万人の普遍的な動機である」。ナポレオンは徳性に評判があったわけではない。聖母マリアのような永遠の敬愛の対象とは違う。しかし彼は、自分が何をやっているのか、なぜやっているのかをわかっていた。自分の行動についての絶対的な自信と揺るぎない自己正当化を体現しているのである。

ロキーチはまた、「根拠不明の」妄想と、わたしたちの多くが自分の本質を構築しようとして用いる土台の脆弱さには、関係性があると考えた。「わたしの信念はわたし自身である」と「イエスたち」「聖母マリアたち」そして「ナポレオンたち」はいう。それを世間が受け入れるはずもない。彼らは決して本人のいう人物などではない。だがそれならば、人は何をもって本質的な自己を証明することができるのだろう？　それが誤りだと何をもって証明することができるというのか？　ロキーチが行ったような最近の実験結果を知るにつけ、過去における策略の成功例がだんだんうさん臭いものに思えてくる。妄想患者に異議を唱えたところで、彼らはただ表情をこわばらせて防御を固めるだけである。論理的証明にも確固たる物的証拠にも、簡単に屈することはない。ロキーチは、自分に向き合うことは有効であると認めはするものの、それは当の本人が、自分の世界を安穏に保ちつつ、護ってくれる仮面《ペルソナ》の人格から抜け出したいと欲していることが肝心だとした。リンドナーの「聖母マリアたち」が病院で顔を合わせた際に変化を見せた話もまた、微妙なものだった。ふたりは妄想からすっかり脱け出したわけではない。互いの妄想と折り合いをつけることで、妄想の世界になおとどまり続けた。論理面はさておき、対決をもって治療する策略における大きな問題は、それが長期にわたって機能しないということだった。精神病治療法としての「策略」はすっかり人気を失ってしまった。

　1831年にシャラントンにあらわれた「ナポレオン」には、仮に試みられていたとしても、策略が効果を発揮することはなかった。エスキロルと同僚は治療法の向上に熱い思いを抱いていた。しかしどんな治療法をもってしてもめざましい成果を出すことはできなかった。1831年の「ナポレオン」は3ヵ月後、「完全な治癒を見ないまま」退院した。[17] 彼が記録から外れてパリの通りに戻っていったとき、この男の妄想の原因もまた行方知れずとなった。

　さまざまな精神面での動因と並んで、古くからある誇大妄想には、気づかれずにいた生物学的要因が存在する。遺伝的素因あるいは神経的損傷もまた、同じ症状をもたらす根源となる。妄想性障害患者に脳疾患あるいは脳損傷の一貫したパターンを見いだそうとする科学者たちは、まず脳の右半球を探る。[18] 誇大型の障害は通常、右前頭葉において見られる。自分や他者を認知するときに働くのは右半球であり、左半球は創造性をつかさどるものと考えられている。その説によれば、右脳の障害が、自分と関係する他者、場所、身体各部の認知を阻害し混乱が起きる。するとそこに左脳が介入し、偽りの、あるいは行きすぎた解釈をもってその混乱の説明をするのだ――おまえはガラスでできている、おまえの夫は瓜二つの替え玉だ、おまえはナポレオンだ、などと。左側は誤った認識を右側に吹き込み、物語をでっち上げる。一般に、被害妄想と罪業妄想は左側頭葉の障害に関係している。

誇大妄想は、ハンチントン病、パーキンソン病ならびにウィルソン病、同じく薬物濫用による神経伝達物質の機能阻害、双極性障害などと併発する、二次性の躁病としてもまた知られている。宗教への傾倒がその下地となることもあり得る。フィラデルフィアのトーマス・ジェファーソン大学は、人が祈りを捧げているときの脳の状態を画像検査した。人がそうした状態にあるときには、感情をつかさどる辺縁系がより活発に活動しており、冷静さを保たせる役割の前頭葉はその働きを休めている。聖地を訪れる人々が自分を救世主だと信じ込んでしまう現象は、これでいくらか説明できるかもしれない。

ならばナポレオンたちはみな右脳に障害があるのだろうか？　脳器質研究に新たな見解がもたらされるたびに、わたしたちの妄想に関する解釈はそれに順応してきたものの、その要因のどこまでが生物学的なものであり、心理学的なものなのか、境目は曖昧なままである。

わたしたちはいまだに、誇大妄想の症状を示す人間にどう相対すればいいのか、本当にはわかっていない。ナポレオン妄想には根本的にわかりやすさがある。ナポレオンでいることは、庇護、威光、そして有望な将来を保証してくれる。その際にどのような大きさの人格を選ぶのか、「狂気」にあっても少なからず理屈はある。それは誰であれ世間に翻弄されていると感じる者にとっての、疑似的な権力の掌握なのだ。そこまではなんとか理解できる。[19]

しかし、わたしたちの記憶にあるナポレオンに宛てた「ボナパルト夫人」の手紙はそう単純なものではない。ここで彼女の言葉を思い起こしてみよう。そこにはめったにない、誇大妄想患者の内なる心情が吐露されている。「わたしは途方にくれています」と彼女はいう。「崇高なるものと深遠なるもの、そして無限なるもの。茶番と軽口。優しさと思いやり。嫌悪と禁忌。見せかけの口喧嘩と仲直り、そして和解。気高さと壮大さの夢。現実の苦難、軽蔑と尊敬。たったひとりの小さな支配者にひたすら服従することで千々に乱れる心とあふれる愛、ｅｔｃ．ｅｔｃ．――といった事柄なべてが混ざり合い、どれもこれも説き得ず、語り得ず、我が思いは千々に乱れて砕け散るばかりです」

「ボナパルト夫人」は「誇大妄想」を支える複雑と曖昧さをわたしたちに伝える。人には不可解な部分がある。古い言葉を使えば「メランコリー」となるのだろうが、彼らはそう簡単にそれを手放すことはない。たとえそれが出来損ないのカリカチュアであったとしても。わたしたちは彼らをそっとしておいてやるべきなのか――３人の「キリストたち」が本来そうされるべきであったように？　それとも、もっとそばに寄り添って話を聞くべきなのだろうか？

# 第9章

# わたしはもう死んでいる——罪深きマダムXの「歩く死体」症候群

'Madame X', Professor Cotard and 'Walking Corpse Syndrome'

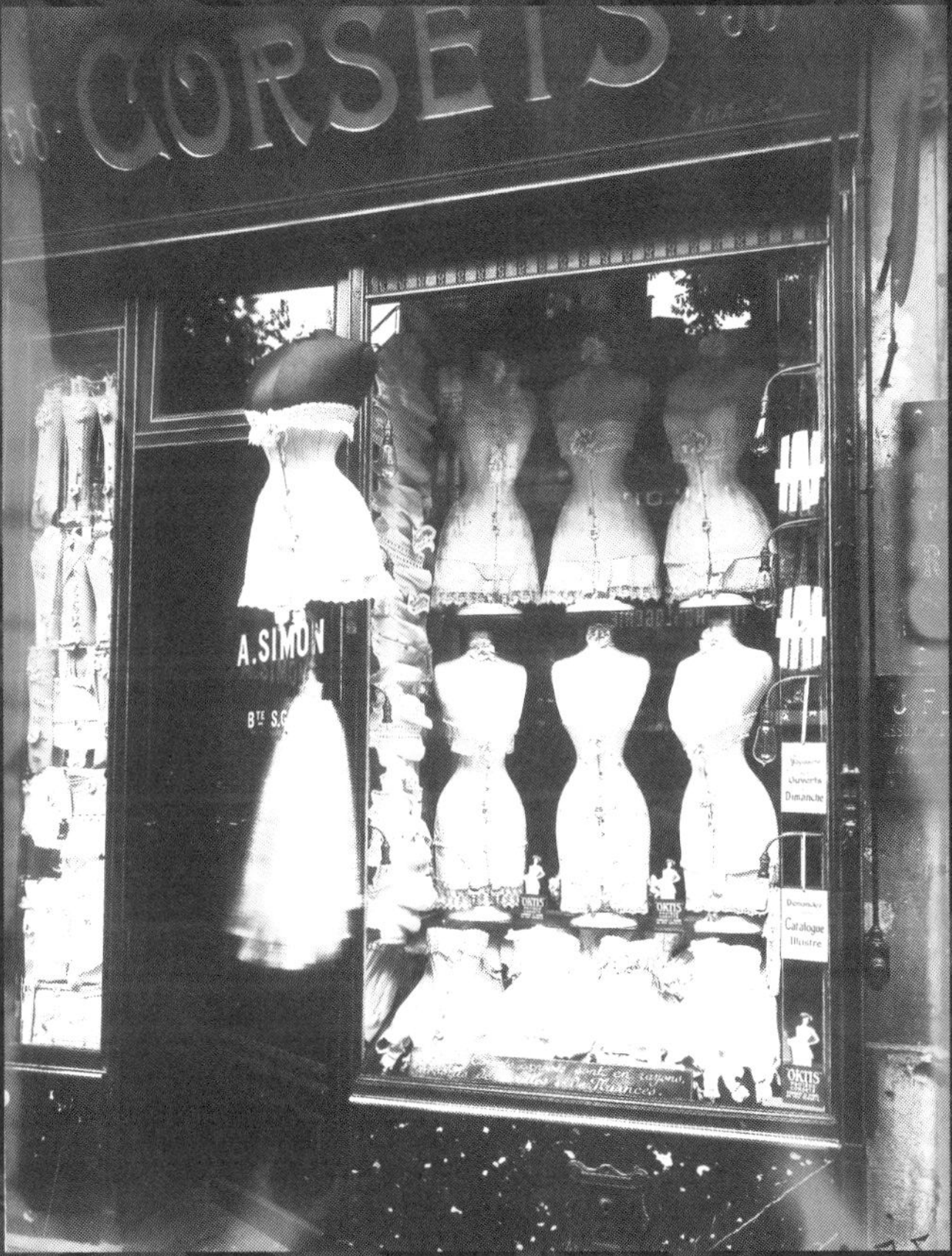


コルセット店〈ユージーン・アジェ〉
パリ、ストラスブール大通り
1912年、ガラス乾板より現像した銀板写真

1874年、パリ市外ヴァンヴ、43歳の女性は彼女の暮らす私設の精神療養所を取り囲む、特定の目的のために造られた美しい庭園の景色を離れ、部屋へと戻る。ふさぎ込みがちな患者は、緑に囲まれて何も考えずに時を過ごすよう促されていた。彼女は担当医に、たった今人智《じんち》の及ばない不思議な体験をしたと伝える。担当医は神経科医で精神科医でもあるジュール・コタールだ。10歳年下の医師は熱心に耳を傾け、彼女はその尋常でない感覚を説明する――稲妻のような、電気にも似た何かが背中から頭まで駆け抜け、身体が背骨で真っぷたつに引き裂かれたかと思うような音がした、と。その出来事をきっかけにして、彼女のなかに自分自身、そして身体と魂について一連の考えが生まれ、やがて啓示となって断固とした確信へとつながっていく――自分は死んでいるのだ。

6年後の1880年、コタールは医学界に新種の疾患を発表する。それはメランコリアの一形態であると彼は考えていた。マダムXについての講演には数多くの聴衆が詰めかける。講演はその年の6月28日、精神医学心理学会の主催によりパリで行われ、9月には同学会の機関紙である精神医学年報に発表されるところとなる。彼の患者はその後も、異様な体験とそれにともなう感覚についてさらに詳しく述べており、いまや彼は、自分の身体に対する見方を変えてしまう、新たな妄想の型を説明する立場にあった。[1]

ジュール・ファルレ医師とわたしは、特異な形態の心気妄想患者を観察する機会に恵まれた。

マダムＸは「自分には脳も、神経も、肺も、胃も内臓もない。『破壊された身体』に残るものといえば皮膚と骨だけだ」（本人弁）と訴えた。

聴衆を前に、コタールは彼女が妄想を抱くにいたった重要な要素について簡潔に述べていく。その患者は自身の魂も、神と悪魔もいずれもが存在しないのだという、初期の形而上学的な思想を前から持っており、彼女の妄想はその延長線上に育まれたようであった。その身体のありようゆえに食する必要もなく、自然に死ぬこともかなわず、唯一その生命に終止符を打つ術は火あぶりのみであると本人は信じていた。マダムＸは生きたまま燃やしてくれと絶えず請い願い、実際に機会を見つけては自らに火をつけようとした。この空恐ろしいイメージは、イエス・キリストを名乗ったがゆえに火あぶりにされたシモン・モラン、あるいは数世紀にわたり存在してきた、数えきれないほどの「異端者たち」の最期を思い起こさせる。しかしこの場合は権力者の命令による悲運ではない。我が身を火に投じたいという本人の願いなのである。

そしてコタールは、聴衆とともにこの虚無的な考えが育まれた道筋をさかのぼっていく。「１８７４年、入院してきた当時患者は43歳で、それまですでに２年半を患っていた。彼女の症状は、ある日『バチバチという音が背中から頭まで走る』のを聞いたときから始まった。この不気味な経験があってからというもの、絶え間ない倦怠《けんたい》感と不安感の餌食となり、『魂を失《な》くしたように』感じて、聖職者や医師に再三にわたり救いを求めた。幾度となく自殺を図り、そしてヴァンヴに入院した」。ヴァンヴは近年になって次々と誕生した個人経営の精神病院のひとつであり、ピエールとジュールのファルレ親子により運営されていた。ジュール・ファルレもまたマダムＸを観察してきた。

コタールは所見として、精神的な危機を指摘する。患者は過去における自らの行いに深い罪悪感と恥辱の念を示していた。それはまた宗教的なものでもあった。「永遠に罰を受けたものと信じ込み、彼女の信仰心はあらゆる罪、とりわけ初めての聖体拝領で犯した過ちについて、我が身を責めよとけしかけてくる」。コタールは、ばらばらになった過去のかけらを、厳格な宗教の枠組みに押し込もうとするひとりの女性の姿を浮かび上がらせる。それはフランチェスコ・スピエラとその永遠の断罪を思い起こさせる。彼女は「自分の人生は嘘と罪の積み重ねでしかないゆえに、神罰による永遠の苦痛こそがふさわしく」、そして自分は死んでいるのだと悟るにいたった。彼女の話には稲妻も登場し、人智を超えた宗教的啓示の色合いを見せ始める。

入院後まもなくして、彼女は突然「真相の理解」が訪れるという体験をした。言い換えるなら、と医師はいう――そのとき「否定妄想」が深く根を下ろしたのだ。彼女は精神的に不安定で暴力的である（自分の暴力行為を「真実の行い」と呼んでいる）。

わたしたちが知りたいのは、いかにしてマダムXがここにいたったのかということだ。しかしマダムXは、カプグラ症候群のマダムMやロバート・バートンの筆名「デモクリトス2世」と同様、偽名の後ろに隠された人物である。コタールが新たな心理現象について語るうえでの大切な主役であり、彼には患者を秘匿する義務があった。マダムXについてわたしたちに確実にわかっているのは、自分がすでに死んでいるというその信念が揺るぎない、ということだけである。

コタールは説明を続ける。「数カ月後、彼女は不安に端を発するメランコリアから、回復の兆しを見せ始める。以前より穏やかになったが、日常のやりとりにおいては意地悪く冷笑的になった。いずれにせよ妄想に変化はなく、自分には脳も神経も内臓もない、ものを食べるのは無益な拷問だ、だからこの苦悶を終わらせるには焼かれて死ぬしかないと訴え続けた。調べてみると、彼女はほとんどの部位で、痛みに対して相反する感受性の低下を示した。たとえば針でちくりと刺されてもまるで反応しない。その一方で、触れられる感覚、そして特殊感覚［視覚・聴覚・平衡感覚・味覚・嗅覚］はすべて正常の範囲内にあるようだった」

　ジョゼフ・カプグラがマダムＭの膝蓋反射を試したように、コタールはマダムＸの妄想の背後に生物学的要因の可能性を視野に入れている。彼女は針で強く刺されても何も感じないようだ。脳損傷か神経疾患でもあるのだろうか？　背骨をバチバチと走った例のあれと関係があるのだろうか？　わたしたちにはその答えを知ることはできない。コタールはそこで身体的な検査から離れることにしたからだ。彼の直感は、妄想が間違いなく心理的なものから来ていると告げていた。

　患者は自分を消滅させていた。そこにいても、そこにはいない。彼女は空虚である。物質的な世界に対する拒絶は、３００年前のフランチェスコ・スピエラとその絶望の妄想を、またもや思い起こさせる――コタールならそれを一種の矮小《わいしょう》妄想と記すことだろう。彼女の妄想には深い疎外感があるものの、本来は受動的なはずのそれが、同じ程度の注目を要求している。両者はともに啓示を体験し、両者はともに食べることを拒む。スピエラは富を求めるあまりに弁護士倫理にもとる行為を働き、その罪悪感に苛まれた。マダムＸはといえば、これまでの人生が高潔でも誠実でもなかったせいだと思い込んでいた。その認識が心の奥底にあって彼女に責め苦を与えているのだ。ここにはスピエラと同じ秘密の存在がうかがえる。人々の知るところとなれば、非難され、糾弾されるような行いが。

　だが、ひとつ謎がある。彼女の為したそれほどの悪業とは何なのか、あるいは誰かを欺いたのか――果たして彼女はそれを打ち明けたのか、コタールは語らない。おそらくこれがパラノイアというものであり、実のところ彼女は咎められることなど何もしてはいなかったのだ。では妄想はどこからやってきたのか？　何かもっともな理由はあるのか？　マダムXなる女性にはどこか否定的な印象がある。彼女は陰鬱な空間に引きこもってしまった。コタールはそこまで追いかけていき、会話のなかから少しでも手がかりを見いだし、秘密をさらけ出させ、なんらかの説明を与えようとした。

妄想の主要なタイプは何世紀も前からずっと変わらず、繰り返しあらわれる類いのものは、精神病理学の教科書よりもはるか前から存在する。生ける屍、すなわち完全なる自己滅却の事例は、コタールがマダムXを世に出し「否定妄想」と正式命名する何年も前にその記録が残っている。この事例を知ることができるのは、ロバート・バートンが16世紀のネーデルラント共和国の医師で「オランダのヒポクラテス」として知られるペトルス・フォレストゥスの手記を渉猟《しょうりょう》し、1621年の自著『憂鬱の解剖』に載せたおかげである。フォレストゥスはここで、自分は死んでいると思い込んで何も食べようとしないメランコリー患者について報告している。ここにも策略が登場する。フォレストゥスの記すところによると、彼は同僚にもうひとりの死者を装うよう頼んだ。そしてその死者役を「患者の寝台のそばに置いた柩もどきの箱のなかに死人のように安置し、身体を少し起こして食事を摂らせた。メランコリー患者は、死んだ人間は肉を食うものなのかと死者役に確かめると、即座に起き上がり、自分も同じように食べ始め、そして治ってしまった」[2]。またもや疑わしいほど速やかな結末である。柩の「死体」がむくりと起き上がり、患者を驚かすことで妄想から脱け出させるという茶番は悪趣味ではあるが面白さもある。しかし医師たちは名声のために策略の成功談をやたらに大げさにしたがる傾向があり、このトリックも、あの3人の「キリストたち」に仕掛けた策略や、ピランデッロのハインリヒ4世に仕掛けたそれと同じく、結局のところは成功せずに終わったということも充分にあり得る。妄想に介入しようとするこのような手法は、非倫理的とみなされるずっと以前から眉唾ものではあった。

自分は死んでいるという妄想を抱く人々は、決してそうやすやすと生き返りはしない。そして「生ける屍」はあとからあとへと出没する。ドイツの詩人ツェルニングの1655年の作品『*Melanchey redet selber*（メランコリーは自ら語る）』に登場する被害妄想のメランコリー患者は、自分はすでに死んでいる、あるいは絞首台にぶら下がっているのだと、いつも考えている。

自分は死んでいるという妄想においてもっとも衝撃的な点は、それほど年老いてはいない人々も罹患することである。概してマダムXのような人生のなかほどあたりにいる人々だ。1788年にスイス系フランス人の自然科学者シャルル・ボネはひとりの年配の患者に出会った。記述を見ると、その妄想はかなり風変わりなものである。[3] 患者である年配女性は、どうやら自分が冷遇されていると思い込み、また半身不随でもあった。娘たちは医師からの指示に従って、母親に死に装束を着せ、柩のなかに寝かせた。そして眠りに落ちるのを待って娘たちは母親を寝台に戻して阿片《あへん》を混ぜた粉薬を与えた――これは功を奏したかのように見えたが、症状は時折ぶり返した。こうしたタイプの妄想は身につまされるものがある。まるで死の警告《メメントモリ》のようでもある。

ボネの患者は例外の範疇である。「すでに死んでいる人」のほとんどが高齢にはなかった。1880年6月のマダムXを世に披露した講演において、コタールはさらに世間の興味を惹くような、5人の女性における否定妄想の症例を提示した。これらは、ジャン＝エティエンヌ・エスキロルが報告した、彼が呼ぶところの「悪魔憑依《ひょうい》妄想」の事例を引用したものである。1番目の女性は悪魔が身体に棲みついて苦痛を与えているが、それでも絶対に死ぬことができないと信じていた。2番目の女性は悪魔に身体を奪い去られたのち、ただの「幻影」と成り果てたまま何千年も生き続け、子宮のなかには蛇の姿をしたきわめて悪しき存在が棲みついていると信じていた。3番目の女性も悪霊に身体を盗まれ、一滴の血も残っていないと信じていた。4番目の女性は身体が悪魔の皮膚でできていて、なかには蛇とヒキガエルが詰め込まれていると告白した。5番目の女性は心臓がないので、やはり死ぬことができないという。さらにコタールは、エスキロルの弟子フランソワ・ルレの報告にあった2例を講演のなかで挙げてみせる。ある男は永劫の罰を科せられており、自分は悪魔の不滅の肉で造られた像であると信じていた。そしてマダムXと同じように、自身に火をつけかねない兆候を見せた。もうひとりもまた永遠の断罪を受けて不死であり、腹には穴が開き魂はないというのだった。コタールは「奇妙な論理展開」について、そしてまた「心気症」妄想に特徴的な矛盾性についても語る。たとえば患者たちは「生きてもいないし死んでもいない。あるいは生きてもいるし死んでもいる」などと口にする。これらの患者たちは、自分が不死だと思い込んでいるにもかかわらずみな口を揃えて不幸だという。それは、誇大妄想患者がその膨れ上がった自信の下で、それゆえの重責と犠牲にしばしば押し潰されてしまう不幸とは、また異なる類いのものである。コタールはさらにいくつかの入り混じった妄想を抱くある男について述べる。彼は「ナポレオン自身より授かった確たる特権に守護されているがゆえに、自分は絶対に死ぬことはないと信じていた」。その「心気症」妄想は、不安を誘因とするメランコリーとは違い、時間の経過とともに悪化していくとコタールは指摘する。傾向として良い終わり方はしない。彼は患者に生ずる症例と、宗教が原因の精神病とを注意して選り分けていく。

コタールは、彼のマダムXの秘密を明らかにすべく、手探りで前に進み続ける。自分の見解をさらに進展させ、1882年、『*Archives de Neurologie*（神経医学抄録）』に論文を発表し、その表題を『*Du délire de négations*（否定妄想）』とした。コタールにとって〝délire〟という言葉は、英語の〝delusion（妄想）〟よりもはるかに重い意味合いがある。メランコリーの概念と同じく、多元的であり広範囲にわたる。〝négation（否定）〟の〝délire（妄想）〟が表現するところは複雑であり、罪悪感や不安感といったさまざまな主訴が交わる場所に存在し、しかし一体となってある明白な行き先を目指す――完璧なる永続的な自己放棄へと。コタールは診断に用いるあらゆる手法を駆使して、真相をいくらかでも明らかにし、彼女に理解させ、生気を取り戻させようとする。

マダムXなるキャラクターが担当医によってもたらされたように、ジュール・コタール自身も別の人間の思惑によってよみがえる。それはパリのブルジョワ社会における偉大な印象主義的作家マルセル・プルーストの手によるものだ。プルーストは『失われた時を求めて　花咲く乙女たちのかげに』のなかに、ジュール・コタールを味のある脇役としてちらりと登場させる。小説が出版されたのは1919年、コタールの死後30年のことであった。コタールは影響力ある進歩的な思想家〝Cotard（コタール）〟教授として姿を見せ、本名の綴り〝Cotard〟に「t」を余分に加えることで巧みに隠している。

ジュール・コタールはプルースト一家と親交があった。マルセル・プルーストの父親アドリアン・プルースト博士はパリの高名な外科医であり、コタールとは同時期にパリ医科大学で学んでいた。息子のプルーストの人生は、その18年がジュール・コタールと重なっていたので、彼は小説の登場人物を、影響力あるパリっ子というだけでなく、子供時代を通して間近で眺めていた人物と重ね合わせて創り上げることができたのである。[4]

現実の医師は小説の登場人物の背後に隠れて見えないが、もしプルーストの人物設定が、生きて呼吸するコタールを忠実になぞらえているのであれば、現実のコタールも小説の登場人物と同じく、先見の明と診断技術の高さにより医師としておおいに評価されていたことになる。架空の人物〝t〟付きのコタールは、『失われた時を求めて』で話の中心となるスワン家の晩餐に招かれた、将来有望な客人として登場する。彼は手際の良い臨床治療を行う才気あふれる男で、振る舞いは遠慮がちであっても診断における直観力は信頼に足る人物として描かれている。物語のなかで、若手でもっとも聡明《そうめい》な某医師がこのように明言するくだりがある。「もし自分たちが病気になることがあれば、いちばんに命を預ける相手はコタールをおいて他にいない」と。[5] しかしプルーストは、医師の短所をさらすこともはばからない。

コタールのためらいがちな物腰、度を超えた内気さと愛想の良さは、若かりしころの彼に絶えず愚弄や冷笑をもたらした……どこへ行こうとも……彼は人を寄せつけぬ冷ややかさを身につけ、できる限りだんまりを決め込み、しゃべらざるを得ないときには尊大な口調で、そして不愉快なことばかりを必ず口にするのだった……無表情でいることこそが彼の目指すところではあるが、病棟を訪れているときであっても、思わず駄洒落を口にすることがあり、住み込み医師から若い研修生まで誰もが笑いを止められなくなる。彼はいつも顔の筋肉をぴくりとも動かさずにそれをいってのけ、それでも口髭と顎髭のあったころには少しは動いたとわかったものだが、今はもう剃り落としていた。[6]

プルーストのコタールにあるのは滑稽さだけではない。彼は近寄りがたく威圧的に見せようと最善を尽くすのだが、うまくいかない。助言を請いに押しかけた研修生たちが目にする姿は、その駄洒落よりはるかに愉快なのである。

ジュール・コタールは、フランス中部ロワール渓谷地域の町イスーダンで、1840年6月1日に生まれた。父親は書籍商と印刷業を営んでいた。アントワーヌ・リティによる追悼文の言葉を借りれば、ジュール・コタールは「真面目で思慮深い人柄」であり、その多方面、多分野にわたる関心と学識は「人間性を基盤とする倫理観とともに、科学、社会とその発展を含む哲学体系の基礎を築いた」[7]。サルペトリエール病院で研修生をしていたころに、初めてコタールは精神障害に興味を抱くようになった。小説のなかの分身と同じように、彼は医科大学で数々の賞を受け、そしてプルーストがいみじくも描いたように、同僚たちは相談事を抱えて彼のもとを訪れた。

次世紀のカプグラと同じく、コタールは兵役を終えて戻ったばかりの時期に、彼の名を有名にすることになる患者と出会う。ふたりの歩む道が交わるのは1874年、コタールがフランス陸軍歩兵連隊の従軍医を務めた普仏戦争から、ほんの3年後のことである。1871年、パリに戻った彼は精神を病む人々の治療にあたったが、そのほとんどが街のいたるところから憲兵隊に連行されてきた貧しい人々だった。第一次世界大戦後のジョゼフ・カプグラがそうであったように、肉体的、精神的に傷ついた兵士たちに残る心の傷に向かい合ってきた若い医師が、人の心の奥底にある暗がりに、その暗闇のなかで育まれるイマジネーションの戦略に対して、尽きることのない、病的とさえいえるような興味を抱くのはなんら不思議ではない。

コタールがマダムXと膝を交え、稲妻の閃光《せんこう》と背中を走るバチバチという音の話を聞いたその日、彼はヴァンヴでやっと主任医師になったばかりだった。ヴァンヴは広々とした庭園を備えた大規模な民間の専門病院であり、当時のヨーロッパの多くの精神療養施設は、外と内の環境を治療効果に結びつくものにするべく、設計に腐心していた時期だった。まさにこの課題に取り組んでいたドイツの精神科医マクシミリアン・ヤコビは1841年に研究報告のため各地をめぐる際、その一環としてヴァンヴを訪れた。彼はこのように述べている。「窓からの眺めたるや……花壇と生垣を配した見事な造園、豪華な公園といってもよく……落ち着きなく騒ぎがちな患者の部屋からの眺めは狭くて画一的である一方、メランコリー患者の部屋からの眺めは広くて変化に富み、そこに映し出される数々の美しい光景が目に驚きと喜びをもたらす」[8]。その景観は、他の患者とは分け隔てられた特別扱いの「メランコリー」患者を考慮した設計になっている。チューダー朝のヘンリー・パーシーのようなメランコリー患者ならばこの景色はまさにうってつけであり、自分を取り巻く環境に高潔な感性をもって自然景観のなかでポーズを取ってみせたことだろう。

コタールは、自らが見いだした新たな種類のメランコリーに心を惹かれる。ヴァンヴ在職中にはそれを主題として4つの研究論文を書き上げ、そのたびごとに見解を進展させており、彼の好奇心の深さと限りのなさを示している。

コタールは、これらの論文をものしつつ、1860年代、1870年代、1880年代と、ヴァンヴでの臨床診療で出合った否定妄想の他の症例を挙げている。そして、そこに共通して見られるパターンを明らかにする。「名前を訊ねても、彼らにはない……年齢もない。どこで生まれたのか？ 生まれてはいない。父親と母親は？ 父も母も子もいない」。ある男は服を着ることを拒否する。「なぜなら自分の身体全体はただの大きな木の実だから……口がないから食べることを拒否し、脚がないから歩くことを拒否する」[9]。8人のうち5人が食べることを拒んだ。そしてより多くの症例に特徴的なのは、腸やその他の消化器官に見られる機能不全である。マダムＸも当然のことながら、脳も神経も肺も腸もないと告げた。

マダムＸは妄想と孤軍奮闘していたわけではなかった。しかし妄想のなかでの体験それ自体は孤独なものである。ヴァンヴの部屋から望める庭園の眺めは、憂鬱な気分を晴らして健全な状態に近づけるよう意図されていたが、容赦なく悪化する症状の歩みを遅らせることはかなわなかった。彼女の否定妄想には根深い宗教的側面があり、それと結びついている破滅感は消えることがなかった。

コタールは彼女の妄想の本質がどこにあるのか、なお問いかけを続ける。それはどこからやってきたのか？　なぜ進行を止められないのか？　わたしたちもコタールに訊ねてみたい。どうしてそこまで彼女に興味を惹かれるのかと。彼らは同世代であり、それゆえに共通の象徴的な出来事を体験してきた。誰も彼もが長引いた普仏戦争の末期を生き延びてきたところでもあった。コタールは、前にも触れたように戦時下でずっと歩兵連隊の従軍医を務めていた。マダムＸがヴァンヴに入院してくるのは、戦闘を終結させるきっかけとなるパリ包囲戦の３年後のことだ。都市封鎖の過酷な時期に幼児だったマダムＭとは異なり、マダムＸは30代後半だった。包囲戦の数年は、マダムＸの妄想の発症と時期を同じくしていた。

パリにおける暗黒の時代を研究する歴史家アンドリュー・ハッセーは、パリをなんとしてでも降伏させようというビスマルクの企てにより、市民を襲った食糧不足の身の毛もよだつような現実を赤裸々に描いている。「包囲攻撃が封鎖の厳しさを増すさなか」とハッセーは記す。「死に物狂いの人々が取った行動というのが、街じゅういたるところの墓地から死体を掘り出し、骨を細かく刻んで薄い粥《かゆ》のようなものを作ることだった。栄養価は望むべくもないが、少なくとも身体を温めてはくれた」。

この驚くほど不気味な光景は、輝かしいベル・エポックへの序曲ということになるのだが、すぐそこまで近づいてはいても、この時点ではまだ誰もそれを想像する由もなかった。1870年10月半ばには燃料が逼迫《ひっぱく》し、シャンゼリゼ通りやその他の大通りの並木が切り倒されて薪《まき》になった。相当な富裕層は別として誰もが飢えていた。

ハッセーは演劇評論家であったビクター・アレイズ＝ダボットの手記を紹介する。11月10日の日付で「パリ中心部レ・アルの市場で鼠《ねずみ》が1匹25サンチーム［かつての通貨単位、100分の1フラン］で売られていたとある。アメリカ公使館駐在のウィッカム・ホフマンもまた、犬が大きさと肉付きによって80セント以上の値で売られていたと記録している」。ビール醸造所で捕らえた鼠は「ちょっとした珍味」だった。1871年1月5日、ビスマルクはパリに容赦ない砲撃を開始し、少なくとも400人が殺された。「そこで使われた大砲は、1867年の万国博覧会において街の中心部に誇らしげに展示されていたプロイセン出品のものと同型だった[10]」

マダムXが実際にどれほどの飢餓に直面したのかは知るべくもない。しかし運良く切り抜けた人たちも生存したことの罪悪感に苦しめられていた。彼女は何十年間も、食べることあるいはそれに関係することは何にでも、自分がそれに「値する」のかという問いかけにもがき苦しんできた。街じゅうの誰もが心の傷と屈辱感にがんじがらめになっていた。マダムXとジュール・コタールのあいだで、暗黙の相互理解が成立していたのは充分理解できる。

そしてさらに彼女の妄想には、別のより不可解な側面が見えてくる。マダムXがコタールに詳しく説明した宗教的な危機という問題は、どうやらパリ包囲戦の数十年前に始まったようなのである。彼女は具体的に述べている――「初めての聖体拝領の最中に過ちを犯した」、その結果として罪悪感にとらわれたのだと。そしてこの特定の出来事にコタールの注意を向けさせ、見いだすべき説明はそこにあるとほのめかしている。まるで謎かけのような指示である。初めての聖体拝領でいったいどんな過ちを犯したというのだろうか？

彼女の信仰心が篤いことは明白である。彼女が生まれるほぼ1年前、1830年の7月革命でシャルル10世に従兄弟のルイ・フィリップが取って代わることになるが、彼は誰に聞いてもナポレオンの陳腐な模倣といった体《てい》でしかなく、とても誇大妄想をかき立てるような器ではなかった。しかし彼女が育ったのは、フランス革命のあいだ弾圧されていたカトリック教会が再び容認された時期であり、カトリック系の慈善施設が次々に作られ集会は賑わっていた。それでもカトリック教徒であることを社会に示して生きるには、依然として厳しい心得が必要とされた。家族にとって子供の初めての聖体拝領は、公の場における大切な意味を持つ儀式であり、とりわけその時点においては重要なものであった。1840年代初め、この儀式は12歳で執り行われた。

教会が渡す手引き書は、最初の聖体拝領での礼儀作法を子供たちに教え、これを人生におけるもっとも厳粛で意義深い行事であると教えている。そこにはどんな違反であっても厳しい精神的な罰が下されることがはっきりと記されていた。家では徹底した支度が必要とされた。儀式のための礼服は買うか借りるかしなければならず、女の子には魂の純潔を示す、染みひとつない白い服装が求められた。聖体を受けるには前もっての懺悔《ざんげ》が必須であり、子供は儀式の5年ほど前から、7歳かそこいらで告解部屋に通い始める。大罪を犯したまま聖餐を受けるのは、拝領の当日午前0時から固形食も飲み物も断つのを怠るのと同じように、神を冒瀆《ぼうとく》することであった。

その大事な日、聖体拝領者は聖餐台にひざまずいて、女の子は聖体であるパンに直接触れることのないよう両手を麻布で覆う。侍者役を務める少年は、司祭の手からわずかなりともパンくずがこぼれ落ちた場合に備え、その下に盆をあてがう。聖体拝領者は、賤《いや》しい哀れむべき罪人である自分たちが、今まさに授からんとするものがなんであるのかよく考えるよう求められる。これはイエス・キリストの肉なのだ。聖体拝領者はその恩恵を賜るにふさわしくあるよう赦しを請い、祈りを捧げ、救済を願う。一族や親類そして地域の信者たちがそれを見守る。家には祝宴が準備され、高価な贈り物が待っている。象牙か金製の十字架、あるいは小さな十字架のついた数珠《ロザリオ》が。

そして、この一連の進行のなかには、女の子が間違いを犯しかねない場面がいくらでもある。ならばマダムXは何をしたのか？　ことによると断食を成し遂げられなかったのかもしれない。さもなければ聖餐台にひざまずこうとしてよろめいたのか。ひょっとして聖体のパンくずを下にこぼしたのかもしれない。あるいは服装が決まりどおりになっていなかったのか。もしかしたら罪の赦しを請わなかった——もしくはすべての罪を告白しなったのかもしれない。何が起きたにせよそれは、神はもちろんのこと、彼女の人生に関わる偉い大人たち、すなわち両親や司祭の目の前でのことであったに違いない。

数十年を経て担当医への一連の告白のなかで、マダムXは少なくとも彼女の思うところでは、そのときの過ちが人生でもっとも栄えある瞬間を、甚だしい屈辱と周囲からの蔑みに変えてしまったのだと明らかにしている。

家族がその過ちをどう判断したにせよ、一家が信仰するカトリックに対する政府の監視が再び始まったことで、うやむやになってしまった。彼女の症状があらわれ始めたころ、カトリックの宗教としての位置づけにはさらなる暗雲が漂っていた。第三共和政では反カトリック的な法案が数多く提出され、ローマ・カトリック教会の聖職者は旧体制派とつながりがあるとみなされたりもした。かくして多くの法案が通過し、学校の授業における教会の影響力は弱められた。共和主義者は、ドイツ帝国が普仏戦争に勝利した要因のひとつとして、その優れた教育制度を挙げた。１８７９年、司祭たちは病院や慈善団体における理事会から締め出された。教育における反カトリック方針が含まれるジュール・フェリー法が１８８２年に施行され、学校での宗教教育は禁止された。

マダムXが結婚していたのか、あるいは子供がいたのか、記録には残っていない。ジュール・コタールは既婚者で子供もいた。人々は口をそろえて彼が子煩悩な父親だったと語っている。

マダムXの生家の誰がしかには金銭的な余裕があり、環境による治療に意欲的なヴァンヴのような民間療養施設に彼女を入院させることができたものと思われる。身内をそのような施設に入れるのは19世紀大衆文学の定番であり、自分だけの世界に住む人間をどう扱うかという問題は広く一般的になっていたものの、恥であるという意識もあり、秘密のベールに包まれていた。妄想は他の類いの「狂気」と同様、悪魔の仕業あるいは心の弱さのせいであるという考えが依然として残っていた。

ヴァンヴに入院する前のマダムXの人生に何があったのかはわからない。その部分は空白だ。わたしたちにできる最善のことは、再び妄想そのものに耳を傾けてみることだろう。自分が創り上げた世界において彼女は死んでいる。フランチェスコ・スピエラと同じく、彼女はその人生から身を引いてしまった。その所業や品性をとやかくいわれる恐れはない場所に。

内に引きこもるという状態は、さまざまな妄想に共通する特徴である。マダムMや我らがガラス王の場合は「無気力」や「不活発」などといった名前で呼ばれたそれは、精神科医アンディ・ラメインが報告したオランダのライデンに住む患者と共通するものがある。「そこにある」「そこにない」をスイッチの「オン」「オフ」のように切り替えていた患者のいわば「オフ」の状態に相当する。ベドラムの記録には1892年の患者エレン・ハミルトンに関する記述がある。パラノイア的な妄想を抱く彼女は、人々から電話越しに執拗に責め立てられ「殺されたこと6回に及んだ」と主張した。彼女は「心臓も肺も身体もない。脳は切り出されて、それが病院の床に転がっているのを見た……お湯に長時間浸《つ》かる治療を受け……自分は死んでいる」といまだに訴えている。

サミュエル・ベケットは、詩人であり批評家であるトーマス・マクグリービーに宛てた手紙で、1935年のベドラム訪問に触れている。エレン・ハミルトンがそこで過ごした40年後のことだ。彼はそのときの印象をこう述べている。「初めて病棟を見て回ったとき、軽度の鬱病患者から重症の痴呆症患者まですべてを目にしたが、恐ろしさなどはほとんど感じなかった」。彼はその訪問で目撃したものから距離を置いてきたようにも見えるが、のちの作品にはその影響が色濃くあらわれている。[11] ベケットの創作した登場人物のなかには死んだあともしゃべる人々が登場し、話し手である「わたし」は他の者たちとともに崩壊していき、最後には強い疎外感がもたらされる。ベケットの1946年の短編『鎮静剤』〔『サミュエル・ベケット短編小説集』に収録・白水社・2015年刊〕ではその冒頭で語り手がこう打ち明ける。「わたしはいつ自分が死んだのかわからないのだ」。第二次世界大戦終結後の20世紀においても死の妄想はなお有効である。自分が死んでいると考えるのは、革命後のフランスに頭を失くしたという男がいたのとまさに同じ、完璧なる虚無主義の暗喩なのである。

精神病理学の分野において、「コタール症候群（歩く死体症候群）」は重いメランコリーの延長線上にあると位置づけられた――自分たちが味わった断絶感や空虚感の、自身へのそして他者への説明であると。物語の世界では、「生ける屍」は吸血鬼やゾンビになる。その奇抜な造形の裏には独特の解釈が隠れている。疎外感は、自分は死んでいると信じる人が主観として抱くのではなく、疎外されることを外的な脅威として恐れる人々の心から生じるというのだ。吸血鬼ヴァーニーは初めて世に広められた生ける屍の姿であり、1840年代の大衆三文雑誌《ペニー・ドレッドフル》に連載されていたゴシック・ホラー小説の主人公で、のちにブラム・ストーカーが1897年の小説で登場させることになる不朽の造形物ドラキュラの前座を務めたといってもいい。1968年の映画『ナイト・オブ・ザ・リビングデッド』で監督のジョージ・A・ロメロは、ゾンビたちの役回りにアメリカの社会及び人々の政治に対する盲目的な追従への批判を込めている。勝利する見込みのない（ベトナム）戦争の真っただ中にあったアメリカでは、どの映画館にも観客が詰めかけ、生ける屍たちが文明を破壊しまくる光景を鑑賞した。ゾンビの原型はハイチの「ゾンビア（zombia）」にあり、それは生と死のはざまにとどまったままの者を意味する。この原初のゾンビはただの生ける屍というだけではなく、最愛の人の身代わりでもある。彼らが誰であるのかはわかるが、それは本物ではない。彼らは「マダムMの替え玉」と同様、親近感と違和感の双方をもたらす。妄想の内容にも似たような重なりを見ることがある。妄想のさまざまな型のあいだの境界には浸透性があり、異なる想像力システム同士がしばしば結合して、希望と恐怖の混成物《ハイブリッド》を映し出す。

生ける屍は映画のなかにおいてもっとも衝撃的な表現として見いだされた。精神医学においても、個人における疎外の概念について研究が重ねられ、1960年にはR・D・レインの画期的な著書『引き裂かれた自己』〔筑摩書房・2017年刊〕が出版された。それは疎外を心理的な現象として捉える革新的な分析であった。論旨の中心となるのは、精神障害はわたしたちの心のなかに存在するふたつのペルソナ同士の葛藤から生じるというものである——すなわち内なる自分と外に向けた自分との。わたししたちは自分のアイデンティティーを他者によって、そして他者はわたしたちによってそれを確認する。もしこの相互作用が不安定になれば、危機的状況が訪れることになる。レインは自分の診ていた緊張病患者の治療法を探っていた。彼らは現実の世界から徹底的に身を引いてしまう。なかにはすでに死んでいるかのように振る舞う者もいた。

レインは患者の緊張病の原因が、息の詰まりそうな家族関係とその大きすぎる要求にあると考える。ここで、ガラス妄想の発症前に事故に遭っていたという患者に関するアンディ・ラメインの診断が思い出される。事故のあと両親が過剰に干渉するようになり、彼らの前から自在に消えたいという患者の思いが、彼に特定の妄想を生み出させたのだとラメインは推察した。R・D・レインは1964年の著作『狂気と家族』［みすず書房・1998年刊］のなかで、引きこもりは「生きづらい状況を生き抜くために作り出された戦略」であると語っている。1967年の『経験の政治学』［みすず書房・2003年刊］では、世間とつながりを絶つことは必ずしも「崩壊」などではなく、むしろ「打破」になり得ると述べた。すでに死んでいるのだという観念は、対人、対社会そして存在に関わる要因への反応であり、単に生物学的あるいは神経学的な理由によるものではない。それは戦略だったのである。心理学的観点からもおおいに合点のいくものであるし、もし患者が聞く耳を持つならば、薬物や拘束を抜きにした自然治癒も可能であった。

レインは、コタールによる否定妄想についての概念を1960年代に取り入れることになる。彼は当時の誰しもと同じように冷戦の時代を生きてきた、ある若い患者との出会いの顛末《てんまつ》を語る。「精神病院で17歳の少女は恐ろしくてたまらないといった。なぜなら自分のなかに原子爆弾があるからだと。それは妄想である。こうして精神病のラベルを貼られた多くの人々よりも、最終兵器を保有すると自慢しながら威嚇する世の政治家たちのほうが、はるかに危険な存在であり、はるかにリアリティーからかけ離れている」。その少女は、核による人類滅亡への警告として、我が身を変異させたのである。彼は昔からの問いを投げかける。誰が妄想に囚われていて誰が正気だとみなしたらいいのか？「コタール症候群」の例はまれであり、古くからあるとはいえいまだ充分には解明されていない。今でも心理学的な理論づけと併せて神経学的解釈が試みられているが、その多くはやはり右側頭部における障害に行き着いた。この症候群には、脳の感覚野と、感情や記憶をつかさどる辺縁系とのあいだの連携不良が関与している。これにより患者は外の世界との感情的なつながりを遮断され、非現実そして死と否定の妄想へと導かれていく。LSDのような幻覚剤摂取はもちろんのこと、偏頭痛もこれに絡んでいる。

　神経学者たちは、MRIスキャナーといったこれまで以上に高度な診断技術を駆使して、妄想の器質的な原因を発見すべくさらなる研究を続けている。2007年、卵巣腫瘍を原因とするさまざまな脳炎とその妄想への関連性が、ペンシルベニア大学のジョゼップ・ダルマウにより特定された。腫瘍は自己免疫による攻撃を引き起こす。しかし特定の脳細胞は卵巣内の胚《はい》細胞に似ていることから、それらの脳細胞もまた腫瘍と同様の脅威だとみなされて抗体の攻撃を受ける。結果として脳の右半球に脳炎を発症し、妄想へと結びついていく。アメリカ人ジャーナリストのスザンナ・キャラハンは2009年、24歳でそのような卵巣腫瘍を源とする妄想を体験し、その一部始終を執筆した。『脳に棲む魔物』〔KADOKAWA・2014年刊〕には、自分のパートナーが浮気しているという思い込みなど、彼女がとらわれたパラノイア症状が詳しく述べられている。また左半身の麻痺もともなっていたといい、それはシャルル・ボネの患者であり柩に入ることを望んだ高齢のスイス女性をほうふつとさせる。スザンナ・

キャラハンは、緊張病を発症した時期もあった。臨床検査をした結果、彼女には空間認識に異常があり、妄想の原因が心理学的なものではなく神経系統の障害にあることが判明した。卵巣腫瘍を誘因とするこの種の妄想は誇大妄想にも関連し、暴力的なまでの幻覚症状におちいることもある。この特定の脳炎には呻《うめ》き声や唸り声をあげたり、痙攣を起こしたりする特徴的な症状があり、古くからの症例である「悪魔憑き」の説明にも当てはまるかもしれない。

マダムXにしても他の治療対象者にしても、いまだ診断が確定していない器質性脳疾患を抱えている可能性はある。絶え間ない進歩と輝かしい新技術をよそに、脳と心はやはり依然として深遠で謎に包まれたままなのであり、妄想を単に原因と結果で説明づけしようとしてもそれは指のあいだをすり抜けてしまう。心理学的要因を生物学的要因から引きはがすのは容易ではないだろうし、それぞれの妄想は、いくつもの部分的に重なり合う影響力と、いまだに不明なままの誘発因子から生み出されるものなのである。

神経学者オリヴァー・サックスの1985年の著書であり、ベストセラーにもなった『妻を帽子とまちがえた男』［早川書房・2009年刊］は、彼の患者数人についてその病歴のあらましを記した随筆集である。書名となっているのはそのうちのひとり、また別の認知障害でもある視覚失認［見ることはできるが、それがなんであるか認識できない］に見舞われたある患者を指している。サックスの主張するところによれば、従来からの神経医学はより例証しやすい脳の左半球の機能不全を優先しがちで、右半球を慣例的になおざりにしてきた。右脳は「今眼前にある現実を認識するという、あらゆる生物が生き抜くためのきわめて重要な能力をつかさどる」ものでありながら、理解しがたく神秘に満ちており「どうも神経医学の性分に合わない」ようだ。[12]

ＭＲＩスキャナーによる精密な画像を手にしながら、わたしたちは心の理解という高山のいまだ麓にとどまっている。20世紀の初めに功績を残したロシアの神経学者Ａ・Ｒ・ルリアは、既存に取って代わる神経科学の必要性を主張した。それは「人格主義的」もしくは「ロマン主義的」科学であった。この手法は文芸批評に近い立場で、病歴の文学的な要素を、そこに含まれる主観的かつ独創的な物語性を見いだし、それに重きを置こうというものである。別の言い方をすれば、もしマダムXがするような説明を、寓話のように読んでみれば、より深く彼女を理解できるかもしれないということだ。サックスは『妻を帽子とまちがえた男』のなかで、自分の患者たちをいくつかの典型に当てはめて描いている――英雄、犠牲者、殉教者、戦士。彼らは「昔の伝統への回帰を思い起こさせる。ルリアが訴える19世紀への回帰。最初の医学歴史家ヒポクラテスの時代への回帰――そもそも大昔から患者たちは自分の物語を医師に打ち明けてきたのである」。サックスは、物語にこそ耳を傾けよと示唆する。彼は「鼠にも人にも同じく使える」ような今のやり方では駄目だと主張する。今日の科学は個人の体験に基づく不確かな話には慎重で、その代わりとしてむしろ大がかりな定量分析とデータの対照試験に頼ろうとする。彼は「人間としての患者を表舞台に復帰させるのだ――病に苦しみ、病に悩まされ、病と闘っている、生の人間の患者を」と訴える。そして彼らが語るところの行間から、実生活における本人とその特殊な事情を探り出すのだと。

妄想には幽霊譚とも似通った要素が多く見られる。マダムXは、背中を稲妻に打たれたという話や、自分が死んでいるという啓示への断固たる確信で担当医の心を引き寄せた。その話は、先駆者フロイトの1919年の論文『不気味なもの』にあるような、怪奇小説調の恐怖感を呼び起こさせる。マダムXがヴァンヴにフロイトにとって、妄想とは夢と同じく無意識の生み出した物語なのである。マダムXがヴァンヴに入院して自分は死んでいるという信念を医師に告白していたころ、ヨーロッパでは心霊主義の人気が高まっていた。その信条とするところは、肉体を離れたあの世にいる霊魂との交信は可能だというものであり、降霊会は死者からの伝言を受け取るための手段であった。マダムXの世界観はカトリック信仰に縛られていたが、彼女の生ける屍説はカトリックの教義に必ずしも当てはまらない。というよりも彼女は天空からの緊急伝言を取り次ぐ仲介者であり、背中を電気のような衝撃が走ったという経験は、彼女自身が霊媒の役割を果たしているかのように思える。彼女はどこまでも受け身の存在ではあるが、いまだ問題をはらみ、扱いにくく、まだまだ探求を必要とする対象なのである。

コタールはマダムXが呈する危うい症状を、何よりもまず心理的なものと考えていた。そこに神経学的な素因が混じっていたのかどうか、今となっては知る由もないが、人生を支配するようになった困難な経験が過去にあったことはたしかである。とはいえ知ることのできた話といえば、どれもこれも中途半端なものでしかない。彼女は子供時代の特定の出来事を持ち出しはするが、肝心なところは隠したままだ。フランス人とプロイセン人が戦争をしていた時分にはもう成人していた。

コタールはフロイトの理論が登場する前の時代の研究者であるが、精神分析学は登場するとすぐに、トラウマを狂気の生成源とみなし、その傷がなんであるのかを暴き、押し殺されていた記憶を意識上に連れ戻すことによる治癒を目指そうとした。彼女は自身のトラウマを妄想によってひとつひとつ捨て去っていき、もはや身体は分解されて胃も腸もない。だから食べ物も必要なく、魂とてありはしない。永遠の断罪が下されたといいながら、その反面では神も悪魔もともに存在しないという。まったく筋が通っていない。彼女は自分を消滅させたにもかかわらず、異端者の如く焼き殺されたいと医師に告げる。最初にあらわれたときのような空虚さはない。そこにはかすかに赦しを請う気配も感じられる。しかし彼女に待つ気はない。自分の手で審判を下す。

ジュール・コタールは彼女を治癒させようと努力した。しかし彼の時間もやがて尽きる。ヴァンヴに来て15年後、ある伝染病が人から人へと感染し、彼は1889年8月19日、その病《やまい》ジフテリアのために49歳で命を落とした。彼はヴァンヴにおいて最愛の娘の看病中に感染した。この病気の特徴である高熱に苦しむ娘の枕元から、15日間にわたり離れることを拒み続けたのであった。

そしてマダムX自身は、300年前のフランチェスコ・スピエラと同じく餓死したものと伝えられている。[13]

# 第10章

# 恋愛妄想《エロトマニア》——愛人レア=アンナ・Bがすがった国王の熱情

## ‘Léa-Anna B’ and the King: Grand Passions and ‘Erotomania’

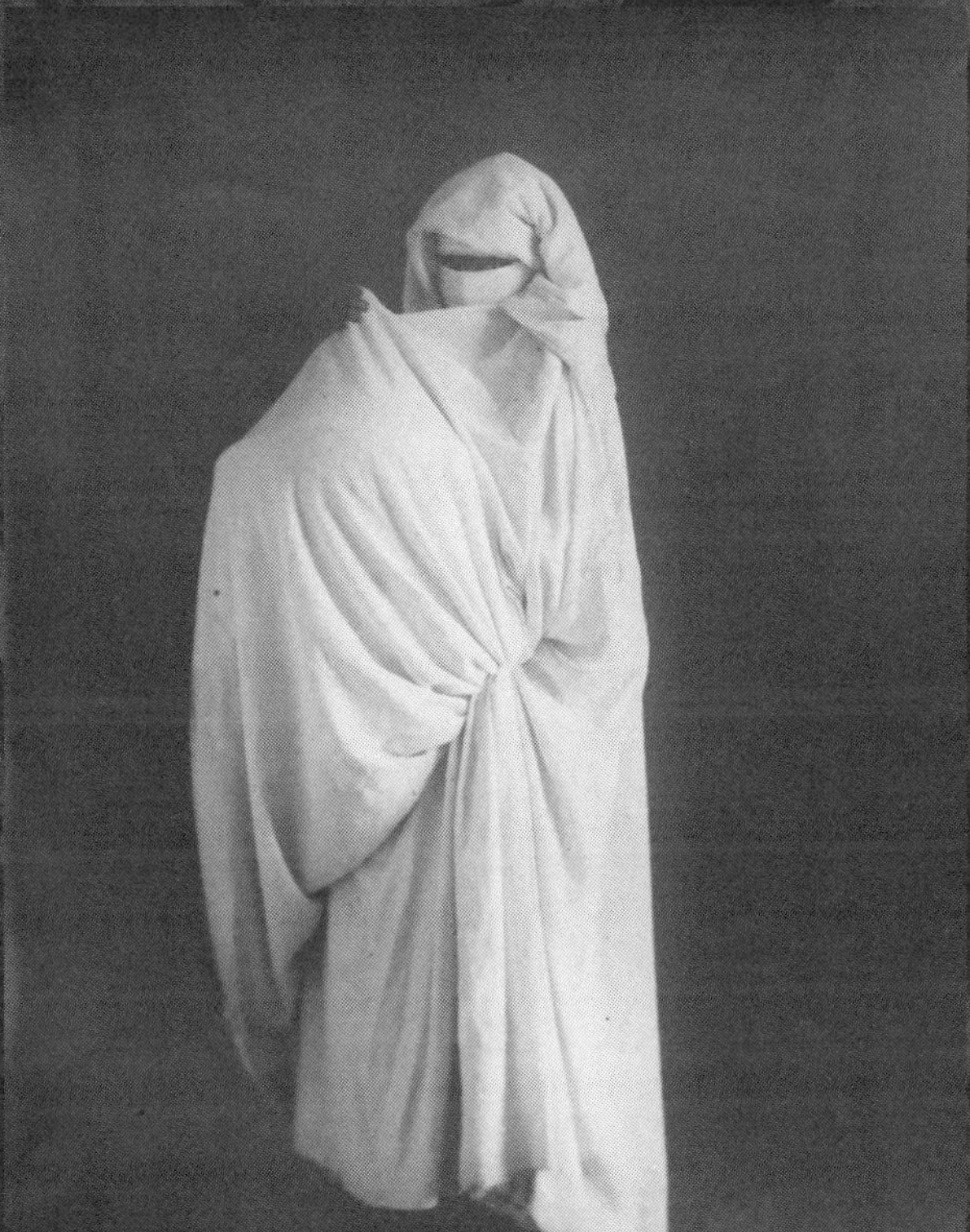

《ベールで覆われた女のポートレート》
ガエタン・ガティアン・ド・クレランボー撮影
1918〜1919年、バライタ印画紙に焼付け

1920年12月4日、パリ。市内を網羅する、当時はまだ目新しい交通手段であった地下鉄の車両から、50代初めの女が興奮した様子で降りてきた。彼女はふたりの警官に駆け寄る。尾行されているんです、と彼女は訴える。他の乗客たちは彼女を笑って見ているだけだ。保護してください、と彼女はなおもいう。相手にしようとしない警官に業を煮やした女は、ひとりに平手打ちを食らわす。そして取り押さえられる。

彼女は精神鑑定のために、まずシテ島の特別診療所に連れていかれる。そこは官公庁の建物が迷路のごとく立ち並ぶなかに、広大な敷地を占めるパリ警視庁の一画にある。この場所で彼女の精神状態を鑑定するのは精神科医のガエタン・ガティアン・ド・クレランボーだ。口髭をきちんと整え、お気に入りの円いレンズの鼻眼鏡をちょこんとかけている。医師は48歳であり面接相手よりも少しだけ若い。彼女は浅いクロッシェ帽を、近ごろ流行りのかぶり方にならってヘルメットのように引っぱり下ろし、その結果、帽子の縁ぎりぎりから相手を見る視線は、独立心の強い、反抗的といってもいいほどの雰囲気を醸し出していた。聞けば婦人帽子店を営んでいるとのことで、なるほど帽子には詳しいはずだ。ドレスの裾はちょうど足首がのぞくほどに短く、襟ぐりはかなり深いことを医師は見てとる。彼は駅であのような振る舞いにいたった理由を訊ねる。彼女はもったいぶった口調でいう——英国国王はわたしを愛しているのです。

クレランボーは、警視庁に所属するこの病院で医長になったばかりだった。1905年から医師として勤務しており、ここを去来する人々のことは知り尽くしていた。彼は胸ポケットからペンを取り出し、彼女の妄想についてさらに詳しく訊ね、手早く書き留める。「レア＝アンナ・B」が彼女の仮の名だ。

国王が自分に思いを抱いていると確信した瞬間について彼女は語る。今ならわかるのだが、国王はずっと船乗りや旅行客に身をやつした臣下たちを通して、自分への愛情をずっと伝えようとしていたのに、それが国王の使者だと気づいたときにはもう手遅れだった。あの心得顔の目配せや謎めいた言葉は自分へのサインだったと思い返せば合点がいく。でも、そのときは見逃してしまった。彼女がパリを訪れるのは、百年戦争のヒロインを称えるジャンヌ・ダルク祭やクリスマスはもちろん、たいてい祝祭日と重なっていた。だからその賑わいにすっかり気もそぞろでまわりに注意を払っていなかったのだ。ある日、汽車の旅行でリヨテ元帥の側近であるという士官に会い、それが国王ジョージ5世の密使だということに初めて気がついた。国王がさまざまに変装した密使を送って、彼女を監視下に置いているのだと悟ったのはそのときだった。

それまでの出来事すべてが、突然あるべき場所にぴたりと収まった。たとえば、泊まっていたホテルで深夜に部屋の扉がノックされたことがあった。あれは国王でありお忍びで逢瀬《おうせ》に来たに違いない。おかげで厄介なことになってしまった。彼女が求愛に応えなかったので、当然ながら国王は振られたものと思っただろう。とんでもない誤解を与えてしまった。真実を直ちに伝えねばならない——貴方《あなた》の愛にお応えしますと。それゆえいち早くロンドンに出向き、なんとか国王と話をしようとしたのだった。

クレランボーの仕事は過酷だ。警察業務と医療の交差する領域を統括しているので、たくさんの人が訪れる。そして警視庁付属病院は精神医学センターとしての役割も担っていた。1920年代の初めから1930年代にかけてパリ警視庁の精神科医長を務めた彼は、法律家としての研修も受けており、手続きを経て彼のもとに送られてくる多くの人々を鑑定し、正式な書類を作成して、しかるべき施設に収容するといった、重い責務を果たしていた。今の地位に就いて15年、社会的にも経済的にも底辺で生きる人々を見つめてきた。近ごろ多くなっているのは、住み処も最低生活所得もない都会への移住者、アブサン依存症、売春婦、軽犯罪者である。この女性などまだましなほうである。医師は彼女に話を続けるよう促す。

　国王がわたしに言い寄り始めたのは1918年だった、と彼女は語る。それからというもの、生じた誤解を解くために国王と話をしようとロンドン旅行を重ね、そのたびに途方もない金額を費やした。国王はどうにかして逢《あ》い引きの日時を伝えてくるかもしれない、だからあちこちの大きな駅のそばで待ち受けた。王族の住む場所を捜してさまよい歩き、ようやくバッキンガム宮殿にたどり着いてその周辺をうろうろしていた。いまや彼女は確信している。ジョージ5世が彼女を愛しているだけではない、ロンドン全体が、宮殿の廷臣たちさえもがふたりの恋心を知っていてその成就を願っている。血まみれ王女メアリー［ジョージ5世の長女と女王メアリー1世との混同］とその従兄弟たちも彼女が国王の愛人となることを望んでいるのだ。一度、宮殿の窓のひとつにカーテンが動くのを目にしたことがあり、それは国王が彼女のことを見ている合図だと受け取った。さらに幾度か合図があったものの、直接的な出会いはまだなかった。

　こうして合図を探して回るレア＝アンナ・Bは、1世紀以上前にマーガレット・ニコルソンが王位簒奪者である国王ジョージ3世を待ち伏せしようと、その周囲をうろついていたセント・ジェームズ宮殿までたどり着いただろうか？　少なくともクレランボーの説明にある彼女の話を聞く限り、レア＝アンナ・Bには、たしかにマーガレット・ニコルソンと共通する誇大妄想の傾向が見える。マーガレットは国王ジョージ3世が彼女に熱を上げていると思い込んだわけではなく、自分の生まれながらに有する権利を主張したのだが、この女性たちはともに救いの手が差し伸べられないことに心の底からの怒りをあらわし、国の元首からの真摯な配慮を求めている。

ジェームズ・ティリー・マシューズは政府に宛てた手紙が無視されると、審議中の下院議会に入り込んでわめきちらした。レア＝アンナ・Bは幾度となくロンドンにまで旅をしながら無視され続けた。そしてマシューズと同じく、彼女の思いも悪いほうへと転がり出す。彼女が街に来ているとき、国王がわざと旅の段取りを妨害していると思い込むようになるのだ。彼女はいう――あるときのロンドン旅行では、彼女を道に迷わせるよう国王が謀《はか》り、滞在予定のホテルもわからなくさせたせいで予約が無駄になった。さらに所持金と国王の写真がいっぱいに詰まった旅行鞄《かばん》が行方不明になるよう仕組んだ。国王のせいで金欠になった彼女は田舎で家具を売る手はずを整えた。それもまた国王に邪魔をされ、競売は取り止《や》めになった。お金のことはずっと心配でたまらず、何千フランも身につけて持ち歩いていた。それでもなお、彼に対する熱情だけは陰りが見えない。「国王がわたしを憎むことはあるかもしれません。でも決してわたしを忘れることはできません」と彼女はいう。「わたしは彼に無関心でいることはできないし、彼もできないはず……わたしを傷つけようとしても無駄です……わたしは心の底から彼に惹かれているのです」

彼女は街をぶらつきながら国王からの意思表示を待っていたが、そのあいだにも金を自由気ままに使い続けたので蓄えが乏しくなり、たまりかねてパリに戻ったときには怒りと失望に打ちひしがれ、懐は心細くなっていた。そこに地下鉄での一件が起こり、精神科の専門医のもとに無理やり連れていかれ、そこで彼女の症例を永遠に残すことになる人物と出会うことになる。クレランボーは、彼女は希望の危機に瀕していると推測した。そして、2年前にマダムMが受診した精神療養施設、サンタンヌ病院に入ることを勧めた。

彼女の入院許可証は実に簡潔で明瞭である。そこには父親がアルコール依存症であり、家族は「崩壊している」と記載されていた。医師の知る限り、家系に深刻な遺伝性疾患はない。しかしレア＝アンナ・Bは常習的に嘘をつくと評されている。彼女は「権威主義的」であり、社会に対する不信感を長いこと抱き続けてきた。そして何にもまして「高慢」である。これはマーガレット・ニコルソンを転落させた「破滅的なプライド」と同じものだろうか？　国王を求愛者だと主張する彼女の話を、医師は「逆説の遊戯《ゲーム》」と呼んだ。

彼はそのゲームに興味を覚えた。レア＝アンナ・Bは何を勝ち取ろうとしているのだろうか？　彼と同僚たちは、こぞって彼女の妄想に関する見解を論文に書き上げ、講義で発表し合い、広く議論を尽くした。１９２０年以降、クレランボーは恋愛妄想《エロトマニア》に関する論文を数多く発表している。彼は9つにのぼるケーススタディーを発表し、さらに研究を進めて発表した3例の論評のなかで、彼の呼ぶ「熱情精神病」についてのより広い範疇にわたる見解をまとめ上げる。彼はジョゼフ・カプグラといくつかの事例を共同研究していたが、ふたりは仕事をめぐって激しく口論をすることでよく知られていた。１８９８年、彼らはセーヌ県立精神病院として知られる精神科医療の集合施設にともに加わり、互いに講師となり聴衆となりながら、症状の解釈をめぐってやり合い続ける。マダムMを同席させた講義に参加したクレランボーは、瓜二つの替え玉がいるとする彼女の妄想を軽んじるような意見を述べる。幻覚症状に起因しているのではないかとクレランボーが示唆すると、マダムMは語気荒くこれを否定した。

　レア＝アンナ・Bが入院して数週間後、クレランボーともうひとり同じ研究に携わるブルソーは、臨床精神医学会の会合で彼女の事例について意見を交わし、1921年、クレランボーはその妄想を詳述した画期的な論文を出版する。[1] 彼はかなりの期間にわたって、エロトマニアをめぐる考察を推し進めてきた。他にも気を惹かれる事例が2、3ありはしたもののレア＝アンナ・Bがその座を奪われることはなかった。彼にはまだ話し合いたいことがあった。仏語でいう〝modiste〟すなわち婦人帽子屋は現在53歳。病院に来る前の彼女は、商売は安定していたものの、多くの時間をまったく「のらくらと」過ごしていた。裕福で地位のある愛人のおかげで気楽な人生を送ってきたのだ。

　彼女という人間はいったいどこからやってきたのだろう？

　レア＝アンナ・Bが生まれたのは1860年代後半、普仏戦争がまもなく勃発しようとするときであった。

　そして彼女が帽子を製作していた時期は、おりしも19世紀末のパリの婦人帽子業界がその最盛期を迎えるころだった。業界では、何千人もの人々が小規模な独立経営の帽子店で働いており、経営者の多くは女性だった。この職にいれば婦人服店での職に就くことも可能だった。たとえば〈ギャルリー・ラファイエット〉あるいは〈ル・ボン・マルシェ〉といった、高級婦人服《クチュール》の贅沢な輝きをちらつかせながらよりお手頃な価格で提供する、アール・ヌーボーの殿堂たる百貨店の帽子売り場などで。レア＝アンナ・Bより2歳ほど若いマダムMもまた、同じ時期のこの町で自活の道を歩んでいた。ことによるとふたりは、婦人ものの服や帽子を作る店が立ち並ぶ大通りの、ごった返す人波のなかですれ違ったことがあったかもしれない。20代前半になるころにはレア＝アンナ・Bはその仕事で成功者になっていた。彼女のような職に就く女性は、通常充分な教育を受けないうちから見習いで修行を始め、処遇が向上する保証もなくきつい仕事を何年か続けたのちに、多くの者は経済的安定を求めて結婚相手を探し出すのが常だった。

レア＝アンナ・Bの身辺に変化が訪れたのは22歳のときだった。彼女は裕福で広い人脈を持つ男の愛人になった。関係は18年続いた。１９０７年に相手の男が亡くなると、その遺《のこ》したものをクレランボーのいう「個人利得」として享受すると同時に、自由を満喫した。そしてすぐに、かなり年下の男と一緒に暮らすようになった。その男は牛耳りやすい性格だったであろうと医師は示唆する。またおそらく城を所有していたようだとも。

男はパリから遠く離れた村の家を彼女に買い与え、ふたりは戦時中そこで一緒に過ごした。村では彼に「囲われ」女としてそれなりに厚遇を受けたものの、都会から引き離されての、田舎暮らしは苦痛でしかなく、彼女は孤独感に苛まれるようになった。

田舎暮らしにうまくなじめなかったことから見て、レア＝アンナ・Bはもともと田舎育ちではなかったと考えていいだろう。地方の都市からパリに移り住む人々は、概して金のあてがない者たちだった。彼女は裕福になり、その境遇に満足していたとしても、妻ではなく愛人としての18年はなにがしかの不安定さがつきまとう日々だったはずだ。ひとり目を亡くしたあとに選んだ愛人は、より上位の地位と財力の持ち主であった。この男とすっかり結婚する気でいた、と彼女は医師に話す。クレランボーにいわせれば、レア＝アンナ・Bはひとり気ままに過ごす時間が長すぎたのである。ロバート・バートンが『憂鬱の解剖』で警鐘を鳴らした、まさにその過ちを犯していた。無為な時間を過ごすうちに、彼女は自分の知る現実の世界から疎外されているように感じ始める。

この時期にレア＝アンナ・Bのロンドン旅行に熱が入り始め、同時に英国とその独特の慣習、そしてそこでの気晴らしにすっかり惚れ込んだものと思われる。豪華なホテルに泊まり、若い男たちを引き連れて街に繰り出し、レストランや映画館や百貨店で楽しい思いをさせた。しかし、お楽しみのあとには必ず、フランスの田舎で待っている空虚な生活に帰っていかねばならなかった。

彼女は43歳のとき、結託した地元の農民たちから迫害されていると思い込むようになった。一緒に暮らす若い男を色仕掛けでたぶらかしたと非難された、と彼女はいう。新たな愛人生活は金をもたらしたが、地域社会からの道徳的な重圧ももたらした。そして彼女が妻になることを望んだにもかかわらず、男は結婚しようとしなかった。

そして1911年、4年続いた愛人関係が破綻をきたし、彼女はいともあっさりと、周囲から身を護る唯一の社会的な盾を失ってしまう。

またしても運勢が変転した——少なくともレア＝アンナ・Bにはそう思えた。そして今度は悪いほうへと転がり落ちていく。男に振られ、人々の目の前で自尊心を傷つけられた。この破局により妄想が本格的に動き始めたのだ、と担当医は考える。

戦争が始まる以前にもパラノイアの兆候は見られたようであるが、レア＝アンナ・Bは1913年以降、ずっと続いていた村の迫害と、にわかにつのり始めた嫉妬に苛まれるようになる。彼女は尾行され、こそこそ嗅ぎ回られていると信じていた。農民たちにはいたずらや嫌がらせをされ、不良どもを使って侮辱され、どこへ行ってもあとをつけられる。そして戦争が始まるや、当時48歳だった彼女は自分がスパイとして糾弾されていると思い込み、6週間「恨み」をたぎらせたあげくに政府の外交文書を焼き捨てた。１９１７年には戦時中に近くの陸軍駐屯地を指揮していたアメリカの将官に愛されていると信じるようになる。しょっちゅう家を離れ、金に糸目をつけない旅の途上では、さまざまな階級の士官から、実はひそかに言い寄られていたのだとあとでわかり、その恩恵に乗じなかったことを悔やんだ。それ以外にも隣人たちの悪口や、彼女の評判に泥を塗ろうとする悪だくみを彼女は延々と並べ立てた。パラノイアと誇大妄想は悪化の一途をたどるばかりだった。

　マダムMは彼女自身の喪失感に、愛する者たちが瓜二つの別人と入れ替わってしまった世界で折り合いをつける。レア＝アンナ・Bは代わりとなる世界を創り出し、そこで彼女は戦争遂行の鍵を握る重要人物となる。敵国が狙う軍事機密の守護者でもある彼女は国民の命を護るために、ヒロインよろしくそれを燃やし尽くす。彼女の名誉を汚そうとする農民たちの陰謀を暴くのも彼女の使命だった。彼女は常に物事の中心にあり、魅惑と注目の的であり続けた。たとえそれが負の類いのものであったとしても。ロンドンは申し分のない舞台だった。こちらもパリに負けない魅力的な都市であり、さほど遠くもなく、パリと似て最先端を行く地下鉄がある。何よりもロンドンの町では彼女はまっさらだ――フランスではすっかり人に疎まれる存在になってしまった。だが、この街でならもう一度自分を創り直すことができる。

　話をさらにたぐり続けていくうちに、クレランボーはいくつかの重要な発見にたどり着く。田舎で彼女をスパイだと糾弾した人々のなかには神父がいた。また、公の場で肌を露出しすぎるとして非難を浴びせられる出来事があった。彼女は、ジフテリアにともなう咽喉痛を発症したため、襟ぐりの深い服でなくてはならないのだと弁解した。動悸《どうき》の亢進《こうしん》を和らげるために胸元を開けているのだと。また、１９１５年に６カ月のあいだ黄疸にかかっていたことにも触れる。

彼女は田舎で自分に対する奸計《かんけい》がめぐらされていると思い込むようになる。その黒幕は彼女が「古くからある家」と呼ぶ一族であった。それは元愛人の家族のことではないかとクレランボーは推察する。こうした敵意を向けられるのはフランスだけの話であって、ロンドンにはそれがない。英国の首都のほうがフランスのそれよりも魅力的であるもうひとつの理由がそこにある。彼女の話には色情性《エロチシズム》と露出性癖が絡み合いながら見え隠れしている。このセクシュアリティーもまた、誹謗中傷を受ける源にあったのではないだろうか。

そこにまたしても地位ある人物が彼女の世界に足を踏み入れてくる。人間の種別として何人《なんぴと》たりともその上にいるものはない英国国王、その国王が彼女を愛しているのだ。彼女の妄想的な信念はジョージ5世を主役に迎えてエロチックな高みへと駆けのぼり、沈黙し続ける宮殿の態度——彼女ならそこに思惑があるというのだろう——によりそれはひたすら加速していく。レア＝アンナ・Bは国王から無視され続けながら、彼の愛にかかる確信を持ち続けるため、論理にかなりの歪曲《わいきょく》をもたらす。国王は彼女を愛していた。けれども今となっては拒んでいる。そこにあるのはきっと無関心ではなく憎しみなのだ。激しい情熱ゆえに行き着いた先の憎しみであり、その心根は——たとえ彼が口を開かずとも——かつてなく熱く燃えているのだと。妄想はさらに尽きることがない。国王とて彼女を愛する男たちの長い列に連なるひとりに過ぎない。さまざまな階級の士官たち、アメリカの将官、他国の国王でさえ——このときは彼女に手紙を書いたというベルギー国王もいた。彼女の観点から見た拒絶の捉え方は非常に興味深く、つまり無視されるのはただ単に合図を見逃して男たちの口説きに応えなかったからだ、というのである。言い換えれば、彼女のほうから彼らのことを拒絶したのだ。

ギリシャの医学者ガレノスが体液の不均衡によるものだとした「狂乱の愛」について最初に述べた

のは「医学の父」ヒポクラテスであった。愛によって正常な意識をかき乱されてしまった人々――ギリシャ神話で勇者アイネイアスへの愛ゆえに自ら命を絶つカルタゴ女王ディドーや、シェイクスピアの『真夏の夜の夢』でディミトリアスに恋い焦がれるヘレナのような女たちには、ロマンチシズムのイメージが集約されている。シェイクスピアの舞台でよく描かれるのが愛の不可思議な主観性であるが、それが首尾良く報われることはまれにしかない。妖精の媚薬をまぶたに塗られて目に見えるものが一変してしまい、最初に見た人と恋に落ちたり、その恋が冷めたりする――そう簡単にことは運びはしない。

精神障害のひとつとして「愛の憂鬱」という概念が初めて文献に登場したのは、トゥールーズ出身の医師ジャック・フェランによる1610年の論文『*Erotomania or a Treatise Discoursing of the Essence, Causes, Symptomes, Prognosticks, and Cure of Love, or Erotique Melancholy*（エロトマニア――あるいはその本質、原因、症状、予兆について、または愛の治癒、もしくはエロチックなメランコリーについて）』においてである。愛には幸せや哀しみなど「理不尽な」浮き沈みがつきものであるが、それが身体にもたらすものに注目して、この熱情を鎮静化させる治療を勧めている。異端審問所はフェランの著作の内容に激怒したが、その主たる理由は、彼らの見地からすれば恋の病は魂に宿るがゆえに宗教的な問題であり、フェランが食習慣の見直しや運動療法といった世俗的な療法を持ち出して首を突っ込んでくる筋合いはないというものだった。彼らはまた、フェランが未来を予測する手段として占星術や手相占いに言及することはもちろん、性欲について議論することにも異議を唱えた。フェランは持論を展開しながら、そういった横槍に対してはそれが理にかなわぬことを丁寧に説いた。フェランの論文の1623年版を所持していたロバート・バートンは、それによって大きく影響を受けたようであり、バートンの『憂鬱の解剖』第3部ではかなり長い1章がまるごと「愛の憂鬱の症状あるいは兆候」に充てられている。

バートンは盲目的な情熱がもたらす精神障害について述べており、それを「悪疫、責め苦、生き地獄、最後に訪れるほろ苦い熱情」と表現し、本質的には明らかにそれとわかる症状をともなう「感覚の逸脱」であるとした。彼は、古代神話から同時代の演劇や詩にいたるまで、世界的に名高い恋物語の多くを事例として『憂鬱の解剖』に盛り込んでいる。これまで愛とは詩人や劇作家の領分であったが、彼とフェランのふたりが目を向けたのは病理学的な側面である。「愛の憂鬱」からソネットが生まれるかもしれないし、洗練された魂の証ともなるかもしれないが、それはまた治療を要する病でもあるのだ。バートンは、女性の性的欲求不満が心の健康への脅威になるということを、多量のインクとページを費やして警告した。この考えはいまだに通用しており、400年を経た1921年、英国の精神科医バーナード・ハートはエロトマニアを「オールドミスの狂気」と称している。[2]

盲目的な情熱は心をひどく乱すものだという理解は、この世に恋する者がいたときからずっと存在してきた。わたしたちも子供のころから文芸作品のなかで、かなわぬ恋に悩む登場人物をいやというほど見せられてきた。しかしレア＝アンナ・Bから伝わってくるものはどこか違う。20世紀の初め「エロトマニア」といえば、他の誰かから自分が愛されていると信じ込むことであった。まったくその気のない相手に行きすぎた愛情を抱くという、昔からの定番の歪んだ型だったのである。19世紀に見られたかなわぬ愛のもたらす狂気、心に取り憑いて離れない愛、すなわちジャン＝エティエンヌ・エスキロルが1845年に書き記したところの「偏執症《モノマニア》」が再び違うルートをたどりながら戻ってきたのだ。ジョゼフ・カプグラとポール・セリューは１９０９年の解釈性障害に関する共同研究において、これを、世界に対する解釈を誤った人間の新たな症例だとみなした。彼らは自分たちだけにわかる、自分たちが見つけられる手がかりによって、初対面の人間であっても、その人物を知っていると思い込む。１９１３年、ドイツの医学者エミール・クレペリンは誰かが自分のことを愛しているという妄想について、ある種のパラノイアであると語った。

レア＝アンナ・Bは、彼女に対する陰謀を企む「ラ・モルヴ」と呼ぶ驚くべき物質の存在についてもクレランボーに語っている。文字どおり「鼻水」を意味するこの奇妙な物質は人々のあいだを動き回り、人間の行動に影響を与える。「ラ・モルヴ」は、見知らぬ人々が合図を頻繁に交わすのを見た彼女が、どれをどう解釈したのかということのあらわれである。それはジェームズ・ティリー・マシューズの「エア・ルーム」から放たれる磁気を帯びた光線と同じく、秘められた陰謀に対する表象のあらわれであるのだが、「ラ・モルヴ」の場合は霊媒が交霊会で生じさせる煙のごときエクトプラズムのような物質としてあらわれる。尾行者たちが「鼻を啜《すす》る音」を立てるので、彼女は「鼻水《ラ・モルヴ》」と名づける。自分は逃れられないのだ、と彼女はいう。今の状況はまるで「空飛ぶ監獄、移動する檻《おり》、そして永劫の束縛」であるとも。「ラ・モルヴ」は彼女をつけ回しては取り囲む――それは締めつけられるような閉塞感のあらわれである。

初めて妄想があらわれたときのことを回想するときに、不気味な幽霊のようなものを見たと述べる者は多くいる。その奇妙なリアリティーを証言したところで、まわりの誰もまったく取り合ってくれない。たしかに普通に考えればありそうにもないことである。しかしたとえその信憑《しんぴょう》性を他人に受け入れてもらえなくても、そのリアリティーと啓示の切迫性に対する確信は揺らぐことがない。誤りであるという証拠を挙げてみせたところで、明かりをつけて、カーテンの後ろをのぞき込み、幽霊など存在しないと確認する程度の効果しかなく、妄想に対する確信をぐらつかせることはない。

幽霊の目撃談は昔からの由緒ある人気テーマであり、不朽の「定番」である。正されずにいる過去の不当な仕打ちに復讐するために、白装束であらわれる不穏な先祖の魂、もしくは怒りっぽいポルターガイスト。妄想も同様にして、なじみのテーマを提供しつつ何千年にもわたって幾度となくよみがえり続ける。思い込みが誤りであるのは一目瞭然とはいえ、物語にはそれを超える何かがある。幽霊の存在を証明できるできないにかかわらず、幽霊退治の社会史が存在するのと同じように。根底にあるいくつかのテーマは何百年にもわたって人々の妄想のなかに繰り返し浮かび上がり、世代を超えて継承されていくうちに、そこにある意味が見てとれるようになる。

クレランボーと出会う前のレア＝アンナ・Bの人生は大まかにしかわからず、穴を埋めるのは難しい。しかし彼女が医師に物語ったある出来事は、マダムXの初めての聖体拝領式や、マダムMがトラックに積まれた軍服を目撃し、赤ん坊の爪に毒殺を暗示する異常な兆候に気づいたときのようにひときわ際立った印象を与える。レア＝アンナ・Bがそれを口にしたのはほんの話のついでであり、本筋とはなんの関係もないものだったが、医師は興味を惹かれる。彼女はこういった――かつて写真の束を燃やしたことがある。それは第一次ボーア戦争に出兵した親類たちのものだった。そして燃やすその日までは気をつけて大事に扱っていたのだと。クレランボーはこの話をこれまでわかっている他の話とつなぎ合わせることをしなかったので、この焼却事件はわたしたちには知りようのない、謎の行動としてそのままに残される。クレランボーは彼女を常習的な嘘つきとみなしていたが、このようなことでどうして嘘をつくのか、なぜ明白な理由もなくそんな奇妙で具体的な詳細を話すのかは理解に苦しむところだ。何かを説明しようとするでもなく、自分の行為を正当化するために利用するわけでもない。その言葉を真に受けるならば——少なくともこの件に限り——どうやら彼女には1880年から81年にかけてボーア戦争に従軍した親類が本当にいたということになる。彼らの写真を少なくとも20年のあいだ大事に保管していたあげく燃やしてしまったという劇的な事実は、クレランボーによる「崩壊している」家族という記載が的を射ていること、この家族に対する彼女の感情が複雑で少なくともまだ決着していないものであることを示している。疑問への答えはないままだ。しかし深く暗い家族の秘密は容易に消えない痕跡をあとに残す。

一族の戸棚のなかに隠されていた骸骨がカタカタと音を立て始め、さらなる手がかりをほのめかす。クレランボーは、初期のレア＝アンナ・Bに対する問診の際、彼女の嘘を確かめるために義理の兄弟と28歳の姪《めい》に立ち会いを頼んだことがあった。その場の雰囲気は非常に気まずく、彼女がどうして警官といざこざを起こすはめになったのかを近親者たちに説明する段になると、骸骨が再びカタカタと音を立て始めた。医師の報告によれば、彼女はためらうことなく近親者たちに作り話を聞かせ始める。体のどこかの具合が悪くなり、その治療のためここに連れてこられただけなのだと話す。満面の笑みを浮かべ、親愛の情をたたえながら。彼女を前もってよく知らなければ、3人とも騙されてしまうところだったとクレランボーは語る。また彼女は医師たちに請願状を書いており、文章はつたなく綴りの間違いも多いが、自分の主張すべきところは心得ており、それを見る限りでは彼女が「落書症」（「狂人」が衝動的に殴り書きする症状であり、医師たちはそれに注目するよう教え込まれている）とは無縁であることを示している。彼女は、退院させてくれたらもう二度と地下鉄には乗らないし、これからはもっと上品な身なりをする、と誓約する。そして医師が父親のことをアルコール依存症と書き記したことを咎める。「彼女の心の園」を彼や他の医師たちにようやく開放した矢先に持ち出すべきことではなく、そんなことをしておきながら握手するとは偽善者でしかない、というのだ。そして、これから先の不品行の心配は無用だと再び請け合う。彼女は英国の慣習のほうが好みなので、あちらに住みたいと願っている。彼女は英国びいきなのだ。それ以外には何もない。さらにトマス・クック社の手配でかの地に旅をし、バッキンガム宮殿に赴くことができたら、何もせず大人しくしている、と約束する。旅行鞄には国王の写真をたくさん入れてあるので、それでなんとかうまくやっていけるとも。またしても、と担当医はいう。彼女はいとも自然に嘘をつく。美しいパリっ子の婦人帽子屋を虐待しているといって、彼女は医師を非難する。慎み深さを示そうと努力する彼女のことを嘲り、彼女の言葉をいっさい信じようとしないといって。

クレランボーにも見かけではわからない面がある。彼はパリ包囲戦からちょうど1年経って生まれ、13歳でコレージュ・スタニスラスへの入学のためパリに引っ越した。その時期にカトリックの名門私立校を選んだところは興味深い。ジュール・フェリー法により、聖職者たちの教育への影響が排除されたばかりであり、大学は生き残るための戦いをしなければならない、前世紀の恐竜のような役立たずな存在と化していた。彼はコレージュ・スタニスラス卒業後の人間形成に重要な数年間を、マダムMやレア＝アンナ・Bと同じく、創造への活力に満ちあふれる街で過ごした。おそらくこのことが彼に医学と並んで視覚芸術にも情熱を傾けさせ、その専門知識の会得にいたらせたのだろう。昼のあいだの医師としての仕事に加え、彼はパリの誉れ高き国立美術学校エコール・デ・ボザールでゆったりと流れるドレープの衣装の芸術性について講義し、古代ギリシャやローマにおける衣服の理想的な構成を評価する。

彼にも秘密はある。もしその家を訪れることがあれば、ごく親しい友人たちでさえ知らないことであるが、毛皮、絹、ビロード、繻子《しゅす》織り、琥珀《こはく》織りの布地を、そしてこれらを堂々と巻きつけたマネキンの姿をも目にすることになるだろう。ドレープのある衣服についての造詣の深さを考えるに、彼はパリの仕立屋の所在にも明るく、帽子や流行りもののことも心得ていたといっていいだろう。さかのぼって1918年、夫が瓜二つの他人にすり替わったと問診で叫んでいたクチュリエールを、彼が診療所に受け入れたことも記憶にとどめておくべきだろう。

彼もまた上手に嘘をつく。クレランボーは妄想を治癒させる試みとして、レア＝アンナ・Bに、地位ある人々が構成する委員会に出席してもらうと告げる。彼らの名声ははるか英国にまで鳴り響いているといい、この機会を利用して彼らの前で思うところを訴えたらどうかと勧める。そして模擬実演を行い、これがいい考えかどうかわからないのだがと前置きし、国王との面会をお膳立てできるかもしれないと持ちかける。万が一、崇拝している人物に面と向かうようなことがあったら彼女が自制できるのか、そこを確かめたいのだと。実演の様子は劇中で役者同士が直接交わす台詞のような形で『エロトマニア』に書き記されている。

「両手をこうやって背中で握り合わせているから、先生は後ろに立ってわたしを押さえていればいいわ」

「あなたがすぐさま国王の首に手を巻きつけて抱きつくんじゃないかとやっぱり心配でならない」

「でも先生なら引き離すことができるでしょ」

「そうだね、でもそんなことしたら王女たちになんていわれるだろう？」

「あの人たちはその場に来やしませんわ」

「彼女たちがこのことにとても関心を持っているって、あなたいいませんでしたか？」

「これは彼とわたしだけの問題でしてよ」[3]

　クレランボーの提案に従い、レア＝アンナ・Bは自室に戻って国王宛ての手紙を書き、15分後には自信たっぷりにそれを差し出してくる。手紙のなかで彼女は国王に心を開き、自分も深い愛情を抱いていて彼の気持ちに報いたい、と慎《つつ》ましやかに約束している。そして自分が英国に行けるよう国王の取り計らいを願っている、としたためている。そこには「パリ、サンタンヌ病院、L＝アンナ・B、１９２０年12月20日」と署名がある。クレランボーは、レア＝アンナ・Bのような患者にはこういった「策略」が必ずや効果をもたらすだろうと同僚に語る。古くからのやり方がいちばんなのだと。しかし彼のこの自信にはいささか疑いを禁じ得ない。策略が正当で持続的効果のある治療法だとする確信は、世紀の後半になってからのイプシランティ病院の３人のキリストとその残した倫理的な問題という歴史的事例を知れば、また違って見えてくるだろう。

　カプグラは、事実に反して誰かが自分を愛していると信じ込む人々の、さらなる事例について書き記している。記述は簡素かつ断片的で、一端をうかがい知ることしかできず、背景もほとんど述べられていない。それでもなお、いくつかの主要なテーマがくっきりと浮かび上がってくる。

　カプグラは１９２１年、船長が自分との結婚を望んでいると思い込む28歳の働く女性レオンティーネ・Dの事例を挙げている。また別の女性、33歳のルネ・ペトロニーユ・Sは、ある政府職員が彼女のことを愛していて、7年にわたり彼女を監視し、売春婦や部下に指図して尾行させていると主張した。この症状が始まったのは、1915年に戦時下の旅行に必要となる「安全通行証」を申請して却下されてからのことらしく、最初は色仕掛けで近づこうとしたが、次には攻撃的になり、そして手紙攻勢を開始した。相手が結婚していることは否定しないが、自分たちは性的関係を是とする3人の共《ア・メナージュ》同生活《・トロワ》を営んでいるのだとほのめかした。

ひとつの症例における熱愛の標的は医師であり、もうひとつでは神父である。クレモンティーヌ・Dは電気磁気の機械を使って彼女を操っている隣人がいると主張した。クレランボーは1923年からの症例のなかで特に印象的なアンリエッタ・Hについても記述する。この55歳の服飾デザイナーは37年間にわたり、神父が彼女のことを愛すると同時に迫害しているという考えに取り憑かれてきた。色情的な妄想はミサの最中に突然わき起こり、以来ずっと彼女は神父に対して容赦のない嫌がらせをするようになった。家族は他所《よそ》に嫁がせることで事態を収めようとするが、1年も経たぬうちから彼女は不倫を重ねるようになった。傍目には静かな時間が過ぎたあと、再び情熱がその目を覚まし、彼女はくだんの神父をまたしても追い求めて衝動的にパリへ舞い戻った。離婚後は一般家庭の家事手伝いの職に就いていたが、働く先を電話のある家に限り、神父を待ち伏せしたり、大騒ぎしたりして、手紙や電話で攻勢をかけ続けた。[4] クレランボーの記録には男性がエロトマニアを患った例もある。1921年、34歳の「修理工」ルイ・Gは、妻との離婚が法にかなったものであることを否定し、彼女が自分を執拗に追い回していると思い込むようになった。

ここでひとつの図式が見えてくる。記録にある女たちの仕事はたいてい単純労働ではなく、製造業の現場で裁縫師あるいは奉公人として雇われ、地道に働いていた。片や「恋着される」男たちの多くは医師や聖職者だった。

クレランボーがレア＝アンナ・B――エロトマニアについての最初の臨床例――の考察を始めたのは、ハリウッドが誕生し、ロマンチックな恋愛劇にスポットライトが当てられるようになったのと時期を同じくしている。大いなる情熱の物語や同じような筋立てが手を代え品を代えて、銀幕に安っぽいメロドラマを映し出した。大画面を眺める人々は初めてその実人生よりもきらびやかな人生のなかにいた。ハリウッドは世界中に配給業者を抱え、戦前には実験的な映画づくりでフランスが先導していた国際映画市場を支配した。ハリウッド黄金期に生み落とされたまことの愛の姿《かたち》は、都市に町にと届けられた。ふたりは結ばれるために生まれてきたのだという運命的な愛の幻想は、それまではそうしたものに対してより現実的でいた人々――少なくとも表向きには――そして当然ながらもっと慎み深い人々の目の前にぽんと置かれたのである。

レア＝アンナ・Bのような女性ならば、1920年に人気の高かった映画の数々を見る機会がいくらでもあったことだろう。そのなかに『愛欲の焔《ほのお》』というドリス・キーン主演の無声映画があった。ここではオペラ歌手と恋に落ちた神父（またしても）が、聖職者として俗事を超越すべきか、それとも愛する女性とともに去るべきか、という葛藤が中心となっている。『*The Restless Sex*（落ち着きのないセックス）』は、主人公ステファニーという、題名にふさわしく落ち着きのない大胆な若い女性が、情熱的な三角関係に巻き込まれるという筋立てである。エロトマニアには本質的に20世紀的な要素がある。レア＝アンナ・Bはハリウッド的おとぎ話を創り出して自ら主演を務めているのだ。

映画の外では事情がまったく違っていた。1920年のロンドン、長年にわたってレア＝アンナ・Bの楽しみであり、慰めであり、映画や百貨店で現実から逃避できる世界であったはずの都市は暗く沈んでいた。

　その年の冬、最後のロンドン旅行でバッキンガム宮殿へ向かっていたレア＝アンナ・Bは、街が戦争でこうむった甚大な痛手を受け入れようとしていることに気づいたことだろう。とりわけ彼女が1920年11月11日のある冬の朝にその街を訪れていたとしたら、千載一遇の世紀の行事を目にして心を奪われたに違いない――「名も無き戦士」の葬儀に。その特別な日に彼女が居合わせたということはあり得なくはないが（確率の問題としては考えにくい）、その冬のどの日を選んでドーバーから船を下りてビクトリア駅に列車で向かったにせよ、大切な人々の死を悼む多くの人を見たはずである。その冬の11月11日には特別の意味があった。その日は北フランスとベルギーで掘り出された数人分の身元不明の遺体のなかから代表として、ひとりの兵士のものが選ばれてアラスから移送されてくる予定だった。彼女の道程と同じように、その遺体もブローニュを経由して船で英国まで旅をし、ドーバーからは列車に乗せられ、ウェストミンスター大聖堂に葬られることになっていた。

　もし彼女が現実にその11日を旅の日に選んでいたとしたら、大がかりで厳粛な葬列が進んでいくのを眺め、ことによれば柩台にのせられて国旗にくるまれた柩が、新しい戦没者慰霊碑からはるばる大聖堂へと運ばれていくあいだ、徒歩で柩のあとにつく国王ジョージ5世その人の姿を拝むことすらできたかもしれない。名も無き戦士は、亡き国王たちが眠る場所に埋葬されることになっていた。そして、8時には開くはずの大聖堂の北門の外に夜明け前から集まる何百人もの人々が、彼らのために定刻前に点《とも》されたガス灯の明かりのなかに立ち、自分たちの息子や夫や父親の死を嘆き悲しむ女や子供の列が、ビクトリア・タワーの向こうにまで伸びているのをまのあたりにしたことだろう。その日から何週間も何カ月も、100万人を超える人々が列をなして墓所を見に訪れることになり、たとえその冬の、彼女にとって最後のロンドン旅行が別の日であったとしても、大聖堂の門から100メートルにわたって続く長蛇の列を見ることができただろう。同じホテルに会葬者が泊まっていたということも充分にあり得る。王族と並んで埋葬される名も無き戦士の後ろを、国王がもったいなくも歩いて続いていくという光景は、目にする者誰もに鮮烈な印象を与えたことだろう。それは高位にある者が、ごく普通の人々とそのかけがえのない犠牲的行為を称え、自らの立場を逆転させるという劇的な光景だった。それはまた、戦争により突然もたらされた崩壊を無言で物語る一幅の絵でもあった。戦争はある世代の男たちの数を減少させ、何百万もの恋愛を唐突に終わらせた。

クレランボーとその患者も戦争によってその人生を大きく変えられていた。レア＝アンナ・Bは田舎に孤立していても、ひたひたと忍び寄る戦禍を感じ取っていた。そしてさまざまな階級の士官やアメリカの将官と出会い、彼らに愛されているのだと思い込み、同じように地元の人々からひそかに尾行されている妄想を抱くにいたった。すでに画家としても写真家としても高い評価を得ており、精神医学の先駆者でもあったクレランボーは、おそらく入隊には背が3センチ足りなかったはずだが、従軍して砲兵隊員となり戦った。自ら志願して前線に行き、2度にわたり重傷を負った。彼はその並外れた勇敢な働きによりレジオンドヌール勲章を授与された。

戦争が終わり、彼らが出会ったときに交わされた会話のほぼすべては、臨床的な視点から彼女の妄想を理解し説明をつけようとする医師と、じかに体験したそれを説明しようとする患者とのあいだの、まさに1対1の駆け引きであった。わずかな言葉のあやで両者の力関係は逆転した。医師がこの患者にエロチシズムの兆候を見逃すはずはなかった。彼は見ることを望み、彼女は見られることを欲した。クレランボーは多くの仲間たちと同じく前線での戦闘に参加した。患者は同じ時期に同じ戦争を生き延びた――殺し合いのない恵まれた場所で、そして対照的な社会的立場で。

戦時中、クレランボーは当時フランス保護領だったモロッコへの派遣を志願し、そして戦後には4000枚以上の写真を撮影するために再びかの地を訪れている。それらのモロッコの長くゆったりした長衣の写真を彼は1920年代に、エコール・デ・ボザールで行ったドレープ衣装に関する講義で用いた。これらの写真が捉えているのは、顔のない、襞を取った白布を巻きつけただけの人の姿である。それを見ているとまるでこの世に存在していないものを見ているような、かろうじて人の外形だけを、あるいはその影を見ているような気にさせられる。あるいは寝室のカーテンの襞が作り出すいたずらを見ているような。その気味悪さは、過去の恨みを晴らさんと田舎屋敷の廊下にあらわれる、不穏な魂を思い起こさせる。

クレランボーの精神医学者としての専門性、警察職における経験、素材の特性に対する関心、そのすべてはやがて隙間の分野の探求へと収束していった。彼は何年にもわたって、絹布異常性愛《フェティシズム》――百貨店で絹生地を盗んで家に持ち帰りそれを用いて自慰を行うものであり、女性に多く見られる――の心理について研究した。「病的盗癖」はとりわけ女性の快楽行動とみなされるが、彼女たちはスリルを求めて盗むだけではなく、それを見られたいとも思っている。別の言い方をすれば、現行犯で捕まえてほしいと無意識のうちに望んでいた。

彼の死後、クレランボーの家を整理していた友人たちが見つけたのは、彼が個人的に蒐集していた布地であり、ありとあらゆる肌触りの良い最高級の素材、さらに布をまとわせた何体かのマネキン人形は、他者のフェティシズムを観察するうちに一線を越え、自らそれに浸るようになったことを如実に物語っていた。

彼は柔術系の武道の訓練を受けており、また短気なことでも有名で、一度など自分の着想を盗んだと思われる男に決闘を迫ったこともあったという。彼が世界とそれが表現するものを見るときの情熱を思えばなんとも皮肉なことではあるが、中年期終盤には白内障による視力の衰えに苦しめられた。

1934年11月17日、鏡に向かった彼は軍用拳銃《レボルバー》でその命を絶った。あたかも自らの死の場面をパフォーマンス作品に仕立てようとしたかのように。いかにして自分のなかに異なる世界が生み出されるにいたったのかは、見る者の考察に委ねられる。彼はそれを劇的に表現してみせたのだ。彼が亡くなったあと、医師たちはレア＝アンナ・Bの妄想を「クレランボー症候群」と命名した。

レア＝アンナ・Bは望むものを手に入れたのだろうか？「クレランボー症候群」とはある意味において願望の充足である。押し潰された心を鼓舞するために現実に手を加えるのだ。クレランボーはそれを、人生で望んでも得られなかった性的な欲望の充足と考えるにいたった。エミール・クレペリンはこの反復されるメランコリー状態を取り上げて「人生における失望の心理的補償」と呼んだ。これは認知的不協和による居心地の悪さ、すなわち他者との関係において自分はこうである、あるいはこう見られたいと思う自分と、実際の自分との葛藤を説明してくれるものでもある。「クレランボー症候群」もまた、誇大妄想と同じように主導権の掌握がその根底にある。自分を愛しているはずの相手の同意も返事もないままに、熱愛が「成就される」。レア＝アンナ・Bの英国国王に関する言い分は不合理かもしれないが、主導権を握っているのは彼女であり、あくまでも向こうが自分を愛していることにすれば、誰かを愛し、告白し、その返答を待つことにともなうリスクや精神的重荷、そして後悔の念からは逃れることができる。

精神分析学では、これは愛されないことの苦悩から我が身を護ろうとする戦略だと解釈される傾向があった。フロイトはまたそれを、望まれていない性的衝動に対する防衛機制であり、自分の感情を他者に「投影」することにつながるものであると説明した。

現在では男でも女でも妄想にとらわれることが理解されている。「クレランボー症候群」を患う男たちは、刑事司法制度に抵触する行動――現在ではストーカー行為と呼ばれている――に及びやすい。だが女と比べれば精神科医を訪ねる男ははるかに少ない。そして女なら「妄想を抱いている」と診断されるような同じ症状にあっても、男の場合はそうみなされないことが多いというのも事実である。「ヒステリー症」という発想は大まかかつ万能なものであり、女にだけ診断が下され、愛、熱情、セックスに関する生来の不安定さや非合理性に結びつけられてきた。エロトマニアの症例もその轍にはまり込み、当然のことながら男が患者として数に入ることはなかった。

レア＝アンナ・Bの妄想はいかにも20世紀的である。少なからぬ数の人々が、裕福で影響力のある見知らぬ人間が自分を愛していると医師に打ち明けるようになり、多くが警察でその行状を説明させられるはめになった。この妄想は、医師が今日もっとも多く遭遇するパラノイア症状と同じく、深刻に受け止められる必要がある。誰かが自分を愛している、または憎んでいると頑なに誤って信じ込んでしまうことは深刻な脅威にもなり得る。なぜならそれは、誤った思い込みに基づく行動を正当なものとし、同時にいかなる責任をも否定するからだ。加害者が男であれ女であれ「セレブへのストーカー」犯罪の悪質さが重大な問題となっている現代から、世紀をひとつ隔てたレア＝アンナ・Bを振り返るとわたしたちは真剣にならざるを得ない。リアリティーショーやソーシャルメディアは人間関係における仮想と現実との境目をどんどん曖昧にし、妄想的な考えを焚きつけてきた。レア＝アンナ・Bの妄想は、パラノイアにしてもエロトマニアにしても、わたしたちが今なお生きるこの時代の問題点をいち早くあぶり出していたのである。

国王に宛てた手紙を書いたあと、レア＝アンナ・Bがどうなったのかクレランボーは記していない。だが、彼が用いた策略が功を奏したことはほのめかされている。手紙を書くという行為は彼女になんらかの作用をもたらしたようだ。自らの信念を書き留めてその目で見ることにより、精神的な安定を取り戻すことができたのかもしれない。どこかの時点でサンタンヌ病院を退院した可能性もあるが、ここから先の記録は残っていない。彼女は、人生で味わわされた失望と傷つけられたプライドへのささやかな代償として、他人から注目されたいという切なる望みをいくらかは満たすことができた。彼女の話をたどる限りは、妄想がある程度その本懐を遂げたことはたしかである。

他の多くの症例と同じように、わたしたちがここで学ぶべきなのは、妄想を狂気として片づけてしまうのではなく、貴重で魅力的で奇跡的ですらあるものとして取り扱うことである。たとえばガラスの甕、あるいはまわりにたちこめて人を操る霧やガスの雲のように。妄想を抱いている人間に親身な手が差し伸べられれば、どんなに執拗な妄想だろうとやがてはその形を失い、蜃気楼《しんきろう》や光のもたらす錯覚のように霧散し、あるいは鬼火のようにどこへともなく消え去ることだろう。

妄想を抱えている人々――とりわけ貧しい人々がまず最初に出会うのは、同情的な医師よりも、警官であることが多かった。18世紀と19世紀のパリとロンドンでそれはまさに真実であったし、今でも変わらない。

それでも患者は彼らのいうことに耳を傾け、交わされた会話を記録にとどめる医師たちと出会うことができた。それは今もわたしたちにとっては豊かなレガシーとなっている。だが過去のこうしたライフストーリーを追っていくと、どうしても途中で痕跡を見失ってしまうことが多い。そこでひとつの疑問が生じる。妄想はずっと長く続くものなのだろうか？　実際、患者は治癒した状態を長く保てたのか、あるいは病院から出て、再び薄暗い通りに戻っていき、それから先どのような人生を送ったのかはわからない。わたしたちが見ることのできるのは彼らの人生の、ほんの一瞬のスナップショットに過ぎない。本筋とは関係ない、より際立つ、記憶に残るような奇妙なシーンを除き、そのライフストーリーはどれも寸断され、ひとつにつなぎ合わせることは不可能だ。わたしたちはそうした哀れな人々の痕跡をできる限りたどっていった――病院の原簿に残された署名やその隅に走り書きされたメモ、生年月日や結婚証明書などから。わたしたちは細心の注意を払ってそれらの名前に目を留めつつ、はたしてそれが本当に本人の署名なのかと思いめぐらし、同じ名前を入院先の「治療不可能患者区画に移送」に見いだすと悲しみを覚え、めったにないことだが退院の日にちを見いだすと喜びを覚えた。それぞれのケーススタディーには空白があり、患者たちの心のなかで実際には何が起こっていたのか、診断がつかないような生物学的要因があったのかどうかはわからない。妄想におけるそれらの言葉やイメージに耳を傾けることが、彼らの本当のライフストーリーを推測するいちばんのチャンスなのだ。

はるかな昔から医師たちはそれぞれのやり方で理解していた。彼らが椅子を引き寄せ、患者の言葉に耳を傾けることが助けになるのだということを。妄想を発症している人間に寄り添い、彼らの世界に分け入る――たとえそれが「策略」であっても――ことはなんらかの絆を両者間に作り出す。たとえ彼らがもうひとつの世界から帰ってこなかったとしても、彼らはその物語を分かち合い、告白するだろう。それが「策略」もしくは「方便の嘘」であっても一時的には成功するかもしれない。レア＝アンナ・Bが国王に手紙を書いたときのように。彼らが求めているのはそれなりの敬意のしるしなのだ。それこそは彼らが心から求めるものだ。関心を抱かれ、解釈に値する存在になること、そして彼らの置かれている環境と折り合いをつけること。ここに登場する人々の生きていた年代には600年もの隔たりがあるが、彼らには多くの共通点がある。彼らはみな平穏を、尊敬を、愛を求めていた。この本のなかで彼らは肩を並べながら、それぞれが何かを訴えている。それは連帯の囁きとなってわたしたちの耳にも届く。

妄想はそれ自体が明確に表現される。マダムMは子供たちを亡くした悲しみと疎外感を、自分や失った子供たちそっくりの替え玉がパリじゅうで自分をつけ回していることに転化した。もうひとりの女性はそのひどい混乱を、ボナパルト夫人としてこの上なく雄弁な手紙にあらわした。彼女は夫である「ナポレオン」を彼女の内なる世界に招く。壮麗さと実際の苦難、親密さと疎外、その他ありとあらゆる矛盾した感覚が共存しているその内部に。いいあらわす言葉が見つからないといいながら、彼女は言葉を見いだすが、それは「誇大妄想」という衣装をつけてからのことだ。衣装はこれらの物語において重要な役割を果たしている――帽子、制服――なぜなら妄想とは、人々に自分をどう見てほしいか、どう扱ってほしいかを代弁しているからである。多くの場合、妄想とは「盛装《ドレスアップ》」のゲームなのだ。

妄想の伝えるメッセージ自体もまた実に明快である。それらはめまいがするような不確実さと混迷を形作る。その形は身体がガラスでできた王になったり、ヨーロッパじゅうの王家に枝葉のごとく子孫が広がる、不面目な召使いの誇り高き家系図になったり、あるいは腸《はらわた》も脳もない身体になったりする。その試みには芸術性と尊厳が感じられるが、尊厳こそは妄想を体験する人々の多くが歴史的に与えられてこなかったものだった。

その背後には何があるのだろう? 心理学的レベルでは、自尊心の低さ、過剰な心配、トラウマ、そしてパラノイアにおいては疎外が大きな要因になっている。どこかに帰属しているという意識は妄想の予防薬になる。

時代の試練にさらされてきた別のテーマもある。金、愛、戦争、不確実性、恥辱、そして何よりも――個人的なものにせよ、宗教的なものにせよ――内心の葛藤。妄想はこれらの惨めな状況からの逃避を与えてくれる。それはまわりの人々や恋人によって与えられた屈辱、あるいは不面目に傷ついたプライドをきれいに繕ってくれる。

妄想は神経学と心理学のいわば交差点に位置し、異なった原因がしばしば同じ人間のなかで共存し、部分的に重なったり、溶け合ったりしていることが多い。症例の歴史においても、多くの人々が異なったタイプの妄想を同時に経験していたことがわかる。人の心はすっきり説明できるものではなく、神経科学の発展によって、多くの妄想には脳の器質的な病が、心理学的要因と並んで関係していることがわかっている。

時代を経るに従ってあらわれる新たな妄想の形は、その当時の世界における人間の位置について何か重要なことを教えてくれる。古代の文学では、神が人間たちを支配し、その妄想すら代理人を通じてコントロールしていた。その次はキリスト教の神が西欧諸国を管理下に置き、宗教的権威は妄想と悪魔憑きを強制的に結びつけた。それは19世紀にいたるまで、妄想を抱く人々の運命を支配していた。そのあともこの現象を説明するためのさまざまな医学的及び心理的な研鑽《けんさん》が積まれ、議論され、いくつかの空白を埋めてきた。精神分析は、妄想を人間の無意識にとどまった子供時代の経験が生み出したものとして重んじた。1960年代の生物学的精神医学は妄想を、病んだ脳がもたらした混乱として外に放り出し、またしても格下げした。

わたしたちには少なくともひとつは自分に対する、あるいは自分の住んでいる世界に対する信念というものが存在する。それはときとして、わたしたちをよく知る人々でさえも賛同してくれないものかもしれない。そう考えてみれば、わたしたちはみな、この本に登場する人々とたいして変わらない位置にいる。

それでも多くの妄想がわたしたちにとっては有用なものであり、ときとして精神のサバイバルに必要なものだということは明らかである。妄想は何度でも敵を創り出し、はっきりとした目的を与えてくれる――それはたとえば裏切りの陰謀であったり、国王に本来自分のものであるはずの盗んだ王座を認めさせることであったり、もしくは疎外感を感じているにもかかわらず、自分が誰かに熱烈に愛されていると思い込むことだったりもする。

人々はまるで救命いかだのごとく、その妄想にしがみついてきた。人々を遠ざけて毛布にくるまった14世紀のフランス王シャルル6世のように。あるいはその少しあとに登場する、人生の暗い海を、自身のホロスコープの星を頼りに泳いでいこうとしたロバート・バートンのように。妄想に取り憑かれている人にそれが本物ではないと説得するのは難しい。なぜなら妄想は彼らにとって生きるよすがであるからだ。

歴史におけるこの瞬間、21世紀の20年目が始まろうとしている今においてもパラノイア妄想は陰謀論という形を取って、世界の人々の一部にがっちりと根を下ろしている。彼らもまた複雑な世界を単純化しようとしている人々だ。わたしたちは人生のいたるところで不確実性と直面し、あるいは直面し続けてきた。その曖昧さに順応できる人々もいるが、それに耐えるようにはできていない人々もいる。

この本のなかで患者と医師のあいだに交わされる会話には相似性と共鳴が多く見られる。医師たちは患者たちを理解し、治癒させようとしていたが、同時に自分たちの心のなかにも同じものを、生きていく術を見いだそうとしていた。多くの者たちは戦争体験の持ち主だった。表面上はこれ以上かけ離れている存在もないかもしれない。だが、両者の出会う瞬間は感動的であり、ときとして妄想それ自体と同じように魅力的でもある。

妄想は想像力が創り出すものであり、それはパフォーマンスアートや騒々しい抗議活動のように注目を求める。それらは内面の葛藤が生み出したものであり、ごくあたりまえの願いや恐れや、苦難に形を与え、明確にあらわすことによって、わたしたちを助けてくれる。そして何よりもそれは耐えがたい現実からわたしたちを護ってくれる。ある意味では再生と刷新のために町を一時的に出ていくためのチケットに似ていなくもない。それはカオスに満ちた内面の人生に形を与えてくれる。そしてときとして連絡を絶ち、退出することを許してくれる。それはいまだに謎であり、わたしたちにつきまとい続けている。それは完璧に理解できるものであると同時に、とてつもなく謎に包まれている存在なのである。

# 謝辞

この本の執筆にあたり、わたしは臨床医たちの書物を参照し、あるいは取材を行い、多くの恩恵を受けてきた。彼らは何世紀にもわたってこの困難な主題をめぐり、さまざまに異なる研究分野を導いてきた。

とりわけわたしが2018年にBBCラジオ4のシリーズを作る際には、オックスフォード大学の臨床心理学者であるダニエル・フリーマン博士から、頭脳と心の微妙な働きを理解するにあたって、またとない助けをいただいた。博士は妄想の体験を惜しみなく分け与えた人々との一連の座談会を率いており、わたしは博士の示すスキルと共感に深い尊敬の念を抱いた。その座談会で学んだことは、病の型を識別するにあたって非常に貴重な指針となり、この本で扱った、はるかな昔に妄想を体験した人々への理解を深めてくれた。また、妄想の体験を語ってくれた人々にも心からの感謝を捧げたいと思う。

イヴ・ストリーターはBBCラジオ4のドキュメンタリー・シリーズを共同プロデュースした親愛なる友人であり、長年ともに番組を制作していくうえで、彼女の偉大なスキルと感受性からは大いに学ばせてもらった。

わたしの妄想への関心は、ライデンのアンディ・ラメインとガラス妄想について話し合ったときに生まれた。時間はもとより、体験を分かち合ってくれた彼の寛大さに、そしてロバート・バートンの大冊『憂鬱の解剖』全3巻の古書——わたしがいまだに大切にし、日常のインスピレーションを求めてちょくちょくのぞいている——を与えてくれたことに感謝する。妄想は心躍る主題であり、ときとして頭のくらくらするような探求でもあった。わたしは新たな10人の仲間たちとともに、それぞれの世界に夢中になった。彼らが見せてくれた体験はわたしの興味をそそり、楽しませてくれ、時として困惑させ、しばしば感動させてくれた。今ではまるで友人たちのように感じる。

メアリー・アン・ランドによる、ロバート・バートンとそのメランコリーをめぐる近現代の解釈についての著作は、わたしのラジオ・シリーズとこの本の代えがたい源であり、インスピレーションとなった。

アダム・フィリップスとのガラス妄想に関する会話は、わたしの関心に火をつけ、思考を導いてくれた。

また本書は、ローレ・ミュラの労を惜しまぬリサーチに多くを負っている。彼女は自身の制作した狂気の政治史のアーカイブから、たくさんの資料を発掘してくれた。

マイク・ジェイのおかげで、わたしはジェームズ・ティリー・マシューズとエア・ルームに、また彼の著作であるマシューズ研究の礎『*The Influencing Machine*』にもすっかり魅了されてしまった。アンドルー・スカルとの、狂気と妄想をめぐる会話にも感謝したい。彼は比類のない知識の持ち主である。

パリにおける暗黒の時代を研究するアンドリュー・ハッセーの著作は、この街の暗い裏通りに興味を抱かせ、再びその世界に戻りたいと思わせてくれた。ハリー・ルーベンホールドの『切り裂きジャックに殺されたのは誰か：5人の女性たちの語られざる人生』［青土社・2022年刊］はビクトリア朝時代ロンドンの忘れられた命について教えてくれた。ヒラリー・マンテルの小説『*A Place of Greater Safety*』はわたしをフランス革命時代へと連れていき、これまで会ったことのない、そしてまるで前から知っていたかのような人々を紹介してくれた。ホレイショ・クレアの『*Heavy Light*』は、そこに描かれた彼自身の驚くべき体験、その治療に関する調査を通してわたしの考え方を根本的に変えてしまった。

エミリー・リュティエンスとケイト・マックリッカードにも多大な感謝を捧げる。彼女たちはロックダウン中のパリの公文書館で骨の折れるリサーチを続け、この本に使われた、驚くべき記事や写真や葉書などを探し出し、英仏海峡の向こうから送ってくれた。

リチャード・ベントールのパラノイアに関するリサーチは、魅力的であると同時に非常に有意義でもあった。

トロント大学の精神医学史家であるエドワード・ショーターは、わたしに精神医学の歴史、とりわけ緊張病についてのあらましを教えてくれた。

友人や同僚たちには、制作活動にあたり活発なディスカッションをともにしてくれたことに感謝を捧げたい。また、ジョビー・ウォルドマンと『サムシング・エルス』のスタッフ、そしてドキュメンタリーを放送してくれたBBC4の支援にも感謝を。

エージェントであるルイージ・ボノミからも多大な恩恵を受けた。彼はわたしの本をつねに優先して支援し、大きな励ましを与えてくれた。

原稿を入念かつ賢明にリーディングしてくれたワン・ワールドのリチャード・コリンズ、ポリー・ハットフィールド、リダ・ヴァクアス、そしてこの本をまとめ、このような美しい形に仕上げてくれたすべての人々に大いなる感謝を捧げたい。あなた方はまさにドリームチームだった。

わが家においては、モヒットとわたしの両親、そしてさらに広範囲の家族たち、ジョー・スペンス、ノラ・ローズ、エズミに感謝を。わたしが本書の魅力的なキャラクターたちと一緒に過去の何世紀ものあいだを旅しているときに、幼い子供を楽しませてくれてありがとう。

そして何よりもサム・カーター——ワン・ワールドの素晴らしきわたしの編集者に感謝を捧げたい。このテーマに対する彼の支援と指導と情熱こそは、何物にも代えがたい宝物だった。

MacDonald, Michael, 'The Fearefull Estate of Francis Spira: Narrative, Identity and Emotion in Early Modern England', *Journal of British Studies*, 31 (1), 1992, pp. 32–61.

Mantel, Hilary, *A Place of Greater Safety*（London: Viking, 2006）

Murat, Laure, *The Man Who Thought He Was Napoleon*, trans. Dekke Dusinberre (Chicago: University of Chicago Press, 2014).

Nicholson, Margaret, 'Authentic memoirs of the life of Margaret Nicholson, who attempted to stab His Most Gracious Majesty with a knife…on Wednesday, Aug. 2, 1786', *The Women's Print History Project*, 2019.

Nochimson, Richard, 'Studies in the Life of Robert Burton', *The Yearbook of English Studies*, 4, 1974, pp. 85–111.

Porter, Roy, introduction to *Illustrations of Madness* (London: Routledge, 1988).

Rokeach, Milton, *The Three Christs of Ypsilanti* (New York: New York Review of Books, 2011, first published 1964).

Scull, Andrew, *Madness in Civilisation: A Cultural History of Insanity from the Bible to Freud, from the Madhouse to Modern Medicine* (London: Thames & Hudson, 2015).〔アンドルー・スカル『狂気：文明の中の系譜』東洋書林、2019年刊〕

Summerscale, Kate, *The Haunting of Alma Fielding: A True Ghost Story* (London: Bloomsbury, 2020).

BBCラジオ4、*A History of Delusions*（2018年）、*The Glass Delusion*（2015年）。どちらもBBC Soundsより入手可能。出演者にアダム・フィリップス、メアリー・アン・ランド、アンドルー・スカル、エドワード・ショーター、ドクター・エマニュエル・ピーターズ、リチャード・ベントールを含む。

セーヌ県保有のパリ首都圏（グレーター・パリ）主要精神科病院の19世紀の医療記録。

ベドラム王立病院オンライン・アーカイブより、入退院記録と聴取記録、ベドラム管理者小委員会議事録、1815年度の下院における精神病院に関する報告委員会議事録、ジョン・ハズラムの1818年の手紙。

クライスト・チャーチ・カレッジとオックスフォード大学ボドリアン図書館のアシュモール・コレクションより、ロバート・バートンとサイモン・フォアマンに関する全資料。

Wellcome Collection and Catalogue（オンライン）より、無数のデジタル化作品、絶版となった古典的な専門論文、ナサニエル・ベーコンによるスピエラに関する著書のさまざまな版。

ancestry.comとfindmypast.comの検索にて、ジェームズ・ティリー（Tilley）・マシューズとマーガレット・ニコルソンの教区における誕生、結婚、死亡記録。

British Newspaper Archive（オンライン）より、18世紀と19世紀の新聞。

作者不詳 'The Plot Investigated', *Annual Register*, 1786, pp. 233–34.

1786年、マーガレット・ニコルソンの国王襲撃の記事は以下より。*Scots Magazine*, 1 August 1786 (BL); *Belfast Evening Post*, 10 August 1786; *Hereford Journal*, 10 August 1786; *Kentish Gazette*, 8 August 1786; *Derby Mercury*, 3/10 August 1786; *Chelmsford Chronicle*, 11 August 1786. British Newspaper Archive（オンライン）よりアクセス。

# 参考文献・資料


Andrews, Jonathan, 'Bedlam Revisited: A History of Bethlem Hospital, c. 1634–c. 1770' (Ph.D. thesis, London: Queen Mary and Westfield College, London University, 1991).

Andrews, Jonathan, Briggs, Asa, Porter, Roy, et al., *The History of Bethlem* (London and New York: Routledge, 1997).

Andrews, Jonathan, and Scull, Andrew, *Undertaking of the Mind, John Monro and MadDoctoring in EighteenthCentury England* (Oakland, CA: California University Press, 2001).

Appignanesi, Lisa, Mad, *Bad and Sad: A History of Women and the Mind Doctors from 1800 to the Present* (London: Virago, 2007).

Berrios, G. E., and Kennedy, N., 'Erotomania a Conceptual History', *History of Psychiatry*, 13(2), 2002, pp. 381–400.

Cahalan, Susannah, *Brain on Fire: My Month of Madness* (New York: Free Press, 2012). 〔スザンナ・キャラハン『脳に棲む魔物』KADOKAWA、2014年刊〕

Clare, Horatio, *Heavy Light* (London: Chatto & Windus, 2021).

Clarke, Roger, *A Natural History of Ghosts: 500 Years of Hunting for Proof* (London: Particular Books, 2012).〔ロジャー・クラーク『幽霊とは何か：五百年の歴史から探るその正体』国書刊行会、2016年刊〕

De Clérambault, Gaëtan Gatian, *L'Érotomanie* (Paris: Les Empêchers de penser en rond/Le Seuil, 2002).〔『ふたつの妄想の共存――被害妄想と恋愛妄想』「精神医学」に掲載〕

Dodu, Gaston, 'La Folie de Charles VI', *Revue Historique*, 150(2), 1925, pp. 161–88.

Draaisma, Douwe, *Disturbances of the Mind*, trans. Barbara Fasting (Cambridge: Cambridge University Press, 2009).〔ダウエ・ドラーイスマ『アルツハイマーはなぜアルツハイマーになったのか：病名になった人々の物語』講談社、2014年刊〕

Foucault, Michel, *Madness and Civilisation. The Birth of the Asylum* (New York: Vintage Books, 1988, first published 1961).〔ミシェル・フーコー『狂人保護院の誕生』、『狂気の歴史〈新装版〉：古典主義時代における』新潮社、2020年刊に収録〕

Grosz, Stephen, *The Examined Life: How We Lose and Find Ourselves* (London: Chatto & Windus, 2013).

Holland, Joanne, 'Narrating Margaret Nicholson: A Character Study in Fact and Fiction' (Ph.D. thesis, Montreal: McGill University, 2008).

Jay, Mike, 'The Art of Mind Control', *Raw Vision*, 59, 2007, mikejay.net/the-art-of-mind-control/. (2022年1月21日アクセス)

Jay, Mike, *James Tilly Matthews and the Air Loom*, revised edn (London: Transworld, 2003).

Jordan-Smith, Paul, *Bibliographia Burtoniana: A Study of Robert Burton's Anatomy of Melancholy* (Redwood City, CA: Stanford University Press, 1931).

Laing, R. D., *The Divided Self* (London: Penguin, 2010, first published 1960). 〔R・D・レイン『引き裂かれた自己：狂気の現象学』筑摩書房、2017年刊〕

Lund, Mary Ann, *A User's Guide to Melancholy* (Cambridge: Cambridge University Press, 2001).

想と恋愛妄想』「精神医学」に掲載〕

2　Hart, Bernard, *The Psychology of Insanity* (Cambridge: Cambridge University Press, 1921).〔バーナード・ハート『狂人の心理』日本精神医学会、1927年刊〕

3　クレランボーの「エロトマニア」に関する全論文及び講義録集については、以下参照のこと。Clérambault, *L'Érotomanie*.

4　De Clérambault, G., 'Érotomanie pure, Érotomanie associée, Présentation de malade'. 以下に収録。Clérambault, *L'Érotomanie*, pp. 79-118.

*Annales MédicoPsychologiques*, 4, 1880, pp.168-74. 翻訳は以下。Berrios, G., and Luque, R., 'Cotard's "On hypochondriacal delusions in a severe form of anxious melancholia"', *History of Psychiatry*, 10(38), 1999, pp. 269-78.

2　Burton, 'Music a Remedy', *The Anatomy of Melancholy*, vol. 2, p. 115.

3　Förstl, H., and Beats, B., 'Charles Bonnet's Description of Cotard's Delusion and Reduplicative Paramnesia in an Elderly Patient (1788)', *British Journal of Psychiatry*, 160, 1992, p. 417.

4　Pearn, J., and Gardner-Thorpe, C., 'A biographical note on Marcel Proust's Professor Cottard', *Journal of Medical Biography*, 11(2), 2003, pp. 103-6. 小説の人物と実際のコタールとの比較がなされている。

5　Proust, Marcel, *In Search of Lost Time, II: Within a Budding Grove*, trans. C. K. Scott Moncrieff and Terence Kilmartin, revised D. J. Enright, 1992 (London: Chatto & Windus, 1981; revision 1992; repr. London: Vintage, 2005), pp. 4-5.〔プルースト『失われた時を求めて 3・4 〜第二篇「花咲く乙女たちのかげに I ・ II 」』光文社、2013・2016 年刊ほか〕

6　同上。

7　Ritti, A., *Éloge du Docteur Jules Cotard* (Paris: Imprimerie de la Cour d'Appel, 1894), pp. 1-10.（1894 年 4 月 30 日、精神医学心理学会における例年の公開講座において読まれた書状より）

8　Jacobi, Maximilian, *On the Construction and Management of Hospitals for the Insane*, trans. John Kitching (London: J. Churchill, 1841).

9　Cotard, Jules, 'Du délire des négations', *Archives de Neurologie*, 11, 1882. 英訳は以下参照。Heller-Roazen, Daniel, 'Phantoms: Bodies without organs', *Cabinet*, 25, 2007, cabinetmagazine.org/issues/25/heller-roazen.php.（2022 年 1 月 31 日アクセス）

10　Hussey, Andrew, *Paris: The Secret History* (London: Viking, 2006).

11　Knowlson, James, *Damned to Fame: The Life of Samuel Beckett* (London: Bloomsbury, 1997), p. 208.〔ジェイムズ・ノウルソン『ベケット伝　上・下』白水社、2003 年刊〕以下に引用されている。Fifield, P., 'Beckett, Cotard's Syndrome and the Narrative Patient', *Journal of Beckett Studies*, 17(1-2), 2008, pp. 169-86.

12　Sacks, Oliver, *The Man Who Mistook His Wife for a Hat* (London: Picador, 1985), p. 2.〔オリヴァー・サックス『妻を帽子とまちがえた男』早川書房、2009 年刊ほか〕

13　Berrios G., and Luque R., 'Cotard's Delusion or Syndrome?: A Conceptual History', *Comprehensive Psychiatry*, 36(3), 1995, p. 218.

第 10 章

1　クレランボーの論文集はフランス大学出版局より刊行。*Oeuvre psychiatrique* (Paris. 1942).「エロトマニア」に関する研究論文は、その他の出版物にも見いだせる。De Clérambault, G., and Brousseau, A., 'Coexistence de deux délires: Persécution et Érotomanie (présentation de malade)'. 以下に収録。De Clérambault, G., *L'Érotomanie* (Paris: Les Empêcheurs de penser en rond/Le Seuil, 2002), pp. 42-64.〔『ふたつの妄想の共存——被害妄

*Research Review*, 1(3-4), 2006, pp. 157-63.

5　患者は1852年6月16日に入院、1856年7月20日に転院。以下を参照。'Registre d'observations médicales hommes et femmes', La Salpêtrière Hôpital (1851-4), ref: 5th division, 2nd section, 6R24, fol. 108.

6　Hobbes, Thomas, *Leviathan* VIII, 1651.

7　Fabre, Antoine, *Bibliothèque du médecin-praticien*, vol. 9 (Paris: J. B. Baillière, 1849), pp. 494-5.

8　Esquirol, Jean-Étienne, *Mental Maladies* (1820), trans. E. K. Hunt (Philadelphia: Lea and Blanchard, 1845), p. 210.

9　同上。p. 44.

10　以下に掲載されたもの。John Reid's 'Essays on hypochondriacal and other nervous affectations', vol. X, *Analectic Magazine*, July-December 1817, M. Thomas, Philadelphia.

11　Sade, *Journal inédit*, p. 116. Quoted in Murat, *The Man Who Thought He Was Napoleon*, p. 92.

12　Fabre, *Bibliothèque du médecin-praticien*, vol. 9, p. 496.

13　Rokeach, Milton, *The Three Christs of Ypsilanti* (New York: Knopf, 1964; afterword added 1981; repr. New York Review of Books, 2011).

14　Beccaria, Cesare, *On Crimes and Punishments* (Livorno: Marco Coltellini, 1764). 以下はボルテールによる解説付き。Beccaria, *On Crimes and Punishments*, fourth English Language edn (London: F. Newbery, 1775), フランス語からの翻訳。〔チェーザレ・ベッカリーア『犯罪と刑罰』東京大学出版会、2011年刊〕

15　*Harper's Magazine*, December 1954; Lindner, Robert, *The Fifty-Minute Hour* (New York: Bantam, 1958), pp. 193-4.〔R・リンドナー『宇宙を駆ける男』金沢文庫、1974年〕

16　Bell, Vaughan, 'Jesus, Jesus, Jesus', Slate, 26 May 2010, https://slate.com/technology/2010/05/the-three-christs-of-ypsilanti-what-happens-when-three-men-who-identify-as-jesus-are-forced-to-live-together.html.（2022年1月21日アクセス）

17　患者は1831年6月10日入院、1831年9月7日退院。以下を参照。'Registre d'observations médicales hommes et femmes', Charenton, 1831, ref: 4X699, fol. 77.

18　'Delusions Associated with Consistent Pattern of Brain Injury'を参照。2009年、オリン・デヴィンスキーによるニューヨーク大学医学部附属NYU Langone Medical Centerの妄想性障害患者へのインタビューを含む。

19　1904年、アメリカのエジソン・マニュファクチャリング・カンパニー制作のサイレント映画『*Maniac Chase*』では、お決まりの二角帽とフロックコートといういでたちのナポレオンが、独房で看守たちと揉み合っている。そのあと彼は脱走し、追いかけられ、樽に隠れ、木に登り、逆方向に走りだし、1周して結局は元の独房に戻って終わる。この短い映画にある循環性は、ナポレオンが出現し続けることをうまく表現していると思われる。

第9章

1　Cotard, J., 'Du délire hypocondriaque dans une forme grave de la mélancholie anxieuse',

15　*Scots Magazine*, 12 August 1786.
16　*The Cambridge History of English and American Literature*, vol. XIV, eds. A. W. Ward and A. R. Waller (Cambridge: Cambridge University Press, 1907-21).
17　*Sophie in London, 1786, Being the diary of Sophie von La Roche*, trans. Clare Williams (London: Jonathan Cape, 1933), pp. 166-71.
18　Cambry, Jacques, *De Londres et de ses environs* (Amsterdam: 1788), ii, pp. 12-3.
19　著者不詳、*Sketches in Bedlam* (London: Sherwood, 1823), pp. 253-8.

第7章
1　Pinel, Philippe, 'Tableau general des fous de Bicêtre', in Weiner, Dora, *Comprendre et soigner: Philippe Pinel (1745-1826), la médecine de l'esprit* (Paris: Fayard, 1999), p. 143. 以下に引用されている。Murat, Laure, *The Man Who Thought He Was Napoleon* (Chicago: University of Chicago Press, 2014).
2　時計職人の症例のすべてに関しては以下を参照のこと。Pinel, Philippe, *Treatise on Insanity*, trans. D. D. Davis from the French 1801 (London: Caddel and Davies, 1806), pp. 69-72. 以下に引用されている。Murat, *The Man Who Thought He Was Napoleon*.
3　Pinel, Philippe, *Traité médico-philosophique sur l'aliénation mentale ou la manie* (Paris: Richard, Caille et Ravier, 1800), pp. 50-1. 以下も参照のこと。Pinel, *Treatise on Insanity*, p. 52.
4　俳優フランソワ・ジョゼフ・タルマによる。*Mémoire de J.-F. Talma*, 1849 (Montreal: Joyeux Roger, 2006), p. 219.
5　フィリップ・ピネルが兄弟にあてた手紙より。8 December 1778, *Lettres de Pinel*, p. 37. 以下も参照。Murat, *The Man Who Thought He Was Napoleon*.
6　Pinel, *Traité*, pp. 66-70.
7　Goldstein, Jan, *Console and Classify: The French Psychiatric Profession in the Nineteenth Century* (Cambridge: Cambridge University Press, 1990), pp.78-9.
8　'Registre d'observations médicales hommes et femmes', Charenton, 1827. すべての症例の詳細は以下参照。Murat, *The Man Who Thought He Was Napoleon*.
9　Borden, Mary, *The Forbidden Zone* (London: William Heinemann, 1929), p. 159.

第8章
1　'Registre d'observations médicales hommes et femmes', Charenton, 1831, ADVDM, 4X699, fol. 77. 以下も参照。Murat, *The Man Who Thought He Was Napoleon*.
2　Murat, *The Man Who Thought He Was Napoleon*. ミュラは、ドクター・ヴォアザンによる以下のパリ調査をアルフォンス・エスキロスが引用したと述べている。*Paris, ou les sciences, les institutions et les moeurs au XIXe siècle* (Paris: Au comptoir des Imprimeurs Unis, 1847), vol. 2, p. 118.
3　セーヌ県保有のパリ首都圏主要精神科病院における19世紀の医療記録より。
4　T・ストンペらは、以下の論文のため妄想患者1000人以上へ取材を行った。'The pathoplastic effect of culture on psychotic symptoms in schizophrenia', *World Cultural Psychiatry*

*l'émotivité* (Paris: Payot, 1925).

19　Dupré, E., 'La Folie de Charles VI, Roi de France', *Revue des Deux Mondes*, 60(4), 1910, pp. 835-66.

20　Baring-Gould, Sabine, *The Book of Werewolves* (London: Smith, Elder & Co., 1865), pp. 145-6.〔セイバイン・ベアリング＝グールド『人狼伝説：変身と人食いの迷信について』人文書院、2009年刊〕以下に引用されている。Engstrom, 'The Man Who Thought Himself Made of Glass'.

21　*Le Licencié Vidriera: Nouvelle traduite en Français*, ed. R. Foulché-Delbosc (Paris: Librairie H. Welter, 1892), p. 32.

22　James, William, *The Principles of Psychology* (New York: Henry Holt & Co., 1890) II, 114f. 以下も参照。Beveridge, A., 'Voices of the mad: patients' letters from the Royal Edinburgh Asylum, 1873-1908', *Psychological Medicine*, 27(4), 1997, pp. 899-908.

23　Pottier, C., 'Perturbations de l'image corporelle dans un cas de psychose hallucinatoire chronique', *Annales MédicoPsychologiques* CII (1944), 1870-90. 以下に引用されている。Engstrom, 'The Man Who Thought Himself Made of Glass'.

24　執筆者不詳、'Turkey: the Impatient Builder', *Time* magazine, LXXI, No.5, 3 February 1958, p. 20.

25　Heller, Erich, *The Ironic German, a Study of Thomas Mann* (London: Secker & Warburg, 1958), p. 286.

第6章

1　*Scots Magazine* 1786年8月号に挿入された *London Gazette Extraordinary* より。

2　同上。

3　*Hereford Journal*, 10 August 1786.

4　著者不詳、*Authentic Memoirs of the Life of Margaret Nicolson* (London: James Ridgeway, 1786). 同じく著者不詳、*The Plot Investigated* (London: E. Macklew, 1786).

5　'The Examination of Margaret Nicholson', 42/9/455-456, Public Record Office, Kew.

6　*Hereford Journal*, 17 August 1786.

7　*Chelmsford Chronicle*, 11 August 1786.

8　*Ipswich Journal*, 26 August 1786.

9　*Hereford Journal*, 17 August 1786.

10　*Belfast Evening Post, Dublin Evening Post*, 28 August 1786; *Caledonian Mercury*, 30 August 1786.

11　The Registers of the Parish Church of Stokesley, Co. York, 1571-1750, ed. John Hawell (Leeds: Yorkshire Parish Register Society, 1901), p. 227.

12　Knollys, William, in a letter to the Countess of Banbury, 30 August 1786, National Archives, ref: 21M69.

13　'The Examination of George Nicholson', HO 42/9/457, Public Record Office, Kew.

14　中央刑事裁判所（オールド・ベイリー）裁判記録、1781年5月30日。

2　Pius Secundus Pontifex Maximus, *The Commentaries of Pius II*, Book VI, trans. Florence Aiden Gragg, *Smith College Studies in History*, 35, 1951, pp. 413-816, 425.
3　*La Chronique du Religieux De SaintDenys, Contenant Le Règne de Charles VI, de 1380-1422*, trans. M. L. Ballague (Paris: Imprimerie de Crapelet, 1844). 初版はラテン語。
4　*Les Chroniques de Sire Jean Froissart*, Book IV, ed. J. A. C. Buchon (Paris: Au Bureau du Panthéon Littéraire, 1852).
5　Dodu, G., 'La Folie de Charles VI', *Revue Historique*, 150(2), 1925, pp.161-88.
6　Pope Pius II, *Commentarii rerum memorabilium quae temporibus suis contigerunt* (Rome: Dominici Basae, 1584), p. 164.
7　Hainsworth, G., 'La Source du "Licenciado Vidriera"', *Bulletin Hispanique*, XXXII, 1930, pp. 71-2.
8　Howell, James, *Familiar Letters or Epistolae HoElianae* (London: J. M. Dent, 1903), p. 62.
9　Speak, G., '*El Licenciado Vidriera* and the Glass Men of Early Modern Europe', *Modern Language Review*, 85(4), 1990, pp. 850-65.
10　Ford, Jeremiah D. M., and Lancing, Ruth, *Cervantes, a Tentative Bibliography* (Cambridge, MA: Harvard University Press, 1931). 以下に引用されている。Engstrom, A. G., 'The Man Who Thought Himself Made of Glass, and Certain Related Images', *Studies in Philology*, 67(3), 1970, pp. 390-405.
11　1614年前後にスペイン・フェリペ2世の医師だったアルフォンソ・ポンス・デ・サンタ・クルスによるメランコリーについての記述。この王族は、さらにフランスのアンリ4世の侍医でありサンタ・クルスの友人アンドレ・ド・ローランによっても記述されている。*Discourses of Melancholike Diseases; of Rheumes, and of Old Age*, trans. Richard Surphlet (Shakespeare Association Facsimiles no. 15, 1938). 以下も参照。Amezúa y Mayo, A. G., *Cervantes, Creador de la novela corta Española* (Madrid: C.S.I.C, 1956-8), p. 161.
12　Du Laurens, André, *A Discourse of the Preservation of the Sight: of Melancholike Diseases; of Rheumes, and of Old Age*, trans. Richard Surphlet (London: Imprinted by Felix Kingston for Ralph Iacson, St Paul's Churchyard, 1599), pp. 101-3.
13　さらなる広範囲な例については以下を参照のこと。Engstrom, 'The Man Who Thought Himself Made of Glass'.
14　宮廷書記官ホセ・ペリセル・デ・トヴァルの1641年4月16日の記述より。Pellicer de Tovar, José, *Avisos Históricos* 1640-1641, held at National Library Spain, Madrid.
15　Tomkins, Thomas, *Lingua* (London: 1622). 初版は以下。*A Select Collection of Old English Plays*, ed. W. Carew Hazlitt, 4th edn (London: Robert Dodsley, 1744; repr. London: Reeves and Turner, 1874-6), p. 350.
16　Huygens, Constantijn, '*'t Costelick Mall*' (1622), lines 103-8, in *De Gedichten van Constanti jn Huygens*, ed. J. A. Worp (Groningen: J. B. Wolters, 1892-99).
17　Descartes, René, *A Discourse on Method: Meditations and Principles*, trans. John Veitch, 1901 (London: J. M. Dent, 1969).〔ルネ・デカルト『省察』筑摩書房、2006年刊ほか〕
18　Dupré, Ernest, Achalme, Pierre Jean, and Bourget, Paul, *Pathologie de l'imagination et de*

*Francisci Spierae qui quod susceptam semel Evangelicae Veritatis professionem abnegasset*, pp. 33-56, English trans. Anne Jacobsen Schutte, Vergerio, p. 24. Philippe Aries, *The Hour of Our Death*, trans. Helen Weaver (London: Peregrine, 1987), pp. 303-4. 以下も参照。Gribaldi, Matteo, *A notable and marueilous epistle of the famous doctour, Matthewe Gribalde, Professor of the lawe, in the Vniuersitie of Padua: co[n]cernyng the terrible iudgemente of God, vpon hym that for feare of men, denieth Christ and the knowne veritie: with a preface of Doctor Caluine* (London: Imprinted by Henry Denham [and J. Kingston?] for William Norton, 1570), pp. 2, 11, 12.

6　イングランドにおける殉教者たちの時代については以下を参照のこと。McNair, Phillip, 'Peter Martyr in England' in *Peter Martyr Vermigli*, ed. Joseph C. McLelland (Waterloo, Ontario: Sir Wilfred Laurier University Press, 1980), pp. 85-105; Anderson, M., 'Rhetoric and Reality: Peter Martyr and the English Reformation', *The Sixteenth Century Journal*, 19(3), 1988, p. 453. 講義集は以下に出版されている。Pietro Vermigli, *In Epistolam S. Pauli Apostoli ad Romanos commentarij doctissimi* (Basel: P. Perna, 1558). その英訳は以下。Sir Henry Billingsly, *Most Learned and Fruitfull Commentaries upon the Epistle of S. Paul to the Romanes* (London: John Daye, 1568).

7　Seaver, Paul S., *Wallington's World* (Stanford, CA: Stanford University Press, 1985), p. 202.

8　ハーディングへの手紙は以下に報告されている。*Epistle of the Ladye Jane* (John Day, 1554). 以下も参照。Overell, Muriel Anne, *Italian Reform and English Reformations c.1535-1585* (first published Aldershot: Ashgate, 2008; London: Routledge, 2016), p. 146.

9　Bunyan, John, *Grace Abounding for the Chief of Sinners and The Pilgrim's Progress*, ed. Roger Sharrock (London, New York: Oxford University Press, 1966), p. 51.〔ジョン・バンヤン『罪人等の首長に恩寵溢る』長崎書店、1940年刊ほか／ジョン・バニヤン『天路歴程：天の都を目ざして』キリスト新聞社、2018年刊ほか〕

10　Overell, 'The Exploitation of Francesco Spiera'.

11　スピエラに対する審問、1548年5月及び6月。De Leva, Eretici, pp. 32-9, as cited in Caponetto, Salvatore, *La Riforma Protestante nell'Italia del Cincequecento* (Turin: Claudiana, 1992), p. 64. 審問の詳細については以下を参照。Overell, 'The Exploitation of Francesco Spiera'

12　De Leva, *Eritici*, p. 39; Schutte, *Vergerio*, pp. 239-40. 横領があった可能性について証言する人々のなかにはヘンリー・スクリムジャーもいた。短縮版は以下。Simon Goulart's *Admirable and Memorable Histories* (London: 1607), pp. 187-96. スピエラが「賢く非常に裕福な男であった」と187ページに記されている。

13　Burton, 'Religious Melancholy', *The Anatomy of Melancholy*, vol. 3, p.407.

14　Burton, 'Causes of Melancholy: Fears of the Future', *The Anatomy of Melancholy*, vol. 1, pp. 365-6.

第5章

1　父のシャルル5世は退位するまで、その財産及び負債目録のなかにクリスタルガラスを挙げていた。Miskimin, H. A., 'The Last Act of Charles V: The Background of the Revolts of 1382', *Speculum*, 38(3), 1963, pp. 433-42.

32　Homer, *The Iliad*, trans. R. Lattimore (Chicago: University of Chicago Press, 1951, 2011).〔ホメロス『イリアス　上・下』岩波書店、1992年刊ほか〕
33　Apollonius of Rhodes, *The Voyage of Argo*, Book 4, trans. E. V. Rieu (London: Penguin, 1959), 817ff.〔アポロニオス・ロディオス『アルゴナウティカ』京都大学学術出版会、2019年刊ほか〕
34　Nonnus, 'Dionysiaca', Loeb Classical Library, vol. II, trans. W. H. D. Rouse (Cambridge, MA: Harvard University Press, 1940), 113ff.
35　Aeschylus, *The Complete Greek Tragedies*, trans. H. W. Smyth, Loeb Classical Library, ed. R. Lattimore, 1985ff (Chicago: University of Chicago Press, 1953).〔アイスキュロス『アガメムノーン』岩波書店、1998年刊ほか〕
36　Burton, 'Democritus Junior to the Reader', *The Anatomy of Melancholy*, vol.1, p. 18.「わたしの立場を良くしようとする友人たち……桶のなかのディオゲネスのように取り残されている」は初期の版に登場するもので、1628年以降の版では置き換えられている。
37　Lilly, William, *Portrait of His Life and Times* (London: 1715), pp. 43-4, 168.

第4章
1　Bacon, Nathaniel, *A Relation of the Fearefull Estate of Francis Spira, in the Yeare 1548* (first published London: Printed by I. L. for Phil. Stephens and Christoph. Meredith, St Paul's Churchyard, 1638), p. 14. 以下にて印刷された1672年の版を参照。Ratcliff, T., and Thompson, N., for Thomas, E., at the Adam and Eve in Little Britain.
2　Burton, 'Religious Melancholy', *The Anatomy of Melancholy*, vol. 3, p.407. バートンは1548年を1545年と取り違えているが、おそらくこれは彼が筆写したフランス語版から英語版に翻訳された際のミスによるものと思われる：*Admirable and memorable histories containing the wonders of our time. Collected into French out of the best authors. I. Goulart. And out of French into English by Ed. Grimeston* (London, 1607). バートンは『憂鬱の解剖』のなかでスピエラのことを「Springerであり法律家である人物がその人生について記した」と誤って断定しているが、おそらくこれも仏語－英語間で翻訳を繰り返しているうちに、筆写の途中で生じたミスと思われる。この「Springer」は「Skrymgeour（スコットランド人）」の転訛であると思われる。彼もまたスピエラについての記録を残しているが、それらは1550年のクリオーネ・コレクションに含まれている。以下参照のこと。'Lamb, Burton and Francis Speira', *Notes and Queries*, 11(3), 1911, pp. 61-2.
3　Bacon, *A Relation of the Fearefull Estate*, p. 23.
4　Overell, M. A., 'The Exploitation of Francesco Spiera', *The Sixteenth Century Journal*, 26(3), 1995.
5　以下が出版されたなかで最古の記録と思われる。Gribaldi, Matteo, *Historia de Quodam, quem hostes Evangelii in Italia coegerunt abiicere agnitam veritatem* (1549). 以下のタイトルでイングランドでも出版された。*A Notable and Marvellous Epistle*, trans. Edward Aglionby (Worcester: 1550). そしてのちに、スピエラの死の模様についての記録集に編入される。編者はおそらくカエリオ・セクンド・クリオーネであると思われ、1550年バーゼルにおいて出版された。

13　同上。Causes of Melancholy: Fears of the Future, pp.364-5
14　Bodleian Library, 4oR.9Art. O'Connell, Michael, *Robert Burton* (Boston, MA: Twayne Publishers, 1986), p. 2; Bamborough, J. B., *Robert Burton's Astrological Notebook*, vol. XXXII, issue 127, August 1981; Kiessling, N., 'Two Notes on Robert Burton's Annotations', *Review of English Studies*, New Series, 36(143), 1985.
15　*Oxford Council Acts* 1583-1626, ed. Revd H. E. Salter (Oxford: Clarendon Press for Oxford Historical Society, 1928), pp. 153-4; *Calendar of State Papers Domestic*, James I, 1603-10, p. 35.
16　Burton, William, *The Description of Leicestershire*, W. Whittingham, published by subscription, 1777, University of Leicester Special Collections.
17　Gowland, Angus, *The Worlds of Renaissance Melancholy: Robert Burton in Context* (Cambridge: Cambridge University Press, 2006), p. 5.
18　Burton, *The Anatomy of Melancholy*, vol. 1, pp. 39-46.
19　Galen, *On the Affected Parts*, trans. Rudolph E. Siegel (New York: Karger, 1976).〔ガレノス『身体諸部分の用途について』京都大学学術出版会、2016・2022年刊〕
20　Aretaeus, the Cappadoccian, *The Extant Works*, ed. and trans. Francis Adams (London: The Sydenham Society, 1856).
21　以下より引用。Zilboorg, G., and Henry, G. W., *A History of Medical Psychology* (New York: W. W. Norton and Company Inc., 1941), p. 77.〔グレゴリ・ジルボーグ『医学的心理学史』みすず書房、1958年刊〕
22　Burton, 'Love-Melancholy', *The Anatomy of Melancholy*, vol. 3, p. 7.
23　Oxford, Bodleian Library, MS. Ashmole 226, fol.125r. サイモン・フォアマンが占星術の弟子リチャード・ネイピアに遺した「ケースブック」は、まとめてアシュモール・コレクションの一部に編入された。わたしは、ケンブリッジ大学の学者チームがたいへんな苦労のもとオリジナルの紙から写真を撮り、複写した、非常に貴重なデジタルアーカイブにもアクセスを許してもらった。Kassell, Lauren, et al., *The Casebooks of Simon Forman and Richard Napier 1596-1634*, a digital edition.
24　Traister, B. H., 'New Evidence about Burton's Melancholy?' *Renaissance Quarterly*, 29(1), 1976, p. 69.　1605年当時ロンドンに住んでいた兄ウィリアムにあててオックスフォードから出したバートンの手紙についてトライスターは言及している。
25　Kassell, L., 'How to Read Simon Forman's Casebooks; Medicine, Astrology, and Gender in Elizabethan London', The Society for the Social History of Medicine Prize Essay, 1999. カッセルは以下を引用している。Lilly, William, *Christian Astrology* (London: 1647).〔ウィリアム・リリー『クリスチャン・アストロロジー』太玄社、2015・2018年刊〕
26　Oxford, Bodleian Library, MS. Ashmole 226, fol. 125.
27　同上。fol. 131v.
28　同上。fol. 156.
29　同上。fol. 187v.
30　同上。fol. 231.
31　Burton, 'Progress of Melancholy', *The Anatomy of Melancholy*, vol. 1, pp. 406-7.

6　Ellenberger, Henri, *The Discovery of the Unconscious: The History and Evolution of Dynamic Psychiatry* (New York: Basic Books, 1970), p. 64.〔アンリ・エレンベルガー『無意識の発見：力動精神医学発達史　上・下』弘文堂、1980年刊〕
7　このアーサー・C・クラークの言葉は1968年1月19日のサイエンス誌あての手紙で初めて世に出た。
8　*The Moral and Political Works of Thomas Hobbes of Malmesbury*, Part I (London: 1750), p. 128.
9　Esquirol, Jean-Étienne, *Des maladies mentales: Considérées sous les rapports médical, hygiénique et médico-légal* (Paris: J. B. Baillière, 1838).
10　Pinel, Philippe, *Traité médico-philosophique sur l'aliénation mentale ou la manie* (Paris: Richard, Caille et　Ravier, Year IX [1800]).〔フィリップ・ピネル『精神病に関する医学＝哲学論』中央洋書出版部、1990年刊〕
11　Gale, Colin, *Presumed Curable: An Illustrated Casebook of Victorian Psychiatric Patients in Bethlem Hospital* (Petersfield: Wrightson Biomedical, 2003).
12　Maher, B., 'Delusional Thinking and Perceptual Disorder', *Journal of Individual Psychology*, 30, 1974, pp. 98-113.

第3章
1　特別に明記がない限り以下を底本に使用。Everyman's Library edition of *The Anatomy of Melancholy* (London: J. M. Dent, 1968; first published 1932).〔ロバート・バートン『憂鬱の解剖』「京都府立大学学術報告」に掲載〕ホルブルック・ジャクソン編のテキストは作者の死後1651年に出版された第6版に準じているが、バートンの最後の指示が記された、彼の生涯最後に刊行された1638年の第5版と照合している。バートンのラテン語の語句は翻訳し、スペリングの一部はわかりやすくするために現代のものに合わせている。
2　Burton, Robert, 'Democritus Junior to the Reader', *The Anatomy of Melancholy*, vol. 1 (London: Everyman's Library, J. M. Dent, 1968; first published 1932).
3　Wood, Anthony à, *Athenae Oxonienses*, II, col. 653 (London: Thomas Bennet, 1691).
4　'Account of the Author' in Burton, Robert, *The Anatomy of Melancholy* (London: William Tegg, 1863), p. x.
5　Aubrey, John, *Brief Lives*, ed. Andrew Clark (Oxford: Clarendon Press, 1898), vol. 1, p. 130.〔オーブリー『名士小伝』富山房、1979年刊〕
6　Wood, *Athenae Oxonienses*, II, col. 653.
7　Burton, 'Democritus Junior to the Reader', *The Anatomy of Melancholy*, vol. 1, p. 18.
8　同上。pp.18-9.
9　Wood, *Athenae Oxonienses*, II, col. 653.
10　Hearne, Thomas, *Remarks and Collections of Thomas Hearne*, XI, 1731 1735 (Oxford: Clarendon Press, 1921), p. 299.
11　Burton, 'Causes of Melancholy: Fears of the Future', *The Anatomy of Melancholy*, vol. 1, p. 366.
12　同上。Causes of Melancholy: Stars, p.206.

pathogéniques, doctrines thérapeutiques', *Annales MédicoPsychologiques*, 163(3-4), 2005, pp. 269-89. また、Gruselle, Günther, 'Les Troubles Psychiques de la Grande Guerre', conference paper for *Memorial de Verdun: Le Service de Santé dans la Grande Guerre* (Brioude: Éditions Italiques, 2009); Derrien, Marie, 'La tête en capilotade. Les soldats de la Grande Guerre internés dans les hôpitaux psychiatriques français de 1914 aux années 1980' (Ph.D. thesis, Lyon: L'Université Lumière, 2015) も参照のこと。

9　Warner, Marina, *Fantastic Metamorphoses, Other Worlds: Ways of Telling the Self* (Oxford: Oxford University Press, 2004), pp. 27-8 を参照。

10　*L'Annuaire statistique de la France*, vol.xvii, 1987, p.7.

11　*Illustrated London News*, 6 November 1920, p.729. ジョン・プタクは彼の書店でこの物語が掲載されている古雑誌を発見し、2014年に公開した。

12　Capgras and Reboul-Lachaux, 'L'Illusion des "sosies"'.

13　*Bulletin de la Société Clinique de Médecine Mentale*, 12, 1924, pp. 210-7.

14　Capgras and Reboul-Lachaux, 'L'Illusion des "sosies"', trans. in 'Delusional Misidentification', *History of Psychiatry*, 5(17), 1994, p. 128.

15　Kahlbaum, K. L., 'Die Sinnesdelirien', *Allgemeine Zeitschrift für Psychiatrie*, 23, 1866, pp. 56-78.

16　他の症例については Berson, R. J., 'Capgras' syndrome', *American Journal of Psychiatry*, 140, 1983, pp. 969-78 を参照のこと。

17　この症例については Draaisma, Douwe, *Disturbances of the Mind*, trans. Barbara Fasting (English edn, Cambridge: Cambridge University Press, 2009), pp. 314-5〔ダウエ・ドラーイスマ『アルツハイマーはなぜアルツハイマーになったのか：病名になった人々の物語』講談社、2014年刊〕を参照のこと。Beers, Clifford, *A Mind that Found Itself, an Autobiography* (New York: Longmans, Green, and Co., 1910), p. 25.〔クリフォード・W・ビーアズ『わが魂にあうまで』星和書店、1980年刊〕

18　Postel, J., and Allen, D. F., conference paper 'The Delusional Misidentification Syndromes: Joseph Capgras 1873-1950', *Psychopathology*, 27(3-5), 1994, pp. 121-2.

19　Thébaud, Françoise, 'La Grande Guerre: Le triomphe de la division sexuelle', *Histoire des femmes en Occident*, eds. Georges Duby and Michelle Perrot (Paris: Plon, 1992), pp. 31-74.

第2章

1　*La Justice*, Paris et Départements, Monday 10 February 1890. ケイト・マックリカードによる仏語からの翻訳。

2　ロンドン・ガゼット紙の記述を転載した *Staffordshire Advertiser*, 12 November 1796 より。

3　Haslam, John, *Illustrations of Madness* (London: G. Hayden, 1810), The Wellcome Collection, pp. 52-5.

4　Haslam, *Illustrations of Madness*, pp. 19-21.

5　*To-Day, the popular illustrated monthly magazine*, vol. I, 5 April (Philadelphia, New York: Maclean Stoddard and Co., 1873), pp. 428-9.

# 原注

まえがき

1　Piccolomini, Enea Silvio (Papa Pio II), *I Commentarii*, I, ed. L. Totaro (Milan: Adelphi Edizioni, 1984), p. 1056.

序章

1　Eaton, W. W., Romanoski, A., et. al., 'Screening for psychosis in the general population with a self-report interview', *Journal of Nervous and Mental Disease*, 179(11), 1991, pp. 689-93 を参照。この疫学上の観点は、ダニエル・フリーマンの *A History of Delusions*, BBC Radio 4, tx. 2018 によるもの。

2　Mary Ann Lund, Andrew Scull and Adam Phillips, *A History of Delusions*, BBC Radio 4 のインタビューより。

第1章

1　Capgras, J., and Reboul-Lachaux, J., 'L'Illusion des "sosies" dans un délire systématisé chronique', *Bulletin de la Société Clinique de Médecine Mentale*, 11, 1923, pp. 6-16.〔J・カプグラ、J・ルブール・ラショー『慢性系統性妄想における《瓜二つ》の錯覚』「精神医学」に掲載〕。原文は著者の翻訳。

2　同上。原文使用の翻訳は以下より。Ellis, H. D., Whitley, J., and Luauté, J.-P., 'Delusional Misidentification: The three original papers on the Capgras, Frégoli and intermetamorphosis delusions' *History of Psychiatry*, 5(17), 1994, pp.117-46. カプグラとルボール・ラショーは *Annales Médico-Psychologiques*, 81(13),1923 にも 'L'Illusion des "sosies"' を載せている。

3　'Der Doppelgänger', *Psychoanalytic Contributions to Myth Research. Collected Studies 1912-1914* (Leipzig and Vienna: Internationaler Psychoanalytischer Verlag, 1919), pp. 267-354.〔オットー・ランク『分身 ドッペルゲンガー』人文書院、1989年刊〕

4　'The "Uncanny"', 1919, *The Standard Edition of the Complete Psychological Works of Sigmund Freud* (vol. XVII), trans. James Strachey and Anna Freud (London: Hogarth Press, 1925).〔アンリ・ベルクソン、ジークムント・フロイト『笑い／不気味なもの』平凡社、2016年刊ほかに収録〕

5　Capgras and Reboul-Lachaux, 'L'Illusion des "sosies"'.

6　Sérieux, Paul, and Capgras, Joseph, *Les Folies raisonnantes: Le Délire d'interprétation* (Paris: Félix Alcan, 1909).〔ポール・セリュー、ジョゼフ・カプグラ『理性狂：解釈妄想病と復権妄想病』弘文堂、2018年刊〕

7　Postel, J., and Allen, D. F., 'Joseph Capgras 1873-1950', *Psychopathology*, 27(3-5), 1994, pp. 121-2; Capgras, J., 'Crimes et Délires Passionnels', *Annales MédicoPsychologiques*, 12(1), 1927, pp. 32-47.

8　Crocq, L., 'La psychiatrie de la Première Guerre mondiale. Tableaux cliniques, options

[著者]
ビクトリア・シェパード
Victoria Shepherd

英国サウス・ロンドン出身。イースト・アングリア大学にてクリエイティブ・ライティングの修士号を取得。BBCラジオ4の10部作シリーズ"A History of Delusions"ほか、数多くのドキュメンタリー番組や主要番組を制作。初の著書となる『妄想の世界史　10の奇想天外な話』は、ワシントン・ポスト、パブリッシャーズ・ウィークリーなど主要メディアによって高く評価されている。

[訳者]
柿沼瑛子
Eiko Kakinuma

翻訳家。早稲田大学第一文学部史学科卒。主な訳書に、アルジス・バドリス『誰?』(国書刊行会)、パトリシア・ハイスミス『キャロル』(河出書房新社)、ダスティン・トマスン『滅亡の暗号』(新潮社)、アン・ライス『ヴァンパイア・クロニクルズ・シリーズ』(扶桑社)など多数。共編著に『耽美小説・ゲイ文学ブックガイド』(白夜書房)がある。

**妄想の世界史**　**10の奇想天外な話**

2023年2月20日　第1版1刷

著者　ビクトリア・シェパード
訳者　柿沼瑛子
編集　尾崎憲和　川端麻里子　小林恵
装画　木原未沙紀
装丁　田中久子
発行者　滝山晋
発行　株式会社日経ナショナル ジオグラフィック
〒105-8308 東京都港区虎ノ門4-3-12
発売　株式会社日経BPマーケティング
印刷・製本　中央精版印刷

ISBN 978-4-86313-561-1
Printed in Japan

乱丁・落丁本のお取替えは、こちらまでご連絡ください。
https://nkbp.jp/ngbook



本書は英国ONEWORLD社の書籍『A HISTORY OF DELUSIONS』を翻訳したものです。内容については原著者の見解に基づいています。